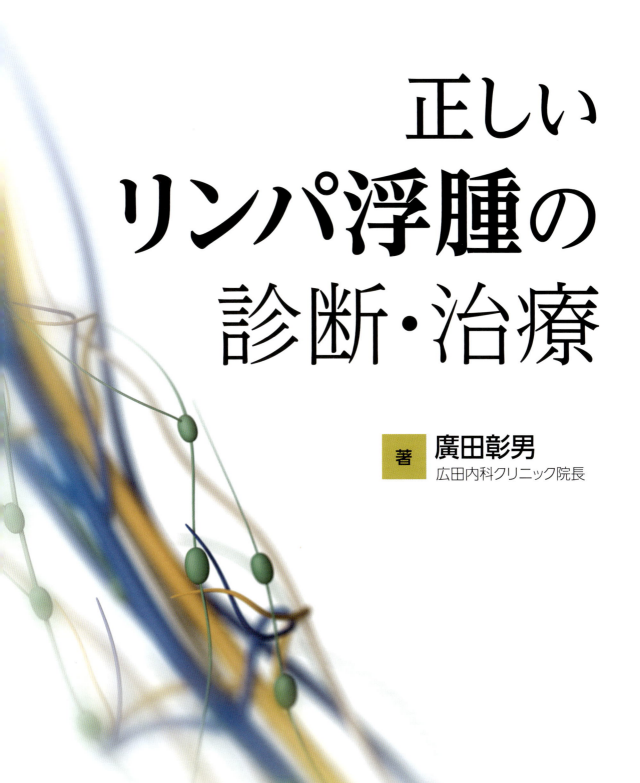

# 正しい リンパ浮腫の 診断・治療

著 **廣田彰男**
広田内科クリニック院長

# まえがき

　本書の内容は一般的なリンパ浮腫治療の内容と異なる点が多く，将来的に誤りを指摘されるかもしれない．筆者の40余年のリンパ浮腫治療の経験が主であるが，同時に多くの患者との接触の中で気づかされ，その理由を考え続けた結果の集大成でもある．したがって，実際の現場ではこの通りに実施すると結果が得られると確信している．しかしながら，その裏づけはないものが多い．

　医学は科学であるので，本来エビデンスが重要であることは言うまでもないが，エビデンスで確認されるより前に臨床の現実があり，対応を迫られる．おこがましいが，いずれ筆者の考えが裏づけられるなり，もしくは否定され，より適切な治療法に移行することが望ましい．おそらくそのときを見届けられないのが残念ではある．

　筆者は内科医であるので，あくまで内科でできる範囲内での内容である．その基本は，おそらく法に則った上で，患者にとって極力無駄を省いた方法をめざしているものであろうと思う．特に外科的治療など，異なる領域の治療法に関しては筆者には判断しがたいのが事実であるが，基本的な考えに則して意見を述べている部分もある．また，リンパ系は多くの方には馴染みが少ない分野であるかと思われるので，時に卑近なたとえを用いることをお許し頂きたい．

　医療における浮腫の位置づけはきわめてあいまいである．浮腫自体が治療の対象となることは少なく，多くの場合，大きな疾患のひとつの症状としてとらえられる．たとえば，腎疾患では腎機能低下，心疾患では心不全が問題であって，浮腫自体の治療を行うわけではない．

　浮腫自体が治療の対象となる代表的な疾患がリンパ浮腫である．しかし，リンパ浮腫自体，その多くが乳がんや子宮がんなどの術後の後遺症として発症するものであって，患者にとっては原疾患が優先する．がん末期の緩和ケアや高齢者における浮腫も，それ自体が治療の対象ではなく，あくまでQOLの問題である．このように，浮腫はあくまで主役ではなく脇役である．

　リンパ浮腫の治療は，患肢の圧迫，圧迫下の運動療法，リンパドレナージおよび蜂窩織炎予防のためのスキンケアの「複合的理学療法」としてまとめられる．さらに，患肢の挙上など生活上の注意が重要であるため，日本では「複合的治療」として普及が図られている．

　このようにみるとわかる通り，リンパ浮腫の治療はほとんどがセルフケアである．医療者が手を出せる部分はほとんどない．できるのは正しい診断とセルフケアの説明であり，そしてそのお手伝いをすることである．そこには，高価な医療機器や技術はほとんど登場しない．そのため，浮腫の治療自体が医療の前面に立つことはなかったが，2008年のリンパ浮腫における弾性着衣の保険適用以後，浮腫を含めた医療が医療者に関心をもたれる

ようになった。しかし，脇役であるため，これまで医学教育では十分に取り上げられてきたとはいいがたく，また，保険適用の面などからも不十分な状況にあることは否めない。

多くの場合，医療は具体的な処置に対して収益が発生するような仕組みになっている。そのため，医療従事者はほとんど習慣的につい手を出してしまう。リンパ浮腫の治療においては，その代表的なものがリンパドレナージ（マッサージ）であろう。リンパドレナージのために頻回の通院を勧め，時には弾性包帯やカスタムメイドの高価な弾性着衣を処方する。しかしながら，それはリンパ浮腫治療の本質から離れ，時に患者には精神的・身体的そして経済的な大きな負担となることが多い。リンパ浮腫はがん術後の発症が多いので，患者は既に大きな負担を強いられており，そこにさらに負担を増す結果となることを懸念する。

さらに最近，緩和ケアにおける終末期の浮腫などまでもがリンパ浮腫とされて複合的治療の適応とされている状況がみられるが，これは大きな誤りである。対象患者も多く，日常の診療体制に取り入れやすいためでもあろうが，これらは低蛋白性浮腫や廃用性浮腫が主体であり，また治療法も異なるので，厳に戒め除外すべきである。この意味では，リンパ浮腫診療はチーム医療である以前に，まず責任ある医師の正しい診断および治療方針の決定が重要であり，そこに診療報酬がつくことが先決と考える。

筆者は開業医であり，採血を行うことは皆無に等しく，X線機器さえない。そのような環境の中で10余年ほぼリンパ浮腫のみを専門としている。すなわち，リンパ浮腫の診療は，筆者のような一般開業医の立場で可能であることを示していると考える。患者の間では，「廣田先生のクリニックは何もしてくれない」ともいわれているそうである。リンパ浮腫治療の本質を示しているとも考えられ，ある意味，的を射ている。マイナーな立場であるリンパ浮腫診療が身の丈に合った発展を遂げ，患者に不要な負担をかけない診療体制ができることを期待する。また，筆者は開業医ではあるが，初診患者のほとんどはがんの手術を施行する大きな医療機関からご紹介頂いたものである。この場を借りて深く感謝申し上げる次第である。

リンパ浮腫診療は臨床経験が主体で，最近主流のエビデンスはほとんどない。筆者の経験と理論は患者との共同作業でつくり上げたものと思う。おごりかもしれないが，これを何らかの形で残しておきたいと思っていたところ，このたび，このような一歩間違えると学問でなくなりそうな内容で出版の機会を与えてくれた日本医事新報社に深く感謝申し上げる。

2017年3月

廣田彰男

# 目次

## 第1章 浮腫とは何か ... 1
1. なぜむくむのか ... 2
2. 起立性浮腫が起こる仕組み ... 11
3. 主な浮腫疾患 ... 17
4. 一般的な浮腫予防の考え方 ... 38

## 第2章 リンパ系の解剖と生理 ... 41
1. リンパ系の解剖 ... 42
2. リンパ系の生理 ... 54

## 第3章 リンパ浮腫の診断と検査，合併症 ... 61
1. 病態・疫学・分類 ... 62
2. 日常臨床において疑う場合 ... 73
3. 診断・鑑別診断 ... 76
4. 検査 ... 84
5. 合併症 ... 91

## 第4章 リンパ浮腫の治療 ... 97
1. 概説——治療の基本的な考え方 ... 98
2. 複合的理学療法を中心とする保存的治療（複合的治療）... 104
3. 蜂窩織炎の治療 ... 164
4. その他の治療法 ... 180
5. 保存的治療のまとめ ... 183
6. 緩和ケアにおける浮腫治療の考え方 ... 186

## 第5章 臨床の実際 ... 191

1. 予防と初期治療の考え方 ... 192
2. 下肢治療の実際 ... 196
3. 上肢治療の実際 ... 206
4. 評価 ... 211

## 第6章 社会的状況と資料──日本におけるリンパ浮腫診療の経緯 ... 213

1. 治療の基本である弾性着衣の観点から ... 214
2. 社会的な観点から ... 216
3. リンパ浮腫治療に携わる医療従事者育成の観点から ... 220
4. 診療行為と医療資格の観点から ... 222
5. 参考資料とその解説 ... 224

### COLUMN

- 浸透圧とは ... 5
- 血液分布と血液を送り出す量 ... 13
- 肥満に伴う浮腫（肥満性浮腫）の弾性ストッキングのサイズ選び ... 27
- 局所性浮腫の診断は慎重に ... 36
- 特異的免疫応答機構 ... 53
- 間質液とリンパ流 ... 59
- リンパ管発生と新生 ... 64
- リンパ節郭清を行った患者への説明 ... 65
- 弾性ストッキング・スリーブの役割とリンパ浮腫治療の本質 ... 105
- リンパ浮腫治療の現状 ... 108
- リンパドレナージのルーツ ... 110
- 間欠的空気圧迫法 ... 116
- 弾性ストッキング着用時の患者への説明 ... 132
- 炎症のメカニズム ... 168
- 蜂窩織炎の経過 ... 176
- 乳房切除後疼痛症候群（PMPS） ... 184

## MEMO

- 細胞外液の分布（体重60kgとした場合） ... 4
- ドナン（Donnan）の膜平衡 ... 5
- 細胞外液とは ... 6
- 末梢静脈血のプーリングの機序 ... 14
- リンパ管の働きの基本 ... 16
- リンパ漏 ... 29
- 各学会によるリンパ節に関する用語の違い ... 48
- 片側性リンパ浮腫の重症度分類 ... 101
- 用手的リンパドレナージ（MLD）の禁忌 ... 111
- 運動のリンパ系への効果 ... 119
- デニール・圧表記・伸び硬度 ... 127
- ラプラスの法則 ... 150
- 蜂窩織炎のむくみの特徴 ... 166
- 冷湿布（アドフィード® パップ）の適用外使用について ... 173
- 低蛋白性浮腫とリンパ浮腫の鑑別 ... 188
- 弾性着衣はいつ外せるか ... 194
- 混合診療 ... 225
- あん摩マッサージ指圧師，柔道整復師の施術内容 ... 226
- 複合的理学療法と複合的治療 ... 237

索引 ... 246

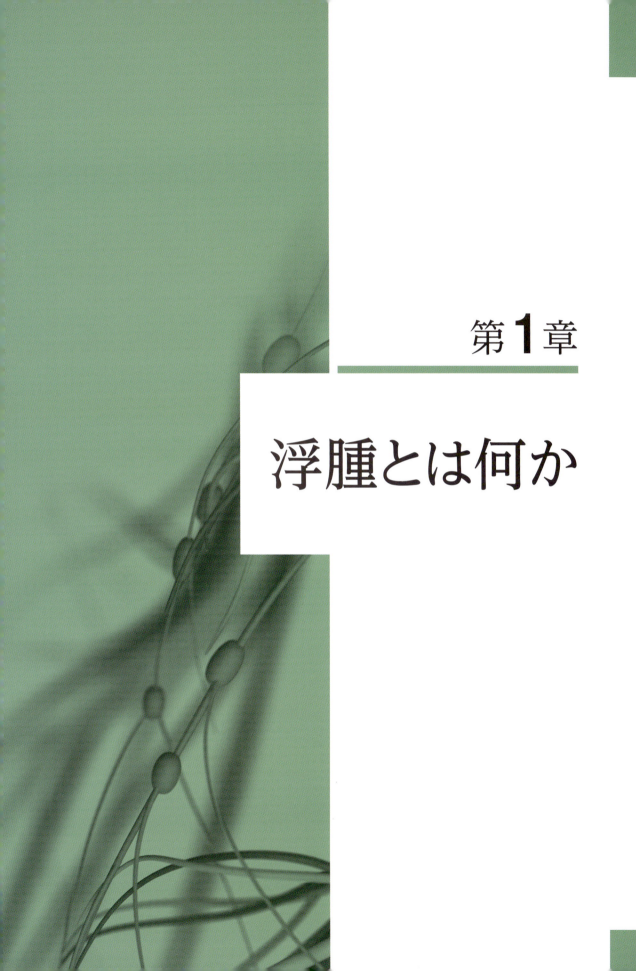

第1章

浮腫とは何か

# 1 なぜむくむのか

　リンパ浮腫は，リンパ管やリンパ節の物理的もしくは機能的な障害のためにリンパ流が障害され，主に四肢に浮腫が発症するものである．毛細血管の動脈側からいったん血管外に出た水分と，蛋白に代表される物質は，その水分の90％は静脈に，残り10％の水分と蛋白などはリンパ管に入る．リンパ管が障害されると蛋白を含んだ体液が組織間隙に貯留することになり，これがリンパ浮腫である．リンパ浮腫も含め，すべての浮腫の基本には全身性浮腫としての起立性浮腫がある．以下，リンパ浮腫の理解のために先に浮腫全般について述べる．

## 起立性浮腫がすべての浮腫の基本

　浮腫疾患は大きく全身性浮腫と局所性浮腫にわけられる（**表1-1-1**）．全身性がいわゆる内科的浮腫疾患であり，この中には健常者に起こる浮腫として「起立性浮腫」があるが，これは全身の水分が増加するのではなく，体液の分布異常である．局所性では静脈性浮腫とリンパ浮腫が代表的な疾患である．

　浮腫（むくみ）とは皮下組織内に過剰に貯留した水分であるが，すべての浮腫の根

**表1-1-1　浮腫の種類**

| | |
|---|---|
| 全身性浮腫 | 心臓性浮腫（うっ血性心不全）<br>腎性浮腫（ネフローゼ症候群，腎炎）<br>肝硬変による浮腫<br>甲状腺機能低下症による浮腫<br>低蛋白性浮腫（低栄養性浮腫）<br>廃用性浮腫<br>薬剤性浮腫（抗がん薬，カルシウム拮抗薬など）<br>女性特有の浮腫（特発性，月経前，更年期性）<br>肥満に伴う浮腫，脂肪浮腫<br>健常者に起こる浮腫（起立性浮腫など） |
| 局所性浮腫 | 静脈性浮腫（静脈血栓症，静脈瘤）<br>リンパ浮腫<br>麻痺性浮腫<br>血管性浮腫（クインケ〈Quincke〉浮腫，遺伝性血管性浮腫）<br>その他：炎症性疾患，関節リウマチによる浮腫 |

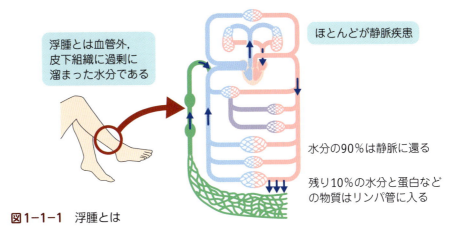

**図 1-1-1** 浮腫とは

底には「浮腫は体下部に落ちる」という基本がある（**図 1-1-1**）。起立時の体下部は脚である。以下にその最も基本となる体液の調整について概説する。

## 体液量の調整

　人間の体の約60〜70％は水分（体液）であり，大きく細胞内液と細胞外液とにわけられ，その比率は約2：1である（**図 1-1-2**）[1]。後者の占める割合は少ないが，その働きは重要であり，さらに血管内液（血漿），組織間液（間質液）およびリンパ（リンパ液）にわけられる。

　体液量の調整は，主に循環血液量の調整により行われる。すなわち，内頸動脈の圧受容体や心房の伸展受容体などによりその過不足を感知し，主に腎臓におけるNa排

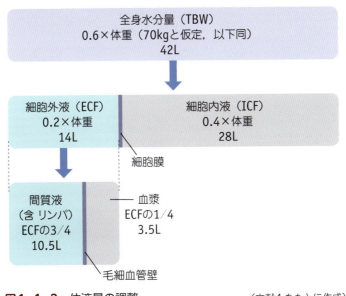

**図 1-1-2** 体液量の調整　　　　　　　　　　　　　（文献1をもとに作成）

泄により調節される[2]（**表1-1-2**）。

Naは細胞外液に多く存在する陽イオンであり，その液量や浸透圧を調節するが，結果的に細胞内液の液量や浸透圧をも調節する。

> **MEMO** 細胞外液の分布[3]（体重60kgとした場合）
> - 大循環：4,500mLの血液（動脈900mL，静脈3,600mL）
> - 肺循環：500mLの血液
> - 循環系の総血漿量：3,000mL
> - 組織間液（含 リンパ）：8,500mL

循環血液量は心血管系機能の維持に最も重要であるので，浸透圧もまたきわめて重要である。

Na量は60mEq/kgであり[4]，体液量調節は直接Naの排泄を増減することによって行われる。すなわち，血漿浸透圧は285mOsm/Lであるから，1mOsmの溶質は1,000/285＝3.5mLの水を伴っているので，Na 1mEqは3.5mLの水を伴う。Naは必ず陰イオンを伴うので結果的にNa 1mEqは7mLの水を伴う。すなわち，Na 1mEqが増減すれば7mLの水が増減する。つまり，Na量を増減することによって体液量を調節することができる（**図1-1-3**）[5]。

**表1-1-2** $Na^+$バランスの変化を感知するメカニズム

| 系 | メカニズム | 部位 |
|---|---|---|
| 動脈系 | 圧受容体 | 内頸動脈<br>傍糸球体細胞<br>（輸入細動脈） |
| 静脈系 | 伸展受容体 | 心房 |
| 間質-血管系 | スターリングの力 | 近位尿細管周囲毛細血管 |
| 尿細管 | NaCl再吸収量 | 緻密斑（遠位尿細管） |

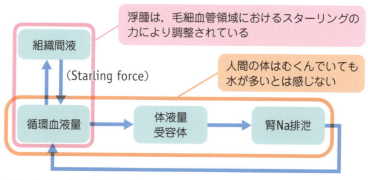

**図1-1-3** 体液量調節系

（文献5をもとに作成）

## COLUMN

### 浸透圧とは

浸透圧とは，溶質の通過を制限する半透膜を隔てて，濃い液と薄い液があった場合，水分子の移動により，同じ濃度になるように働く圧力のことを指す。血漿の浸透圧は約285（275～295）mOsm/L（約6,000mmHg）であり，大部分は血漿中に溶解した電解質によって維持されている。

血漿に含まれる蛋白は分子量が大きいため半透膜として働く血管壁を容易に通過できないことから，血漿浸透圧の発生を担う要素となる。血漿蛋白によって生じる浸透圧を「膠質浸透圧」といい，約25mmHgである。血漿に含まれる蛋白には様々な種類があるが，アルブミンの量が圧倒的に多いことから，膠質浸透圧はほぼアルブミン濃度によって規定されるといえる。

なお，1Osm/kgは，1Lの水に1mol（$6.02 \times 10^{23}$個）の粒子が溶けている溶液が呈する浸透圧で，22.4気圧に相当する。1mOsm/kgなら0.0224気圧となる。人間の血漿浸透圧を285mOsm/kgとすると，およそ6.4気圧になる。また1気圧＝760mmHgなので，1mOsm/kg＝約17mmHgとなるが，19.3mmHgとの記載もある。

では，組織間液量が増加（浮腫）した場合，人間の体は浮腫を感知して，それを排除すべく調節することができるかというと，実はそうではない。組織間液量は血管壁を隔ててスターリングの力（Starling force）により規定されているので，極端にいうと，浮腫液がいかに多くても人間の体は体液が多いとは認識できないことになる（図1-1-3）[5]。

### MEMO ドナン（Donnan）の膜平衡

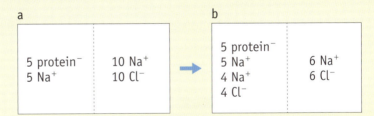

細胞内外ではドナンの膜平衡が成り立つ。すなわち，半透膜を隔ててaのように液を入れると，bのように，膜の両側でイオン濃度に差があるまま平衡を保つ。このときbの左側において＋，－ともに9，右側ではともに6で等しく，透過性イオン$Na^+$，$Cl^-$の積は左側では9×4＝36，右側では6×6＝36で等しくなる。

（文献5をもとに作成）

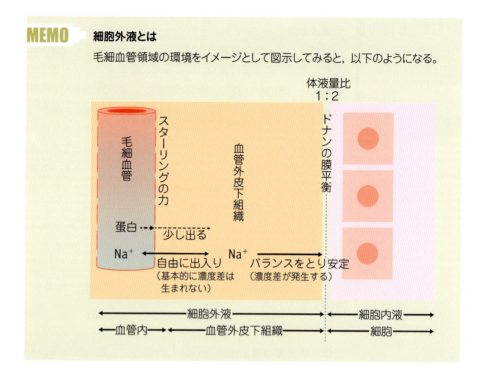

## 浮腫発生の機序[6)-9)]（図1-1-4）[6)]

　毛細血管壁を通しての水分の出入りについては，古くからスターリングの力[10)]が知られている。すなわち，毛細血管壁内外の静水圧の差および膠質浸透圧の差によりそれぞれ濾出力および再吸収力を求め，両者は正常ではよくバランスされるとする考えである。

　その後，LandisとPappenheimer[11)]は，毛細血管の動脈側と静脈側とでは上記の静水圧差や膠質浸透圧差などに差があり，動脈側の濾出量は静脈側の再吸収量よりも大となり，その差がリンパ流であるとした。すなわち，次の式が成り立つ。

> 濾出量−再吸収量＝リンパ流
> $FM = K〔(P_c - P_{if}) - (\pi_{pl} - \pi_{if})〕$
> ※FM：毛細血管壁を通っての濾出量，K：濾過係数
>
> **（Pappenheimerらによる正常値）**
> $P_c$（血管内静水圧）：動脈側32mmHg，静脈側15mmHg
> $P_{if}$（組織圧）：動脈側1mmHg，静脈側5mmHg
> $\pi_{pl}$（血漿の膠質浸透圧）：動脈側25mmHg，静脈側25mmHg
> $\pi_{if}$（血管外組織液の膠質浸透圧）：動脈側0.4〜0.8mmHg，静脈側2.8〜4.6mmHg

　濾過係数（K）は水透過性の指標で，動脈側で小さく，静脈側で大きく，また組織により異なる。これらの値を代入すると，動脈側では（＋）となり内から外への水分移

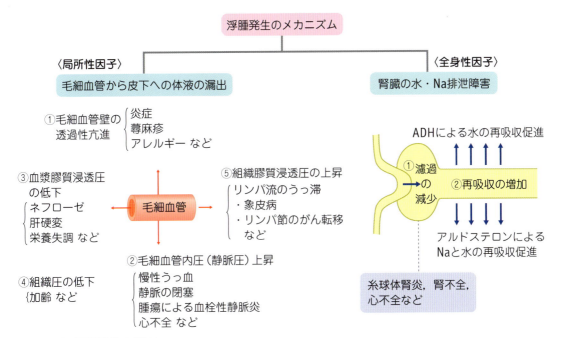

**図1-1-4 浮腫発生の機序**
浮腫は,局所性因子のみではなく全身性因子にも影響される。
ADH:抗利尿ホルモン

（文献6より引用）

動(濾出)が起こり,静脈側では(-)となり,外から内への水分移動(再吸収)が起こる。この差がリンパ流である(**図1-1-5**)[11]。

水分や分子量の小さい溶質の動きはスターリングの力により説明されるが,分子量の比較的大きい蛋白などの漏出についてはbulk flow(総体流,容積流)で毛細血管の静脈側から出るとされる。その漏出量は毛細血管内圧と組織圧との差によるものであって,膠質浸透圧差は関係しない。

通常ではバランスがとれておりむくみは生じないが,リンパ流の働きが追いつかないと浮腫が生じることになる。興味深いことは,浮腫が増えると浮腫を排除すべくリンパ管は活発に動き始めることである。すなわち,むくんでいるときはリンパ管の働きは活発化している(☞第2章)。

なおこれらの式によれば,毛細血管内圧の上昇(静脈うっ滞),組織圧の低下(高齢者の皮膚など),組織膠質浸透圧の上昇(リンパ浮腫における皮下組織内蛋白貯留など),血漿膠質浸透圧の低下(低蛋白血症,悪液質)などにより,毛細血管の内から外への水分移動(濾過)が増加し,浮腫が発生することがわかる。逆に浮腫とはリンパ管による代償機能を超えた組織間液の過剰であるということもできる。したがって,極論すると,すべてのむくみは「リンパ浮腫」となってしまうが,これを「リンパ浮腫」と診断してはならない。さらに,血管壁透過性の亢進などの種々の要因も浮腫発生に関与してくる。個々の要因について,以下簡単に説明を加える。

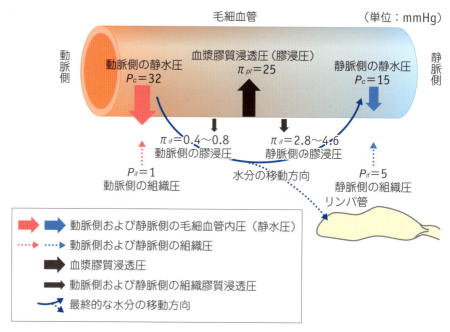

**図1-1-5** 微小循環系におけるスターリングの力

（文献11をもとに作成）

### 毛細血管内圧の上昇

　毛細血管内圧の上昇は，動脈側内圧が上昇して濾過圧が増す場合と，静脈側内圧が上昇して再吸収が減る場合とがあるが，一般的に後者が影響を受けやすい。後者には静脈閉塞やうっ血性心不全などによる静脈圧上昇がある。

### 血漿膠質浸透圧の低下

　半透膜を隔てて濃度の異なる溶液が接すると，水は濃度の濃い液に入り込む。血漿浸透圧は約285mOsm/L（約6,000mmHg）で，血漿蛋白による浸透圧（血漿膠質浸透圧）はそのうち25mmHgでしかない（☞COLUMN，p.5）。しかし，蛋白質はほとんど血管壁を通過せず，そのため血管を隔てて濃度差を有し，いわゆる膠質浸透圧効果を呈し，これが血管内に水分を吸引する力となる。

　正常では血管内の蛋白濃度が高いため水分は血管内にとどまるが，リンパ浮腫では血管外に蛋白が貯留し，その分だけ血管外に水分（浮腫液）が溜まる。

### 組織圧の低下

　皮膚コンプライアンスの低下——たとえば高齢者の皮膚などのように緊張度の乏しい組織や，組織間隙が疎で組織圧の低い部位，すなわち顔面，眼瞼，足背，外陰部などに浮腫を生じやすい。

### 組織膠質浸透圧の上昇

　組織間液の蛋白濃度は部位や疾患で異なる。毛細血管から漏出した蛋白はほとんどがリンパ管により排除されるので，リンパ流が障害されると組織間隙内に蛋白が貯留

表1-1-3 筋肉の毛細血管孔での透過性の比較

| 物質 | 分子量 | 透過性 |
|---|---|---|
| 水 | 18 | 1.00 |
| NaCl | 58.5 | 0.96 |
| 尿素 | 60 | 0.8 |
| グルコース | 180 | 0.6 |
| ショ糖 | 342 | 0.4 |
| イヌリン | 5,000 | 0.2 |
| ミオグロビン | 17,600 | 0.03 |
| ヘモグロビン | 68,000 | 0.01 |
| アルブミン | 69,000 | <0.0001 |

（Pappenheimerより修正）

小さな物質は自由な濾過で毛細血管壁内外の濃度差は生まれないが，大きな物質は毛細血管壁を自由に透過できないため，血管壁内外で濃度差が生まれる。

（文献12より引用）

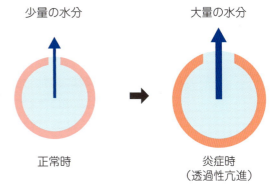

図1-1-6 毛細血管壁の透過性亢進

し組織膠質浸透圧が上昇する。そのため水分が貯留し，リンパ浮腫が生じることになる（表1-1-3）[12]。

### 毛細血管壁の透過性亢進

炎症など皮膚に発赤を認める場合においては，毛細血管壁の透過性が亢進し，血管内からの水分漏出が増大する（図1-1-6）。

## 毛細血管領域での水分出納

心臓から動脈を経て拍出される1日の血液量を合計で約2,400Lと仮定する*。動脈から最終的に毛細血管に至り，その毛細血管壁の隙間［生理学的に小孔（small pore），大孔（large pore）と呼ばれる］から血液成分の一部（血漿の約0.5％）[13]が血管外に漏出する。この働きは主に毛細血管の動脈側で起こり，その量は1日約20Lとされる。この中には水分，ガス，電解質その他の溶質と少量の蛋白質などが含まれる。

これらの水分や物質はその付近の組織間隙に至り，細胞代謝の影響を受けたあと，毛細血管の静脈側に再び入っていき，その量は約16～18Lである。この出た量（濾過量）と再び入った量（再吸収量）の差2～4Lがリンパ管に入ってリンパ流となり，各々の経路を経て静脈へ還流する[11]。このリンパ管内の液をリンパ（リンパ液）といい，蛋白（蛋白質量は血漿の約1／3＝20g/L）[13]や脂肪を多く含んでいるが，赤血球は含まず，無色～淡いクリーム色を呈する。また，蛋白の漏出量は75～195gで，こ

---

＊ 安静時の成人の拍出量は毎分5～6Lで，運動時には約3～6倍に増加する。現在，1日の心拍出量は7,200L以上とされている。

れは毛細血管内にはほとんど再吸収されず，大部分が毛細リンパ管内に移行するとされている。そのため，リンパ流が障害されると組織間隙内に蛋白が貯留し，組織膠質浸透圧の上昇をきたすことになる。

　一般的には心臓と動脈が最も重要であり，静脈や毛細血管の重要性は低いと思われている。しかし，逆に考えると心臓や動脈は毛細血管領域に水分や栄養を届けるために働いているのであり，毛細血管領域が主人公であるともいえる。

### ●文　献

1) R. M. バーン, 他編, 板東武彦, 他監訳：バーン／レヴィ カラー基本生理学. 西村書店, 2003.
2) 木村玄次郎：浮腫の成因論と分類. 日臨. 2005；63(1)：11-16.
3) 渡辺和人：血漿の浸透圧と膠質浸透圧. 日臨. 2005；63(1)：26-30.
4) 安達政隆, 他：腎における水・Naバランス. 日臨. 2005；63(1)：45-50.
5) 越川昭三：輸液. 中外医学社, 1985.
6) 廣田彰男, 監：看護師・理学療法士のためのリンパ浮腫の手技とケア. 学研メディカル秀潤社, 2012, p14.
7) 矢吹　壮, 他：組織液. 居石克夫, 他編：循環障害＜現代病理学大系 第4巻＞. 中山書店, 1994, p139-62.
8) 関　清, 他：リンパおよび組織液の循環障害. 居石克夫, 他編：循環障害＜現代病理学大系 第4巻＞. 中山書店, 1994, p345-64.
9) 廣田彰男, 他：体液分布異常. 居石克夫, 他編：循環障害＜現代病理学大系 第4巻＞. 中山書店, 1994, p365-81.
10) Starling EH：On the absorption of fluids from the connective tissue spaces. J Physiol. 1896；19(4)：312-26.
11) Landis EM, et al：Exchange of substances through the capillary walls. Handbook of Physiology. Orloff J, et al. eds. American Physiological Society, 1964, p961-1073.
12) Guyton AC：Human Physiology and Mechanisms of Disease. W. B. Saunders, 1982.
13) 大谷　修, 他：カラー図解人体の正常構造と機能. 第2巻 循環器. 日本医事新報社, 2007, p68.

## 2 起立性浮腫が起こる仕組み

### 循環の仕組み

　人間の循環の仕組みは，動物のように這って生活していると有利な構造になっている。すなわち，這っていると下肢の静脈血は容易に心臓に還流する。しかしながら，立ち上がると足首には心臓からの水柱圧がかかり，その圧に抗して静脈血は心臓に還流しなくてはならない。これは通常大変困難であり，健康な人でも夕方には脚がむくむ，という結果に陥るが，就寝時の臥床により重力の影響から解き放たれ，朝の起床時には消失する。これを「起立性浮腫」という。なお，両側下肢に浮腫が発生する場合，解剖学的理由などから，右側より左側のほうが浮腫の程度は強い（**図1-2-1**）[1]。

　この静脈血を心臓に還流させる力には，腓腹部の静脈ポンプによる押し上げる力，心臓のポンプとしての引き上げる力，胸式および腹式呼吸による刺激，体自体の動きなどがあるが，特に静脈ポンプの働きが大きい（**図1-2-2**）[2]。すなわち，起立時の足

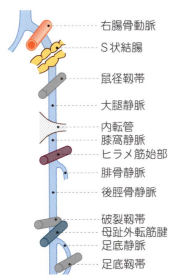

**図1-2-1　左下肢静脈の解剖学的関係**
左下肢静脈の走向は右下肢より解剖学的な障害が多く，かつ，最終的な合流部位も鈍角的である。
（文献1をもとに作成）

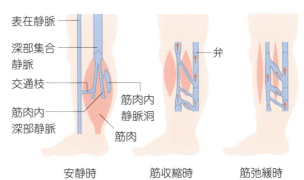

**図1-2-2　腓腹部の筋運動と静脈還流**
（文献2をもとに作成）

首の静脈圧は120cmH$_2$O（80mmHg）であるが，一歩踏み出すと一気に約40cmH$_2$Oに低下する（図1-2-3）[3]。

当然ながら，単純に立位から臥位になる影響力は圧倒的に大きく，下肢の静脈血は急速に心臓へ還流する。下肢の静脈血管内圧は急速に低下するために血管外液（浮腫液）は血管内に移行する。そのため，血管内液（循環血液量）は増加し，赤血球，白血球，蛋白質などの濃度は薄まり，抗利尿ホルモン（バソプレシン）は低下することが知られている。

ちなみに，心拍出量は安静時5L/分とすると，歩行時7L/分，走ると30L/分とされる[4]。したがって，皮下組織に貯留した過剰な水分（浮腫液）を排除するには，静脈の機能を活発化することが最も重要となる。また，下肢静脈ポンプが十分に働いても，静脈収縮反射が低下していると静脈ポンプとしての機能は有効に働かない。起立性低血圧などを有する場合がこれに当たる。

このような循環を全体的にみると，起立性浮腫などで下肢に静脈血がうっ滞すると心臓への静脈還流量は減少，その分心拍出量は減少するため，下肢への血流量は減少し，うっ滞の影響に加えて脚がだるい，冷えるなどの症状を増強させることになる（図1-2-4）[5]。したがって，下肢のむくみは本来心臓へ還流させるべき体液を，下肢に滞留させてしまっている現象でもある。

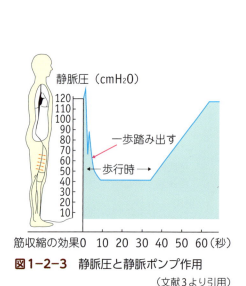

図1-2-3　静脈圧と静脈ポンプ作用
（文献3より引用）

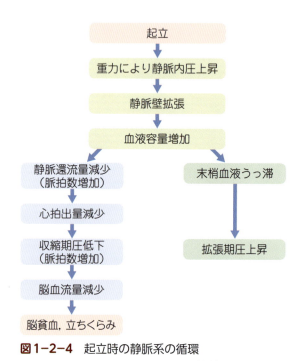

図1-2-4　起立時の静脈系の循環
（文献5をもとに作成）

## COLUMN

### 血液分布と血液を送り出す量[4)6)7)]

ヒトにおける安静時および高度筋活動時の各臓器への血液分布を表す模式図を以下に示す。動くと心臓が押し出す血液のほとんど(80～85％)は筋肉に流れていく[6)]。

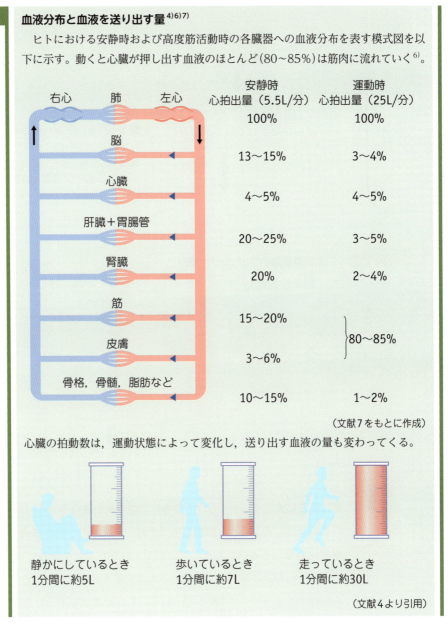

|  | 安静時<br>心拍出量(5.5L/分)<br>100% | 運動時<br>心拍出量(25L/分)<br>100% |
|---|---|---|
| 脳 | 13～15% | 3～4% |
| 心臓 | 4～5% | 4～5% |
| 肝臓+胃腸管 | 20～25% | 3～5% |
| 腎臓 | 20% | 2～4% |
| 筋 | 15～20% | } 80～85% |
| 皮膚 | 3～6% |  |
| 骨格，骨髄，脂肪など | 10～15% | 1～2% |

（文献7をもとに作成）

心臓の拍動数は，運動状態によって変化し，送り出す血液の量も変わってくる。

静かにしているとき　1分間に約5L
歩いているとき　1分間に約7L
走っているとき　1分間に約30L

（文献4より引用）

## 浮腫における静脈とリンパ管の役割分担

では，静脈とリンパ管の役割分担はどうかというと，**図1-2-5**のように考えるとわかりやすい。すなわち，皮下組織（浴槽）の水分のほとんど90％は静脈（底にある太い排水管）に流れるが，皮下組織に水分が過剰に貯留する（水面があふれそうになる）とリンパ管（側孔）のほうに流れていき，あふれない（浮腫ができない）ように働く。このようにリンパ系はあくまで代償機能である。同時に，リンパ系の代償能は静脈よ

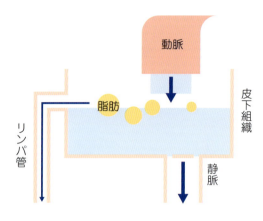

**図1-2-5　リンパ管の働き**
皮下組織の水分は，ほとんど（90％）が静脈（排水管）から流れるが，あふれそうになるとリンパ管（側孔）から流れていく（10％）。

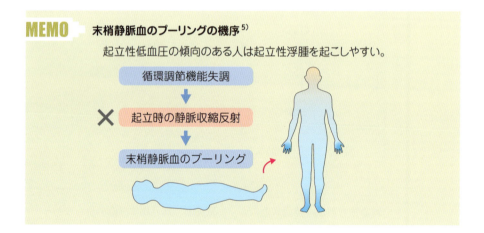

りはるかに大きく，10～20倍くらいに達するとされる。

　このように考えると，原因が何であれ，リンパ系の働きさえよければいかなる浮腫も発生しないともいえるが，リンパ系の代償機能にも限度があるためむくんでしまう。すなわち，リンパ系の役割の基本は，皮下組織間隙にある不要な物質をその場から排除することである（**表1-2-1**)[8]。その働きが不十分であると，それが水分であれば浮腫となり，脂肪なら肥満，蛋白ならリンパ浮腫，細菌なら蜂窩織炎，がん細胞であればがんの転移路となることになる。また，蛋白はアルブミンとして栄養素などを細胞に供給し，一方で老廃物を排除する役割を有しているので，リンパ系の働きが悪いと下肢に疲れが認められる一因となる（**図1-2-6**)[9]。

表1-2-1 ヒト皮膚リンパ系の生理的・病的状態における機能

| | |
|---|---|
| 1. ホメオスターシス | 温度, 日光, 重力, 接触など外界の物理的刺激に反応し, 液, 粒子, 細胞などを運搬, バランスを保っている<br>例：凍瘡のとき浮腫が起こるが熱の不導という合目的な現象。リンパ浮腫のマッサージ療法は接触による刺激を利用 |
| 2. 異物・傷害組織産物の除去 | 異物の入る外傷, 熱傷での破壊産物を運び去る |
| 3. 感染症 | 外界より侵入したウイルス, 細菌, 真菌, 原生動物などをリンパ節まで運搬, 消化無害化し, 免疫反応物質, 細胞をリンパ節に運び, 抗体産生を促す |
| 4. 腫瘍の転移 | 内皮細胞間接合部は容易に開大し, 基底板の欠如から, 腫瘍細胞もリンパ節へと移動する |
| 5. 外用剤, 皮内に注入された薬物 | リンパ節, 全身へと運び効率をよくする<br>例：RIシンチグラフィ, 組織クリアランス |
| 6. リンパ管炎, リンパ節炎 | 通過, 運搬が抑えられることにより有害物質を皮膚に留めておき, 局所で分解, 消化, 器質化, 肉芽化する<br>例：虫刺症 |
| 7. 安全弁 | 植皮や静脈血栓の際, 血管漏出液を皮膚リンパ管が運び去り, 動脈, 毛細血管, 間質, リンパ管, 静脈角という循環をつくり危険を逃れる。正常に働いていればどんな液量でも運び去る潜在的能力をもつ |

〔文献8（大谷 修, 他編：リンパ管―形態・機能・発生. 西村書店, 1997, p183.）より引用〕

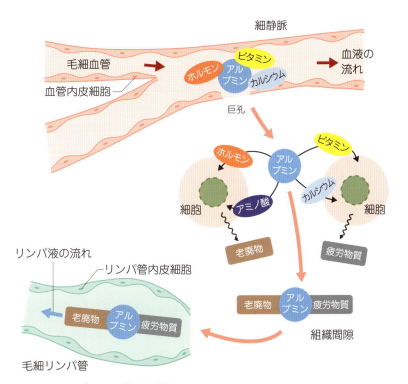

図1-2-6 アルブミンの動きと働き

（文献9より引用）

> **MEMO** リンパ管の働きの基本
>
> 　組織間隙にある不要な物質を，その場から排除する。
> その働きが不十分であると……
> - 過剰な水分→いわゆる浮腫（むくみ）
> - 脂肪→肥満
> - 使われた後の蛋白→リンパ浮腫
> - 体外からの細菌→蜂窩織炎
> - がん細胞→転移路　となる。

● 文 献

1) 石川浩一，他：末梢血行障害＜今日の治療＞．永井書店，1975, p25.
2) 阪口周吉：循環器の臨床8．朝倉書店，1981.
3) Pollack AA, et al：Venous pressure in the saphenous vein at the ankle in man during exercise and changes in posture. J Appl Physiol. 1949；1(9)：649-62.
4) 浅野伍朗，監：からだのしくみ事典．成美堂出版，2002.
5) 木村隆夫：起立時の静脈系の循環．起立性調節障害．医歯薬出版，1987.
6) 入内島十郎：臨床医のための循環生理．真興交易医書出版部，1976.
7) Folkow B, et al：Circulation. Oxford University Press, 1971, p593.
8) 大谷　修，他編：リンパ管─形態・機能・発生．西村書店，1997, p183.
9) 大橋俊夫：リンパを流すと健康になる．PHPエディターズグループ，2010, p57.

# 3 主な浮腫疾患

## 廃用性浮腫，不動性浮腫（図1-3-1）

　日常生活で，長時間立っているにもかかわらずむくまないのは，常に動いているからである。動くことにより下腿の静脈ポンプが活発に働き，静脈血を心臓方向へ還流させる。この際，走るより歩いたときのほうが静脈圧は低くなる[1]。

　逆にあまり動かない場合には，それだけでむくむ。その最も身近なものが高齢者の下腿の浮腫である。

### 廃用性浮腫

　すなわち，高齢になるにしたがい，あまり活発に歩くことはせず，歩き方も足を引きずるように歩くと静脈ポンプは活発化されない。また，皮膚のはりが弱まることにより皮下組織圧の低下が起こり，浮腫液は静脈やリンパ管に移行しにくくなることも影響する。すなわち高齢者の皮膚は，膠原線維の水分含量の低下や太さの増加などに加え，弾力線維は変性し弾力性や修復性が低下し[2,3]，組織圧を高める作用のあるヒアルロン酸も減少する[4]。このような高齢者における下腿の浮腫を「廃用性浮腫（老人性浮腫）」という。老化の過程では，総体内水分量の減少や細胞内液量の減少に伴い，

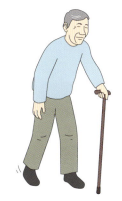
足を引きずるように歩く

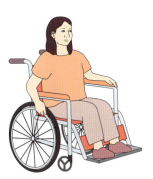
車いすの生活

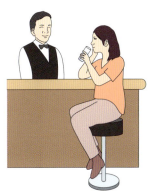
地面に足がつかない姿勢
（バーの止まり木など）

図1-3-1　廃用性浮腫，不動性浮腫の原因の例

細胞外液量の相対的増加がみられる[2]。高齢者で高血圧や何らかの原因による心不全がある場合はそれも関与しよう。栄養状態が低下している場合には、低蛋白性浮腫が関連することもある。すなわち、血漿蛋白低下による膠質浸透圧低下のため血管内に水分を保つ力が低下し、その分だけむくむことになる（図1-3-2）。

車いすに座って生活していると、脚を動かさず力を入れることがないため、静脈やリンパ系の働きが低下してむくんでくる。これを"armchair legs（armchair edema, lymphostasis verrucosis）"という（図1-3-3）。車いす生活では肥満や慢性的な関節炎、呼吸障害、神経学的な異常などを伴うことが多いことも影響する[4]。ギプスで腕や脚を固定しているとむくんでしまうのも、同様の機序である。したがって、この場合基礎疾患はないので、そのような状況から解き放たれると改善する。なお、片麻痺肢でも同様に浮腫が発症する[5]。

退院直後1〜2カ月は両下肢がむくむことがある。これは、入院中に脚を使わなかったためふくらはぎの静脈ポンプ作用が弱まるための起立性浮腫、またいわゆる病み上がりのため栄養状態が低下しているための低栄養性浮腫などが加わったものと思われる。基本的には時間とともに改善するが、高齢者などではこれをきっかけにむくみが継続することもある（筆者はこれを「退院後浮腫」として廃用性浮腫とは区別している）。

## 不動性浮腫

ロンドンの近衛兵が長時間立ち続けている合間にときどき動くのも静脈還流の改善、ひいては浮腫の予防のためといえる。これを考えると、正座はかなりよくない。脚が動かないばかりでなく、膝や鼠径部で強く屈曲し静脈の流れを阻止する。

とても楽そうに見えるが、バーの止まり木も静脈還流にはよくない。足が地についていないと下腿の静脈ポンプはあまり働かない。そのため下腿の静脈血は心臓に戻る

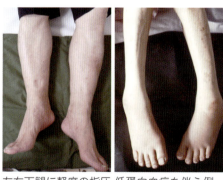

左右下腿に軽度の指圧痕を認める。　低蛋白血症を伴う例。

図1-3-2　廃用性浮腫（老人性浮腫）

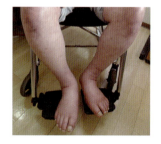

図1-3-3　車いす使用による不動性浮腫

ことができず，心臓は頭部に十分な血液を供給できない。したがって，酔いやすいことにもなるだろう。カウンターバーでは足がつく席を確保する。このように考えると，「地に足がついている」ということは大変重要なことである。足がついていることで初めて，脚の筋肉は収縮・弛緩し，静脈血を心臓に戻すことができる。

このような様々な原因で下肢には大量の静脈血が貯留し，その結果脚はむくむ。しかし，このむくみは見た目の問題だけではなく，心臓へ還流すべき体液が下肢に溜まってしまっていることを意味するので，結果的に心臓は全身へ送り出す血液が足りなくなる。この血流の不足は脳が最も敏感に感じ取るためめまいや立ちくらみが起こるが，一方で臓器への血流も減少することになるので，だるい，疲れやすい，疲労回復が遅いなどの全身症状が出ても不思議ではない（図1-3-4）[6]。

ここでさらに手足を考えてみると，いわゆる四肢末梢への血流の減少はより顕著である（図1-3-5）。人間の体は，少ない血液を重要組織（脳や内臓）へは何とか送り届けるが，生命維持に関係のない四肢末梢へは最後にしてしまう。以前，国の経済を守るため，銀行へは公的資金が注入されたが，中小零細企業は倒産した図式を思い浮かべてしまう。すなわち，人間の体は資本主義である。

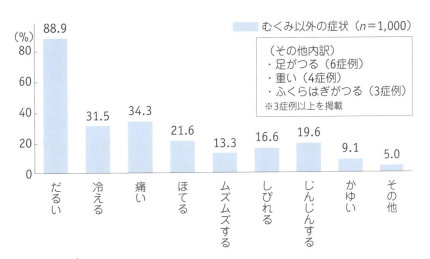

**図1-3-4　浮腫（むくみ）とともに現れる症状**
むくみとともに現れる症状としては，「だるい」が約9割でほとんどの人が「むくみ」と同時に「だるさ」を感じている。
年代別では，50歳代で「しびれる」が全体より高かった。
悩んでいる層では「だるい」に加えて，「冷える」「痛い」「しびれる」「じんじんする」のポイントが相対的に高かった。

（文献6より引用改変）

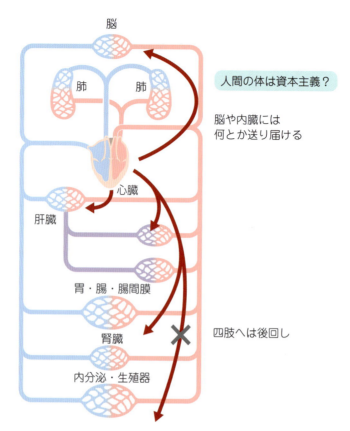

**図1-3-5 下肢に静脈血がうっ滞した場合の末梢循環のイメージ**
心臓へ還流してくる血液量が少ないと,心臓から送り出される血液量も少なくなる。

## 特発性浮腫

### 概要

　特発性浮腫は,心臓,腎臓,肝臓,甲状腺,栄養障害,薬剤性(Na貯留性),脈管疾患などの基礎病変がないにもかかわらず体液量増加(浮腫)をきたすもので,ほとんどが成人女性にみられ,体位その他により著しく症状が変動するなど,浮腫の症状にかなりの特徴を有するものをいう(図1-3-6)。起立位で大量に血管外に水分が漏出し,血漿量が大きく減少,結果的に脱水時の反応として抗利尿ホルモンの増加などが起こる。除外診断なので,将来いくつかの疾患にわかれる可能性もあるmultifactorial diseaseである。

　20～40歳代が多く,初経前,閉経後の発症は少ない。未婚で働く女性がストレスや葛藤をもつ環境にあるときなどに,何らかのきっかけから発症することが多い。

　性格はかなり特徴的で,神経質,情緒不安定とされる[7]が,むしろ,特有の女性らしさを有し,内向的,細やかな気づかい,周囲への過敏な反応などがみられる。ま

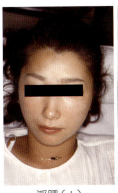 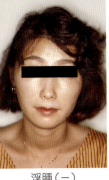 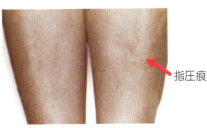

浮腫（＋）　　　　　浮腫（－）　　　　　前脛骨部の浮腫

**図1-3-6　特発性浮腫**
起立性浮腫は体液の分布異常であるが，特発性浮腫は腎機能低下がなくても全身の体液量が増加する。

た，容姿や美容的な面への気持ちが強く，利尿薬を常用して浮腫を調節していることも多い。肥満傾向もあるといわれるが，むしろ女性的な体型と考えたほうが適切と思われる。急速な体重増加に伴う浮腫は除外される。

## 症状

頭痛，抑うつ，心気症的，指先の冷え，異常知覚，チアノーゼ，紅皮症，神経性狭心症，便秘，腹部膨満感，口渇などを訴えることもある。

浮腫は圧窩性（圧痕が残る浮腫），非圧窩性（圧痕が残らない浮腫）ともみられる。朝には顔面や手に，夕刻には下肢，特に足部や下腿に強くみられる（重力の影響）。日中活動期の尿量はきわめて少なく，夜間に急増するため，翌朝には体重が減少する。

長時間の立位，運動，食塩摂取，不規則な睡眠，ストレス，体の加温，夏季には増悪し，横臥，安静，食塩制限，体の冷却，冬季には軽減する。月経周期に伴い増悪するが，月経前浮腫とは異なる。

## 診断と検査

スクリーニング検査で種々の浮腫性疾患〔心不全，腎不全，ネフローゼ症候群，肝硬変，甲状腺機能低下症，栄養障害，薬剤性（Na貯留性薬剤），静脈閉塞，リンパ系疾患，起立性低血圧，血管神経性浮腫など〕と鑑別する。アルブミン濃度も測定する。体重の日内変動は特徴的で，朝食前と就寝前に体重を測定するとその差が1.4kg以上となる（Thornの診断基準）[8]*。

特殊な検査として負荷試験がある。

---

＊　ほかにMcKendryの基準[9]があるが，臨床上煩雑と思われる。

### 水負荷試験

前日から12時間絶飲絶食とし，早朝20mL/kg体重の水分を15分ごとに3回にわけて飲み，その後30分ごとに4時間採尿する。1日目は臥位，2日目は立位（短時間の坐位は可）とする。正常では立位でも臥位の90％くらいの排尿があるが，本症では75％以下（40％前後）に減少し，浸透圧クリアランス（Cosm）と自由水クリアランス（$C_{H_2O}$）が減少する。

### 食塩負荷試験

1日200mEqのNaを食事中に入れ，3〜5日間摂取すると正常ではNa平衡に達するが，本症では急速に体重増加をみる。Streetenら[10]は，本症患者では，①起立により体重が増加するorthostatic edemaに，a）顕著なNa貯留を示すorthostatic Na retainerとb）正常なNa貯留を示すorthostatic water retainer，および②non orthostatic edemaの3群のあること，すなわち体位変化の影響を受けない浮腫のあることを指摘している。

### その他の検査

立位水負荷時抗利尿ホルモン（ADH），血漿レニン活性（PRA），血漿アルドステロン濃度（PAC）の上昇が比較的大きく，またプロラクチンは安静時に既に高値で，立位水負荷時さらに上昇を示す。尿中カリクレイン，キニンは低値で，かつ立位水負荷時にも低下[11]，ノルエピネフリン，エピネフリンは変化なし，尿中ドパミンは低下，女性ホルモン，17-ヒドロキシコルチコステロイド（17-OHCS），17-ケトステロイド（17-KS）は正常である。

## 治療[12)13)]

原因不明のため確立された治療法はない。立位時の悪化例が多いので臥位，安静を心がける。不安症，交感神経緊張傾向の強いときに抗不安薬，β遮断薬などを使用し，時には精神科の受診を要する。塩分，水分はむくまない程度に制限すればよい。弾性ストッキングは有効のことが多い。職場でのストレスが原因の場合には，配置転換を希望する，時には仕事から一時的にでも離れる。その他の誘因となりそうなものは極力避ける。

利尿薬は原則的には用いないが，必要な場合，本症が一過性の高アルドステロン血症をきたしており，かつ低カリウム血症の予防のため，第一選択は抗アルドステロン薬（経口，注射薬）であるが，必ずしも全例に有効ではない。本剤が無効ならチアジド系利尿薬を用いるが，脱水，低カリウム血症などの予防のため浮腫は少々残す程度にする。ループ利尿薬はできれば使用しない。いずれも少量の間欠投与とし，時に休薬させ，乱用は厳に慎む。

カテコラミンの一種であるドパミンは，本症では尿中Na排泄低下傾向にあり，そ

の前駆物質であるレボドパ（250〜750mg/日），ブロモクリプチン（5mg/日）が尿中Na排泄の増加をきたし有効であるとされている。Na排泄減少型にのみ有効である。

アンジオテンシン変換酵素（ACE）阻害薬は，本症の増悪因子として，レニン－アンジオテンシン－アルドステロン（RAA）系の関与が示唆されており，本剤はアンジオテンシンⅡ産生とキニン分解を抑制する変換酵素阻害薬であることから，有効であるとの報告がみられる。アンジオテンシン低下を介したアルドステロン抑制および腎血流量や尿量，尿中Na排泄増加によると考えられている。その他，エフェドリン，プロゲステロンも用いられる。

## 心臓性浮腫

様々な心疾患によるうっ血性心不全により，心拡張末期圧が上昇し，静脈還流量減少から毛細血管内静水圧上昇により浮腫が発症する[14]（図1-3-7，1-3-8）。前方障害としては血流低下による腎臓での腎血流量低下をきたし，レニン－アンジオテンシン－アルドステロン系，バソプレシンや交感神経系に作用し，Na再吸収が促進され浮腫が増悪する[15]。

## 脂肪浮腫，肥満に伴う浮腫（図1-3-9〜1-3-11）

太るとむくむ。これは臨床的にまず間違いはない。しかし，意外にも「肥満性浮腫」という疾患名はなく，似たようなものに「脂肪浮腫」がある。脂肪浮腫は後述の通り，典型的には左右対称的な"乗馬ズボン体型"の特徴的な浮腫である。皮下脂肪組織の病的な増殖により，リンパ浮腫との鑑別を要する疾患として海外の成書に記載されている。脂肪浮腫を呈するのはほぼ女性とされるが，男性にもみられるので，ここで述

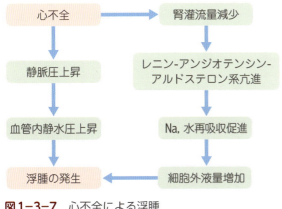

図1-3-7　心不全による浮腫

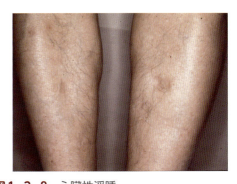

図1-3-8　心臓性浮腫
基本は起立性浮腫と同様のため左側に強く現れる。

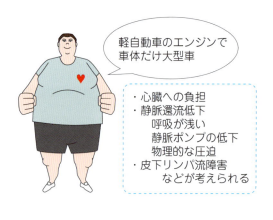
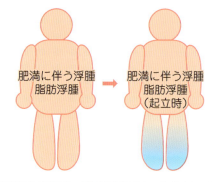

肥満に伴う浮腫，脂肪浮腫では，全身もしくは下半身（ウエストより下）が腫脹するが，起立時は膝下の浮腫として認められることが多い。

図1-3-9　肥満に伴う浮腫，脂肪浮腫のイメージ

べる浮腫は「肥満に伴う浮腫（肥満性浮腫）」として区別したい。

肥満か浮腫か鑑別できないことも多く，単に肥満なのに「むくんだ」として受診する人も多い。同時に肥満でむくんだ場合は医療機関で「リンパ浮腫」と診断されていることが多いので注意が必要である。

成書にまとめられたものがなく詳細は不明であるが，肥満に伴う浮腫について考察してみたい。

### 肥満に伴う浮腫（肥満性浮腫）

体重が年に5kgも増加するとほぼ間違いなく浮腫が発生する。既に浮腫がある場合は2kgほどの増加でも増悪する。基本的には起立性浮腫であるが，その程度は強い。前述のように起立性浮腫では静脈還流量の減少が原因となるが，肥満では様々な要因から静脈還流がさらに障害されている可能性がある。

肥満症における健康障害は，脂肪細胞の質的異常としての耐糖能異常，脂質代謝異常，高血圧，冠動脈疾患など，量的異常としての骨・関節疾患，睡眠時無呼吸症候群，月経異常などがあげられている[16]。

肥満ではこれらの障害が様々な形で静脈還流に影響している可能性がある。まず考えられるのはあまり快活に歩かないことである。太ったから歩かないのか，歩かないから太ったのかはっきりしないことは多い。そのため下腿の静脈ポンプとしての作用が低下し，下肢から心臓方向へ静脈血を押し上げる力が低下する。仕事などの環境の変化や運動をやめたことがきっかけになることも多い。また，物理的な脂肪による静脈還流の障害もあると思われる。

次に心臓が下肢の静脈血を吸引する力を考えてみる。肥満症においては脂肪細胞の「量的異常」に伴う睡眠時無呼吸症候群による呼吸障害（肺胞換気障害）があり，呼吸

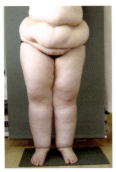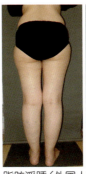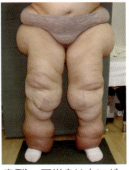

肥満に伴う浮腫（日本人症例）　　脂肪浮腫（外国人症例）。下半身は太いがウエストは比較的細いのが特徴。

**図1-3-10**　肥満に伴う浮腫と脂肪浮腫の例

が浅くなるため胸腹腔内の陰圧による吸引力が減弱することも考えられる。さらに，「質的異常」としての内臓脂肪の蓄積により高血圧，冠動脈疾患などが生じることによる何らかの心臓への負担による静脈還流の障害も可能性がある。糖尿病の合併例では水分の過剰摂取の影響や，さらには腎症に至った場合は当然ながら浮腫を発症する可能性がある。

　このように様々な悪影響が考えられるが，そのほかに筆者は皮下リンパ流の障害も大きく関係しているのではないかと考えている。下肢の皮下のリンパ（リンパ液）はある程度貯留する（浮腫）と皮下組織内圧が上昇し，それが毛細リンパ管に流れ込む力となる。一方，毛細リンパ管に入ったリンパは集合リンパ管を経て，太いリンパ管に移行し集まって鼠径リンパ節に流れ込み，腹部のリンパ管から胸管を経て頸部で静脈に合流する。

　ここで，皮下の浮腫液は皮下組織内を流れて毛細リンパ管へと向かうが，いわゆる「皮下脂肪」が存在すると皮下組織内の脈管外通路系および毛細リンパ管，集合リンパ管を圧迫し，リンパの流れが悪くなることが考えられる[17)18)]。

　リンパ管は浴槽の側孔のように作用し，浮腫が発生しないように働く（☞**図1-2-5**，p.14）と述べたが，リンパ管へ向かう浮腫液の流れが脂肪などで障害されると，浴槽にお湯があふれるように浮腫が発生することになる。浴槽の側孔が湯あかで詰まったようなものである。そのため，皮下脂肪が増える（肥満）とむくむことになると思われる。

　このような肥満に伴う浮腫の診断はとても難しい。診断自体が難しいのではなく，伝えるのが難しい。ほとんどの患者は何か大きな病気のためと思い込んで受診され，さんざん精査していることも多い。それを一言「太ったからむくんでいる」とは言いにくいのである。

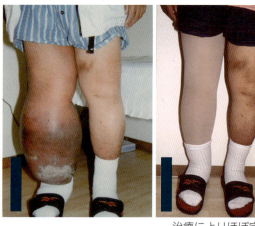

治療によりほぼ完治

図1-3-11 肥満に伴う浮腫に右下肢蜂窩織炎を合併した例

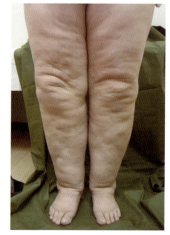

図1-3-12 肥満症例におけるセルライト

表1-3-1 脂肪浮腫の病期

| stage Ⅰ | 軽度で皮膚の変化がまだ少ない時期 |
|---|---|
| stage Ⅱ | 皮膚に凹凸の変化がみられ「オレンジピール」と呼ばれる時期。夕方には圧痕性浮腫がみられる |
| stage Ⅲ | 体重増加も顕著で明らかな下肢の変形，皮膚色の変化を伴い，日常生活にも不便が感じられる時期 |

## 脂肪浮腫

　脂肪浮腫は，両側性，対称性の両脚のたるんだような腫脹で，殿部から足首までに及ぶ脂肪組織の沈着であり，"乗馬ズボン体型"とされる。皮膚の性状も徐々に凸凹になってきて，セルライトといわれる状態になる（図1-3-12）。上肢に及ぶこともある。ほとんどが女性で，思春期頃以降に発症し，妊娠，更年期などで増悪する。時に圧痛もある。リンパ管および脈管外通路が脂肪組織により圧迫・妨害され，また，リンパ管機能が障害されることにより，リンパ浮腫様の変化も起こりうる。脂肪組織による微小血管障害もみられ，蛋白漏出が増加することも影響する。リンパ浮腫に移行した状態をlipo-lymphedemaという[19]。しばしば両側性一次性（原発性）リンパ浮腫と誤診されるので，注意が必要である。

　病因は明らかでないが，ホルモンの影響や遺伝性が疑われている。病期を3段階にわけることもある（表1-3-1）。stage Ⅲはリンパ浮腫への移行期でもあり，その鑑別は重要である。

　治療として減量を試みても効果がみられないことも多い。後述のリンパ浮腫における複合的理学療法（☞第4章）の適応ともされるが効果が得られにくい。また，弾性ストッキングの選択は，リンパ浮腫より弱めで，かつ大きめとしないと，圧迫感が強く

► COLUMN

**肥満に伴う浮腫（肥満性浮腫）の弾性ストッキングのサイズ選び**

　これまで述べた通り，肥満では様々な要因で浮腫が発生するものと思われる。同時に，皮下の浮腫液は皮下脂肪が邪魔になり移動しにくい状況があるためか，弾性ストッキングなどで圧迫しても浮腫液は容易に減ってくれない。したがって，肥満に伴う浮腫では，太いからといって，サイズ表通りもしくは小さめのサイズの強い圧の弾性ストッキングは好ましくない。特に市販の弾性ストッキングは多くの場合弾力が弱いにもかかわらず硬いので，無理に履くと食い込むことが多い。肥満に伴う浮腫はほかの浮腫と異なり水分ではなく脂肪が主体であるため，圧迫してもその場から排除することはできないので，一般の浮腫同様に圧を加えると患者は圧迫感が強く，窮屈な感じや痛みを訴えやすい。したがって，同じ周径でも，通常の浮腫でMサイズならば，肥満に伴う浮腫ではLないし2Lサイズにするくらいの注意が必要である。

着用が困難となることが多いので注意が必要である。

　高度の場合は外科的に脂肪切除を行うこともあるが，かえってリンパ管を障害する可能性もあるので，注意を要する。リンパ管への障害を避けるよう注意して行うことで，脂肪吸引も有効であるが，あくまで保存的治療との併用が必要である[20]。

## アルコールによるむくみおよび毛細血管壁透過性亢進によるむくみ

　飲酒後のむくみは毛細血管壁透過性の亢進と抗利尿ホルモン抑制による。抗利尿ホルモン抑制のため尿量が増え脱水となるため口渇が生じ，水分を欲して飲んでしまうが，血管には穴が開いている（毛細血管壁透過性亢進）ので，水分は血管外に漏れてしまう。つまり，酒を呑むとトイレに駆け込み，また酒をおいしく呑めて，結果的にむくみとなる，ということである。しかし，人間の体は循環血液量を厳密に調整するので，数日中には元に戻る。残念ながら翌朝はまだむくみっぽいわけで，このむくみは全身に及ぶため朝は顔や手にもむくみを感じる。しかし，夕方には徐々に調整されることと，下方に落ちることで，顔や手のむくみは消える。

　このような体水分の調節系は血管内の水分量のみを感知している。圧の受容体が感知して腎臓に働いて調整するが，残念ながら皮下組織内の水分の貯留，すなわちむくみは感知しない。そのため，どんなにむくみが溜まっても，人間の体は血管内の水分量が少ないと脱水と判断してしまい，むくみを減らすようには働かないことになる。皮下組織内の水分の貯留（むくみ）の調整にはスターリングの力が働く[21]（☞図1-1-3，p.4）。

　毛細血管動脈側の血管壁透過性亢進という点では，火傷など皮膚が赤い状態では同様の現象が起き，血管内の体液が血管外に漏れ出しむくむことになる（図1-3-13）。

## 血管性浮腫（旧 血管神経性浮腫，クインケ浮腫）

　限局性，一過性に発症するものを「血管性浮腫」あるいは「クインケ(Quincke)浮腫」という。突然発症する皮下および粘膜下組織の限局性浮腫で，顔面，特に眼瞼，口唇などに好発する（図1-3-14）。

　食物や薬物などの抗原曝露からのアナフィラキシーによる一過性の血管壁透過性亢進が原因である。遺伝性血管性浮腫（hereditary angioedema：HAE）はC1インヒビター遺伝子の変異によるものである。一般的な血管性浮腫に比して気道や消化器症状を伴うことが多く，より重症化することが多い[22]。

## 低蛋白性浮腫（図1-3-15）

　低蛋白性浮腫は，緩和ケアにおける浮腫治療の主体をなすものと思われる。浮腫液は立てば重力により下方に落ちるが，低蛋白性浮腫ではより顕著に現れる。

　健常者では血漿蛋白濃度は高い（7.0g/dL）ので膠質浸透圧は高く浮腫は発生しない。リンパ浮腫ではリンパ管障害のため皮下に蛋白が貯留しており，血管外に蛋白が存在するために，その分だけ浮腫が発生する。一方，低栄養状態では，血管外に蛋白はなくても血管内の蛋白濃度が低いために血管外に水分が貯留する（図1-3-16）。したがって，リンパ浮腫では患肢のみに蛋白濃度の濃いねっとりした浮腫液があると考えると，立てばゆっくりと下方に落ちてくる。一方で低蛋白血症では蛋白を含まない水分が主体の浮腫液があるので，立てばスッと下方に落ち，下半身，主に下腿に溜

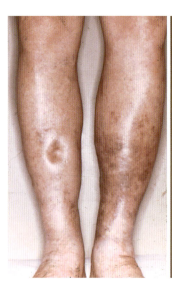

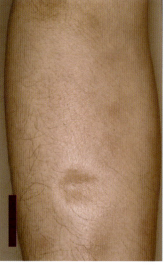

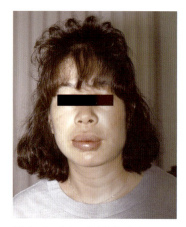

図1-3-13　薬剤による血管壁透過性亢進による浮腫
高度の浮腫を呈することが多い。

図1-3-14　血管性浮腫
口唇の浮腫が確認できる。

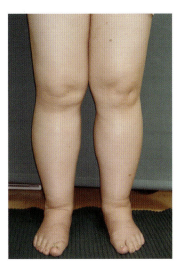

図1-3-15 低蛋白性浮腫

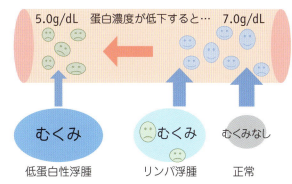

図1-3-16 低蛋白性浮腫とリンパ浮腫の考え方
正常では血管内蛋白（アルブミン）濃度が高いのでむくまないが，低蛋白性浮腫では濃度が低いためむくむ．リンパ浮腫では血管外に蛋白が貯留するので，その分だけむくむ．

まる（☞**表1-3-2**, p.34）。臨床的には体下部，仰臥位なら背部に溜まる．

　低蛋白性浮腫は，教科書的には蛋白濃度が総蛋白濃度≦5.0g/dL（基準値6.3～7.8g/dL），アルブミン濃度≦2.3g/dL（基準値3.7～4.9g/dL）ともされるが，低い分だけむくむと考えたほうがよい．特に，グロブリン1g/dLの膠質浸透圧は1.43mmHgであるのに対し，アルブミン1g/dLでは5.54mmHgの膠質浸透圧を発揮するので，総蛋白濃度が正常範囲でもアルブミンが低下しているとむくむ（**図1-3-17**）。疾患としては，肝硬変ではアルブミン生成障害，ネフローゼ症候群ではアルブミン喪失のため低蛋白性浮腫が発生する（**図1-3-18**）。

　低蛋白性浮腫を疑っても低蛋白血症を認めない場合など，脚気による両下肢浮腫も意外とみられる．仕事が過度に忙しく，長期にわたりコンビニエンスストアなどの外食のみで食事を済ませている場合などに疑う．この際はビタミン$B_1$の血中濃度測定を行う．

> **MEMO　リンパ漏**
> 　低蛋白性浮腫で患肢，特に下腿が顕著に腫脹している場合，皮下内圧が高まっているため，皮膚表面の随所から浮腫液が漏出することがある．対処として，浮腫液を排除しないと改善は難しい．浮腫液排除の方法は患肢挙上と用手的な浮腫液の排除（リンパドレナージ）である．改善後は弾性包帯などで圧迫するとよい．

## 薬剤性浮腫

　インスリン抵抗性改善薬（チアゾリジン薬）ピオグリタゾンは，インスリンとの協

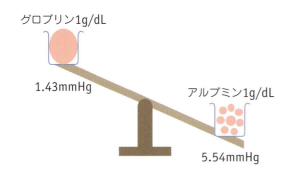

$\pi_{alb} = 2.8C + 0.18C^2 + 0.012C^3$
$\pi_{glob} = 1.6C + 0.15C^2 + 0.006C^3$
$\pi_{pl} = 2.1C + 0.16C^2 + 0.009C^3$

$\pi_{alb}$：アルブミンの膠質浸透圧　　1g/dL＝5.54mmHg
$\pi_{glob}$：グロブリンの膠質浸透圧　　1g/dL＝1.43mmHg
$\pi_{pl}$：血漿の膠質浸透圧
C：各々の濃度

浮腫：総蛋白濃度≦5.0g/dL（基準値：6.3〜7.8g/dL）
　　　アルブミン濃度≦2.3g/dL（基準値：3.7〜4.9g/dL）

**図 1-3-17　アルブミンとグロブリンの膠質浸透圧差**
アルブミンはグロブリンに比べて分子量が小さいので，同じ1g/dLでも膠質浸透圧では約4倍の差がある。

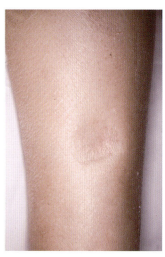

**図 1-3-18　肝硬変による低蛋白性浮腫**

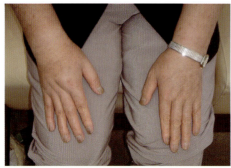 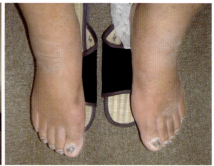

**図 1-3-19　抗がん薬（ドセタキセル）による浮腫**
浮腫が両手足に及ぶ。皮膚が硬く，強皮症様を呈する。爪の変色もみられる。

調によるNa再吸収亢進などにより，またジヒドロピリジン系Ca拮抗薬は動脈拡張作用により毛細血管内静水圧が上昇し，浮腫が生じることがある[15]。

　臨床的に重要なものとしては，抗がん薬による副作用がある。全身性に浮腫をきたす薬剤として，シスプラチンの腎障害，ダウノルビシンやドキソルビシンの心・腎障害[23]，シクロホスファミドやビンクリスチンの抗利尿ホルモン不適合分泌症候群（SIADH）[24]などがあるが，臨床的に多くみられるのはタキサン系の抗がん薬（ドセタキセル，パクリタキセル）であろう（図1-3-19）。fluid retention syndrome

と呼ばれ，毛細血管壁の透過性亢進のため間質液が貯留する。むくみ(浮腫)感を強く訴え，視診ではそれほど明らかでない場合も多いが，皮膚は特徴的に硬く，強皮症様を呈することが多い。抗がん薬中止とともに消退するものであり，リンパ浮腫ではない[25]。なお，National Cancer Institute(NCI)のCommon Terminology Criteria for Adverse Events(CTCAE)[26]には抗がん薬の副作用としての浮腫，リンパ浮腫，体重増加が記載されている。

## 甲状腺機能低下症による浮腫(粘液水腫)

親水性ムコ多糖体(ヒアルロン酸やコンドロイチン硫酸など)が増加し，水分・Na貯留を引き起こし，非圧窩性浮腫が生じる。続発する心不全症状も関係する。なお甲状腺機能亢進症では甲状腺刺激ホルモン(TSH)受容体に対する自己抗体の刺激により前脛骨部に粘液水腫をみることがある(図1-3-20)。

## 静脈性浮腫

静脈性浮腫は，静脈が障害されて起こるむくみである(片脚がむくむ疾患)。

### リンパ浮腫と静脈性浮腫の鑑別

局所性浮腫は限局性もしくは片側性のことが多く，その原因疾患としては静脈性とリンパ性が重要である(図1-3-21)。全身性浮腫では主に原疾患の治療が主体となり，浮腫自体の治療を要しないことが多いが，静脈性とリンパ性の疾患では浮腫自体

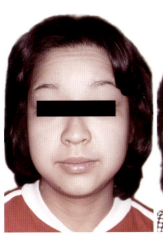
甲状腺機能低下症の治療前
浮腫(+)

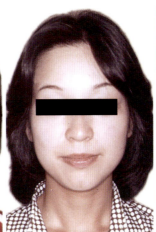
治療後
浮腫(−)

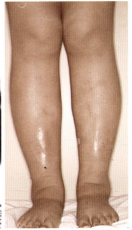
前脛骨部の粘液水腫

**図1-3-20** 甲状腺機能低下症による浮腫の治療前後と前脛骨部の粘液水腫の例

が患者の大きな負担となることが多く治療法も異なるため，その鑑別診断が重要となる（**図1-3-22**，**表1-3-2**）。

これまで述べてきたように，動脈側からいったん血管外に漏出された体液の約90％は静脈に，残りの約10％はリンパ管に再吸収される。浮腫とは血管外に過剰に貯留した水分であるので，浮腫発生には静脈のほうが圧倒的に影響は大きいことになる。すなわち，局所性浮腫としては静脈性浮腫が最も重要であるといっても過言ではなく，かつ，頻度も圧倒的に高い。

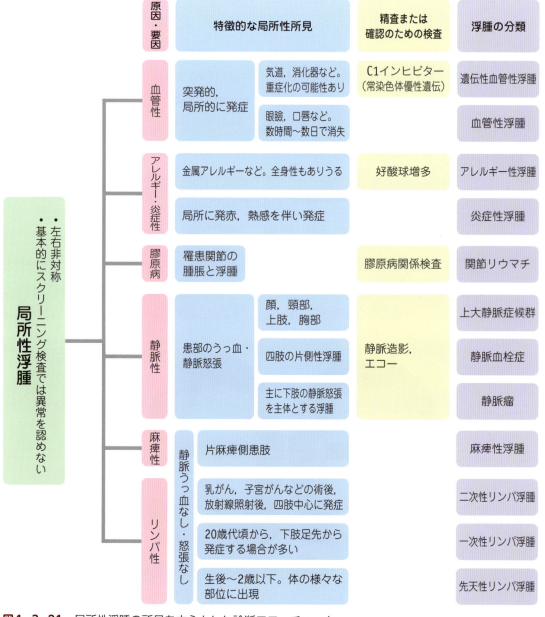

**図1-3-21** 局所性浮腫の所見を中心とした診断フローチャート

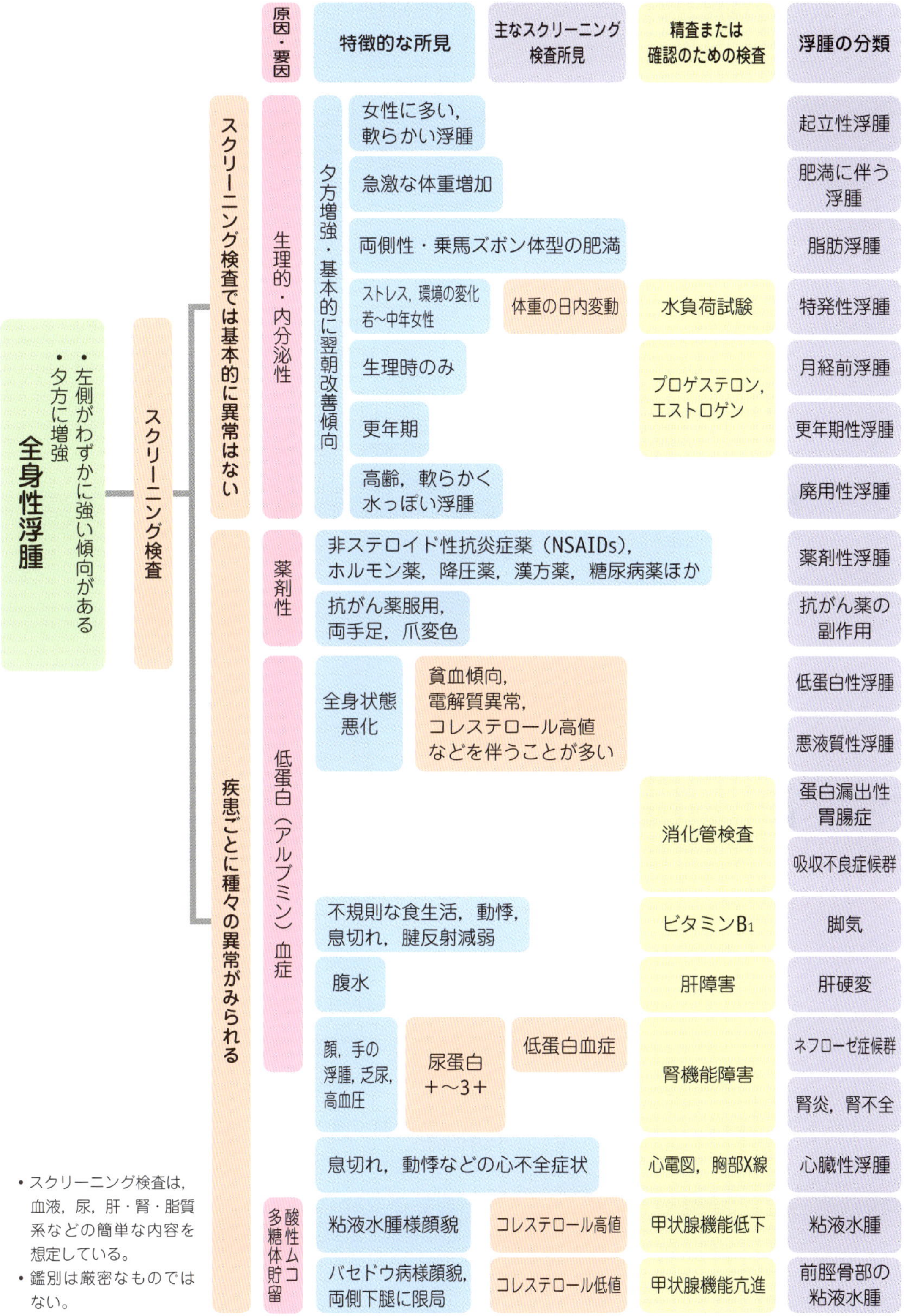

主な浮腫疾患

| 全身性浮腫 | スクリーニング検査 | | 原因・要因 | 特徴的な所見 | 主なスクリーニング検査所見 | 精査または確認のための検査 | 浮腫の分類 |
|---|---|---|---|---|---|---|---|
| ・左側がわずかに強い傾向がある<br>・夕方に増強 | スクリーニング検査では基本的に異常はない | 夕方増強・基本的に翌朝改善傾向 | 生理的・内分泌性 | 女性に多い,軟らかい浮腫 | | | 起立性浮腫 |
| | | | | 急激な体重増加 | | | 肥満に伴う浮腫 |
| | | | | 両側性・乗馬ズボン体型の肥満 | | | 脂肪浮腫 |
| | | | | ストレス,環境の変化 若〜中年女性 | 体重の日内変動 | 水負荷試験 | 特発性浮腫 |
| | | | | 生理時のみ | | プロゲステロン,エストロゲン | 月経前浮腫 |
| | | | | 更年期 | | | 更年期性浮腫 |
| | | | | 高齢,軟らかく水っぽい浮腫 | | | 廃用性浮腫 |
| | 疾患ごとに種々の異常がみられる | | 薬剤性 | 非ステロイド性抗炎症薬（NSAIDs）,ホルモン薬,降圧薬,漢方薬,糖尿病薬ほか | | | 薬剤性浮腫 |
| | | | | 抗がん薬服用,両手足,爪変色 | | | 抗がん薬の副作用 |
| | | | 低蛋白（アルブミン）血症 | 全身状態悪化 | 貧血傾向,電解質異常,コレステロール高値などを伴うことが多い | | 低蛋白性浮腫 |
| | | | | | | | 悪液質性浮腫 |
| | | | | | | 消化管検査 | 蛋白漏出性胃腸症 |
| | | | | | | | 吸収不良症候群 |
| | | | | 不規則な食生活,動悸,息切れ,腱反射減弱 | | ビタミンB$_1$ | 脚気 |
| | | | | 腹水 | | 肝障害 | 肝硬変 |
| | | | | 顔,手の浮腫,乏尿,高血圧 | 尿蛋白＋〜3＋ | 低蛋白血症 | 腎機能障害 | ネフローゼ症候群 |
| | | | | | | | 腎炎,腎不全 |
| | | | | 息切れ,動悸などの心不全症状 | | 心電図,胸部X線 | 心臓性浮腫 |
| | | | 酸性ムコ多糖体貯留 | 粘液水腫様顔貌 | コレステロール高値 | 甲状腺機能低下 | 粘液水腫 |
| | | | | バセドウ病様顔貌,両側下腿に限局 | コレステロール低値 | 甲状腺機能亢進 | 前脛骨部の粘液水腫 |

・スクリーニング検査は，血液，尿，肝・腎・脂質系などの簡単な内容を想定している。
・鑑別は厳密なものではない。

**図1-3-22** 全身性浮腫の所見を中心とした診断フローチャート

表1-3-2　リンパ浮腫と静脈血栓性浮腫，低蛋白性浮腫の鑑別

|  | リンパ浮腫 | 静脈血栓性浮腫 | 低蛋白性浮腫 |
|---|---|---|---|
| 患肢 | 必ず左右差あり | 片側性（血栓の位置による） | 両側性 |
| 発症 | 緩徐，蜂窩織炎を契機に急な発症もある | 急 | 中間 |
| 皮膚の色 | 基本的に変化はない | 青紫（うっ血） | 白 |
| 皮膚の硬さ | 初期は軟らかいが徐々に硬くなる | 中間 | 軟らかく，てかてかしている |
| 疼痛 | 違和感のみ | ++～± | なし |
| 静脈怒張 | なし | あり | なし |
| 剛毛・多毛 | あり | なし | なし |
| 蜂窩織炎 | 多い | 少ない | 少ない |
| 合併症 | リンパ漏，疣贅 など | 潰瘍など | リンパ漏 |

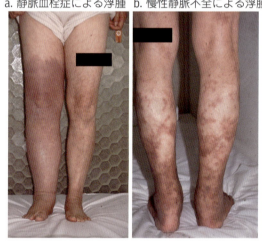

図1-3-23　静脈血栓症による浮腫と慢性静脈不全による浮腫

## 原因疾患

　静脈性浮腫の原因疾患としては，静脈瘤と静脈閉塞（血栓，塞栓）が考えられる。しかし，静脈瘤では患肢の静脈怒張や脚の倦怠感，脚がつるなどの症状が多く，浮腫自体を訴えとすることは比較的少なく，またあっても高度ではない。すなわち，浮腫をきたす静脈疾患としては静脈血栓症（特に深部静脈血栓症）（図1-3-23a）が最も多いが，本疾患も急性期は浮腫よりも血栓への対応が主であり，浮腫が問題となるのは後遺症としての慢性静脈不全（図1-3-23b）の時期が中心となる。

　静脈疾患は，心疾患や動脈疾患に比してあまり目立たないが，近年は「エコノミークラス症候群」として脚光を浴びるようになった。飛行機などにおいて長時間じっと坐位で動かないことに加え，大腿静脈の圧迫や脱水により下肢に深部静脈血栓が生じ，歩き出した直後に下肢の血栓が肺に飛び，塞栓（急性肺血栓塞栓症）をきたすも

のである。エコノミークラス症候群と呼ばれていたが，エコノミークラスのみで発症するとは限らないため，最近は「ロングフライト血栓症」または「旅行者血栓症」とも呼ばれる。本疾患は2004年の新潟県中越地震で自動車の中で避難生活を送る人の中で多発し，よく知られるようにもなった。その病態はVirchow（ウィルヒョウ）の三主徴（①静脈血流の停滞，②血液凝固能亢進，線溶能低下，③静脈内皮の障害）[27]として知られるが，最近はインターロイキン-1の関与など分子生物学的な検討もなされている。

　浮腫を発症するのは主に表在静脈性ではなく深部静脈性の血栓の場合である。発症時に患肢に疼痛を伴った腫脹をきたし，側副路としての静脈怒張および静脈うっ滞によるチアノーゼを呈するのが特徴である。さらに，下腿深部静脈が閉塞しても側副路の発達により症状はほとんど認めない（silent thrombosis）が，より中枢の深部静脈が閉塞すると症状が認められることになり，閉塞が上行し静脈分岐部まで及ぶとさらに増悪する[28]（図1-3-24）。日常診療上では診断は超音波検査が非侵襲的であり診断精度は高いが，エコーなどの診断に慣れない場合はスクリーニングとしてD-ダイマー測定を行うとよい。

### 治療

　急性期における血栓溶解療法の有効な期間はせいぜい発症1週間以内で，急性肺血栓塞栓症の危険性もあり，その後もワルファリンによる長期にわたる慎重な治療を要するので，疑った時点で専門医に紹介することが望ましい。静脈怒張を伴う患肢のうっ血をみた場合は疑う。

　急性期に適切な治療が行われないと，その後，血栓の器質化や静脈弁の破壊などにより，静脈血流障害が長く継続し，後遺症としての慢性静脈不全に移行すると下腿の

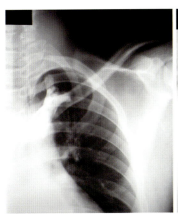
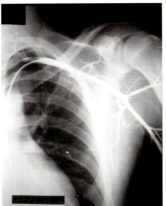
静脈造影にて当該部位の欠損像が確認できる。

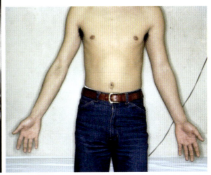
左上肢にうっ血および浮腫が生じている。

**図1-3-24**　鎖骨下静脈血栓症

浮腫に加え，皮膚炎や潰瘍などを生じるようになる。急性期の発症エピソードがはっきりせずに長い経過で慢性静脈不全に移行し，高度な患肢の腫脹を認めるケースでは診断が困難な場合もある。

> **COLUMN**
>
> ### 局所性浮腫の診断は慎重に
>
> 　本来，局所性浮腫としては圧倒的に静脈疾患が多く，かつ知られていたが，2008年のリンパ浮腫診療における弾性着衣の保険適用以降，「リンパ浮腫」という用語が普及し，それに伴ってリンパ浮腫でない浮腫がリンパ浮腫と誤診されることが多くなったように思われる。特に術後の下肢浮腫をリンパ浮腫と診断されることが多いが，術後は体調が回復していないための低栄養性浮腫や，浮腫自体や腫瘍などによる静脈圧迫性の静脈性浮腫など複雑な要因がからんでいることが多い。安易にリンパ浮腫と診断しリンパ浮腫の治療を行うと効果が上がらないばかりでなく，リンパドレナージなどの治療により急性期の活動性の血栓を刺激し肺血栓塞栓症をきたすこともあり，その鑑別診断はきわめて重要である。リンパ浮腫における蜂窩織炎の発赤を静脈うっ滞と判断して静脈血栓症と診断してしまう誤診も多い。
>
>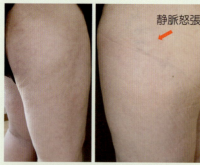
>
> 右大腿外側　　左大腿外側
>
> **蜂窩織炎を合併したリンパ浮腫として治療依頼された例**
>
> 蜂窩織炎として加療されていた。原因疾患がないのでリンパ浮腫を否定できる。下腿，その3カ月後に大腿と，2度にわたる疼痛を伴う患肢腫脹の既往から静脈血栓を疑い，再精査を依頼したところ，造影にて深部静脈血栓および肺血栓塞栓症と診断され，即入院となった。右大腿に比し左大腿静脈怒張が認められる。
>
>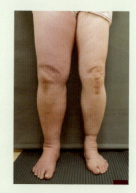
>
> **超音波検査で静脈血栓症を否定され，リンパ浮腫に合併した蜂窩織炎として紹介された例**
>
> 患肢全体がうっ血傾向で熱感も乏しく，蜂窩織炎らしくないので，再精査を依頼したところ，右下腹部に直径5cmの腫瘤があり，腸骨静脈を圧迫していた（腸骨静脈圧迫による静脈性浮腫）。右水腎症＋後腹膜腫瘍疑い。

● 文 献

1) Stick C, et al：Measurements of volume changes and venous pressure in the human lower leg during walking and running. J Appl Physiol. 1992；72(6)：2063-8.
2) Schofield JD, et al：New knowledge of connective tissue aging. J Clin Pathol. 1978；12：174-90.
3) Daly CH, et al：Age-related changes in the mechanical properties of human skin. J Invest Dermatol. 1979；73(1)：84-7.
4) Selmanowitz VJ, et al：Aging of the skin and its appendages. Handbook of the Biology of Aging. Finch CE, et al, eds. Van Nostrand Reinhold, 1977, p496-509.
5) 澤井寛人, 他：片麻痺患者の麻痺肢における浮腫の成因について. 脈管学. 1981；2(4)：281-7.
6) 足のむくみ予防研究会：足のむくみ予防広場―むくみのページ.
[http://www.mukumi.com/files/user/hiroba/index.html]
7) Anand AC, et al：Idiopathic oedema--a missed entity. J Assoc Physicians India. 1991；39(3)：258-9.
8) Thorn GW：Approach to the patient with "idiopathic edema" or "periodic swelling". JAMA. 1968；206(2)：333-8.
9) McKendry JB：Idiopathic edema. Can Nurse. 1973；69(5)：41-3.
10) Streeten DH：Idiopathic edema：pathogenesis, clinical features, and treatment. Metaboilsm. 1978；27(3)：353-83.
11) 島本和明, 他：特発性浮腫. 日臨. 1982；40(3)：634-41.
12) 七里眞義, 他：全身性浮腫―特発性浮腫. 医と薬学. 1984；12(1)：63-6.
13) 東 理, 他：特発性浮腫. Medicina. 2008；45(11)：2036-9.
14) 渡辺和人：血漿の浸透圧と膠質浸透圧. 日臨. 2005；63(1)：26-30.
15) 武藤真祐, 他：心疾患. 日臨. 2005；63(1)：68-72.
16) 吉松博信, 編：ガイドライン/ガイダンス 肥満症. 日本医事新報社, 2010.
17) Arngrim N, et al：Reduced adipose tissue lymphatic drainage of macromolecules in obese subjects：a possible link between obesity and local tissue inflammation？ Int J Obes (Lond). 2013；37(5)：748-50.
18) Rutkowski JM, et al：Mechanisms of obesity and related pathologies：the macro- and microcirculation of adipose tissue. FEBS J. 2009；276(20)：5738-46.
19) Földi M, et al：Lipedema. Földi M, et al, ed. Földi's Textbook of Lymphology. Elsevier, Urban & Fischer, 2006, p418-27.
20) Zuther JE, et al：Lymphoedema Management. Thieme, 2009, p95-8.
21) 越川昭三：浮腫の分類と病態生理. 臨床医. 1987；13(2)：168-73.
22) 秀 道広, 他：蕁麻疹診療ガイドライン. 日皮会誌. 2011；121(7)：1339-88.
23) Bertani T, et al：Adriamycin-induced nephrotic syndrome in rats：sequence of pathologic events. Lab Invest. 1982；46(1)：16-23.
24) 海津嘉蔵, 他：薬剤による浮腫. 日臨. 2005；63(1)：102-6.
25) Semb KA, et al：Capillary protein leak syndrome appears to explain fluid retention in cancer patients who receive docetaxel treatment. J Clin Oncol. 1998；16(10)：3426-32.
26) 日本臨床腫瘍研究グループ：有害事象共通用語規準v4.0. 日本語訳JCOG版(Common Terminology Criteria for Adverse Events (CTCAE) v4.0 - JCOG). 2010.
[http://www.jcog.jp/doctor/tool/CTCAEv4J_20160310.pdf]
27) Pollack AA, et al：Venous pressure in the saphenous vein at the ankle in man during exercise and changes in posture. J Appl Physiol. 1949；1(9)：649-62.
28) 平井正文, 他：むくみ体質をあきらめない. メディカルトリビューン, 2010, p65.

# 4 一般的な浮腫予防の考え方

## 浮腫への対応の基本

　重力による影響はほぼすべての浮腫の基本である．すなわち，日常のむくみは浮腫液が起立位で体下部（通常は足のほう）に移動するのが基本である．そのため，下肢のむくみを予防するにはまず下肢を上げて寝ていることである．日常生活では昼寝がこれにあたるが，当然寝続けているわけにはいかない．したがって，静脈還流を促すために脚を上げたり，マッサージ効果を期待して意識的に脚を動かすとよい（**図1-4-1**）．さらに効果を上げるためには，起立位では下方に移動してくる浮腫液を防ぐための弾性ストッキングの着用が最も理にかなっている．この考え方が，すべての浮腫の治療法の基本である．強い圧で皮膚の緊張度を高めて浮腫液の貯留を防ぐと同時に，弾性はマッサージ効果を生み出す．

　昼寝ができないときは脚を上げたり，組んだり，また貧乏揺すりは静脈ポンプを活発化する．1時間に数回足首の屈伸をするのもよい[1]（**図1-4-2**）．机に突っ伏して寝るのは静脈還流上は好ましくない．このような姿勢や動作は通常だらしないとされ

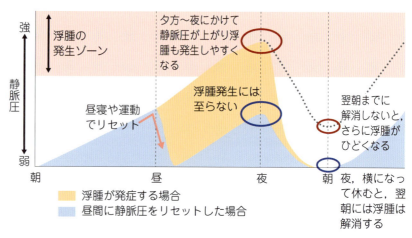

**図1-4-1　1日の静脈圧と浮腫のサイクル**
起床後は徐々に下肢の静脈圧が上がり，ある程度上昇すると浮腫が生じる．

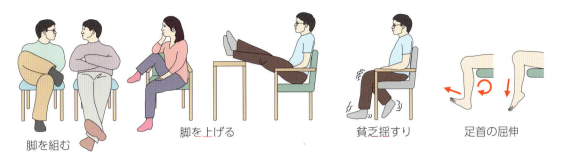

図1-4-2　静脈還流を促す姿勢

る。しかし，これらは静脈血を心臓に戻りやすくしている可能性が強い。映画などで，脚の長い外国人がよく脚を机に投げ出しているのは生活習慣だけの問題ではなさそうである。我々日本人は短くてよかったともいえる。

● 文 献
1) 平井正文, 他：むくみ体質をあきらめない. メディカルトリビューン, 2010, p65.

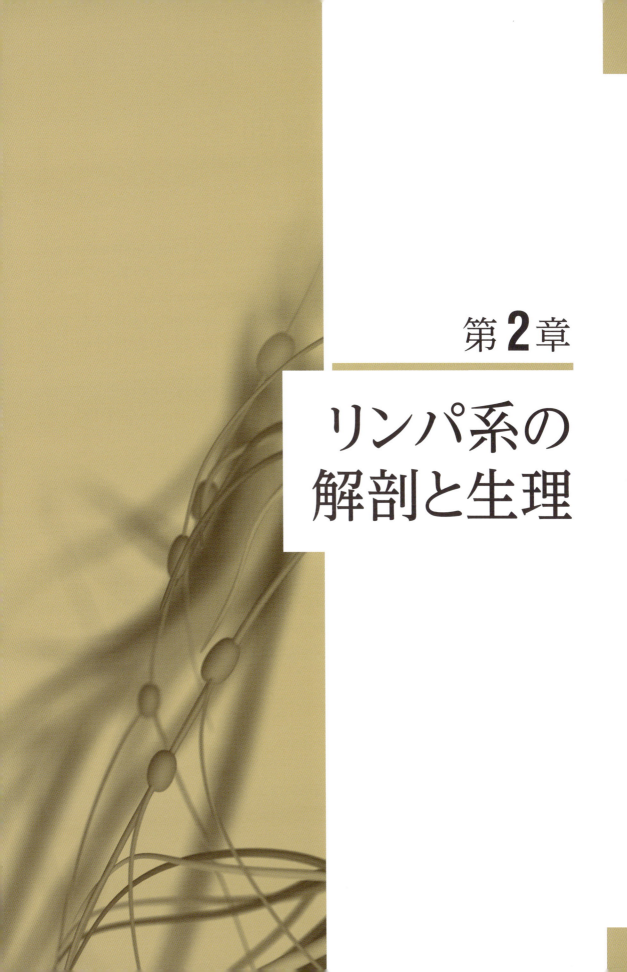

第2章

リンパ系の解剖と生理

# 1 リンパ系の解剖

　通常，脈管系は心臓から動脈，毛細血管，静脈を経て心臓に戻る閉鎖回路である。ここで，リンパ系は毛細血管領域で，ほぼ静脈と並走して心臓へ向かう。一般的には，心臓と動静脈系が重要であるとされ，リンパ系の存在は無視されがちである。つまりリンパ浮腫は，通常は重要視されないリンパ系の障害による疾患である。このようなリンパ系がどのような仕組みでリンパ浮腫を発症させるのか理解するために，本章ではその解剖と生理について概説する。

　リンパ系は，リンパ管，リンパ節，胸管などの器官の総称である。リンパ系の機能の本質は，既に述べた通り，血管外組織の環境を一定に維持すべく調整役として働くことである。リンパ浮腫の発症は皮下組織内の水分や蛋白の調整の障害であるといえる（☞図1-1-6，p.9）。

　リンパ管の働きの基本は，組織間隙にある不要な物質を，その場から排除することである。その働きが不十分で，過剰な水分を処理しきれないといわゆる浮腫となり，脂肪が処理しきれないと肥満，同じく蛋白ではリンパ浮腫，細菌では蜂窩織炎，がん細胞が処理しきれないとがんの転移となる。細菌やがん細胞に対する処理機能は免疫機能として知られている。蛋白は主にアルブミン（分子量69,000程度の高分子物質）で，通常では血漿中の濃度は4.0～4.5g/dLほどであるが，血管外組織への栄養などの供給および老廃物などの運搬・処理にも関与する（☞図1-2-6，p.15）。すなわち，リンパ系の働きはその対象によって様々な側面で語られ，以下に挙げるものなどが知られている。

　＜リンパ系の主な機能＞
　①リンパ，ウイルス，細菌の通過路
　②リンパ球の産生
　③抗体産生および細胞性免疫による全体防衛
　④食作用（細網内皮系）
　⑤微小血管からの漏出液を血管系に還す
　⑥腸管からの脂質や脂溶性物質の吸収

リンパ系は身体各部の毛細血管領域から盲端として始まり，頸静脈から血液循環に合流する。毛細血管領域では血管外（組織間質）に漏出した水分や栄養を含んだ物質などが細胞に取り込まれ，老廃物は静脈系やリンパ管系から回収される。ここでリンパ管内を流れる体液成分を「リンパ」もしくは「リンパ液」と呼ぶ。リンパ管に入る前の組織間質内の体液も「リンパ」と呼ばれることがあるが，厳密には「組織間液」もしくは「組織液（tissue fluid）」である。体液は血管内では血漿，組織間質では組織間液（組織液），リンパ管内ではリンパと名称が変わり，その成分も微妙に変化することになる。

## リンパ系の構造

基本的に，体下部からのすべてのリンパ（全体の約3/4）は，左上肢や左胸部，左頭部からのリンパ液とともに胸管に流れ込み，ついで左内頸静脈と左鎖骨下静脈の接合部に注ぎ込む。腸で吸収された脂肪分も乳糜槽（にゅうびそう）を経て胸管に流れ込む。リンパは通常，淡黄色の透明な液であるが，脂肪の吸収が盛んになると白濁し「乳糜」と呼ばれる。

右半身の上肢，頸部，頭部，肺の大部分からのリンパ液は右リンパ本幹に入り，右鎖骨下静脈と右内頸静脈の接合部で静脈に注ぎ込む（**図2-1-1**）[1]。

主なリンパ幹としては，①左右頸リンパ本幹，②左右鎖骨下リンパ本幹，③左右気管支縦隔リンパ本幹，④右リンパ本幹，⑤腸リンパ本幹，⑥左右腰リンパ本幹，⑦胸管がある（**図2-1-2**）[2]。

リンパ系は，全身の末梢組織に網の目状に広がる毛細リンパ管（lymphatic

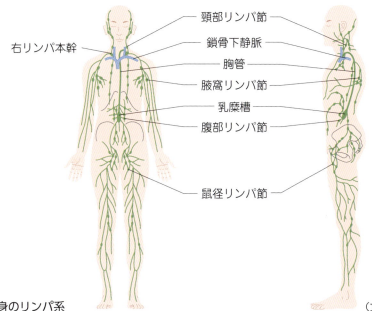

**図2-1-1　全身のリンパ系**　　　　　　　　　　　　　　　　　　　　　　（文献1をもとに作成）

capillary）から盲端として始まる．ここでは動静脈から漏出した組織液を吸収し，その走行はほぼ静脈に併走し，前集合リンパ管，集合リンパ管（collecting duct）やリンパ主幹部（胸管と右リンパ本幹）を経て，体循環系である静脈へ還る．毛細リンパ管や微小リンパ管系には一般的に弁は存在しないとされ，管壁は低分子水溶性物質に対して透過性を有しているため，リンパ管内の水分を減らすことにより蛋白濃度を濃縮することができ，その調節システムとしての役割を果たしている．集合リンパ管やリンパ主幹部にはところどころにリンパ節が存在する．

### 表在リンパ系と深部リンパ系

リンパ系は，体幹部では，表在リンパ系と深部リンパ系にわけられる（**図2-1-2**）[2]．表在リンパ系は全身に無数に分布しており，分水嶺（体域区分線，胸・腹部および正中の境界）により体幹部を大きく上下左右の4区域にわけられ，腕からの液を含む胸

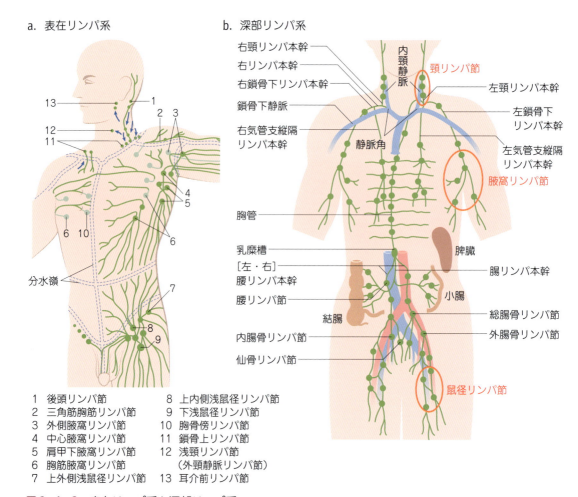

**図2-1-2 表在リンパ系と深部リンパ系**

（a：文献2をもとに作成）

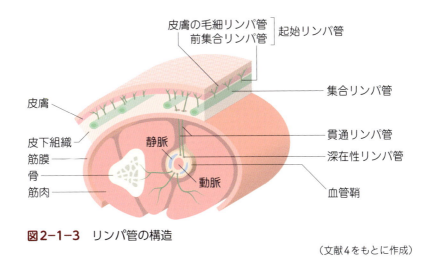

図2-1-3 リンパ管の構造

(文献4をもとに作成)

部の液は各々左右腋窩へ，脚と外陰部からの液を含む腹部の液は各々左右鼠径のリンパ節に向かい，そこから深部リンパ系に流入し，最終的に頸部で静脈に合流する[3]。

これらのリンパ系の関係はわかりにくいが，表在リンパ系と深部リンパ系のうち，深部リンパ系は胸腹腔内のリンパ系，表在リンパ系はそれ以外のリンパ系を指す。すなわち腕や脚には深部リンパ系はなく，表在リンパ系は，胸腹部では皮膚表面であり，さらに，腕や脚の皮膚や皮下組織の浅い部分(筋膜上)と筋肉・関節や神経などの深い部分(筋膜下)にわけて各々「浅在性リンパ系」と「深在性リンパ系」と呼ばれる(**図2-1-3**)[4]。

## リンパ系の走行

上肢のリンパ管は，動脈や深部静脈に伴行する深在性リンパ管，皮下組織内に存在する浅在性リンパ管からなる。腋窩リンパ節は20〜40個のリンパ節群から構成され，上肢の深在性リンパ管や乳房および臍以上の体幹部の皮膚リンパ管が注いでいる(**図2-1-4，表2-1-1**)。経路としては，①尺側皮静脈に伴行する浅集合リンパ管が腋窩リンパ節に接続する経路，②橈側皮静脈に沿う浅集合リンパ管が三角胸筋リンパ節を介して鎖骨下に至る経路，③尺側皮静脈に沿う浅集合リンパ管が肘リンパ節を介して深在性リンパ系に至る経路，④主要動脈と伴行する深在性リンパ系の経路，の4系統がある[5]。

殿部・下肢の皮膚と皮下組織，前腹壁と外陰部からの表在リンパ管は，浅鼠径リンパ節に入る(**図2-1-5**)。浅鼠径リンパ節は皮下組織に約10個あり，上内側・上外側・下内側・下外側の4群に区分され，大半は外腸骨リンパ節へ，一部は深鼠径リンパ節(最大のものをRosenmüllerリンパ節という)を経て，外腸骨リンパ節へ向かう[6]。

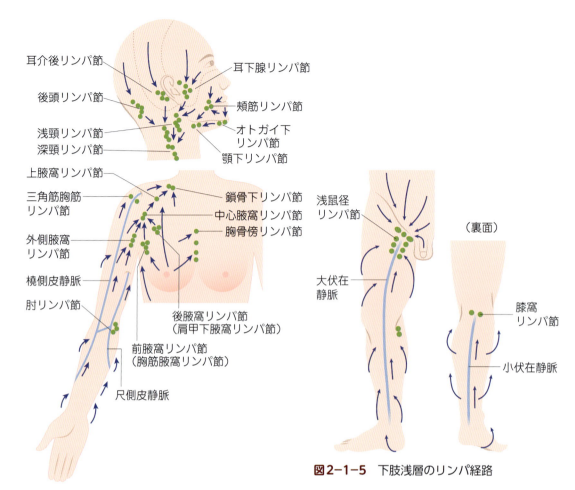

**図2-1-4** 頭部および上肢・乳房のリンパ経路

**図2-1-5** 下肢浅層のリンパ経路

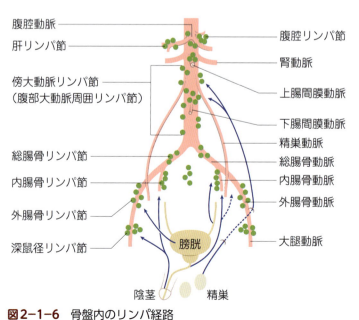

**図2-1-6** 骨盤内のリンパ経路

**表2-1-1　腋窩リンパ節のレベル区分**

| レベルI<br>（下腋窩グループ：小胸筋外縁より外側のリンパ節） | ・胸筋腋窩リンパ節<br>・肩甲下腋窩リンパ節<br>・外側腋窩リンパ節<br>・乳腺傍リンパ節 |
|---|---|
| レベルII<br>（中腋窩グループ：小胸筋の後ろまたは大胸筋と小胸筋の間のリンパ節） | ・胸筋間腋窩リンパ節<br>・中心腋窩リンパ節 |
| レベルIII<br>（上腋窩グループ：鎖骨下の小胸筋内縁より内側のリンパ節） | ・上腋窩リンパ節 |

　下肢のリンパ系は，深在系は膝窩静脈，大腿静脈に沿って走行し，膝窩と鼠径部で浅在系に交通し，そのまま大・小伏在静脈に沿って走行する。大伏在静脈に沿って走行する前内側束は直接深鼠径リンパ節に入り，小伏在静脈に伴走する後外側束は膝窩リンパ節に入る。経路としては，①大伏在静脈と並走する浅集合リンパ管が浅鼠径リンパ節に接続する経路，②小伏在静脈と伴行する浅集合リンパ管が膝窩リンパ節を介して深在性リンパ節に至る経路，③主要動脈に伴行する深在性リンパ系の経路，の3系統がある[5)7)]。

　腹部リンパ節は**図2-1-6**の通りである。腸骨リンパ節群は総・内・外腸骨リンパ節にわけられ，さらに外腸骨リンパ節において外腸骨動脈周囲のリンパ節群は外側・中間・内側の3群に，内腸骨リンパ節において内腸骨動脈本幹に沿うリンパ節群は前群と後群にわけられる。総腸骨リンパ節も外側・中間・内側の3群にわけられる。ついで傍大動脈リンパ節（腹部大動脈周囲リンパ節）から，乳糜槽を起始部とする胸管に移行する[6)]。

## 毛細リンパ管

　毛細リンパ管は毛細血管領域に存在するリンパ管の起始部であり，起始リンパ管ともいう。多くの場合盲端で始まり，一般的には毛細血管よりはるかに太く，直径15〜75μmとされるが不規則[8)]で，内皮細胞1層からなる扁平な嚢状構造であり，一般的に平滑筋や弁をもたないことが多い（**図2-1-7**[9)]，**2-1-8**[10)]，**表2-1-2**[11)]）。毛細リンパ管外壁には繋留フィラメント（anchoring filament）（**図2-1-9**）[12)13)]と呼ばれる細い線維が存在し，細胞外基質のコラーゲン線維と結ぶことによって毛細リンパ管を固定し，内腔が虚脱しないよう働いている[14)]。毛細血管領域では，その内腔は比較的広く，大きな物質を取り込むのに有利である。組織間隙の組織間液を取り込み，前集合リンパ管（直径75〜150μm）へ移送する（**図2-1-10**）。

　前集合リンパ管の先のリンパ管は集合リンパ管（直径100〜200μm）と呼ばれ，弁（多くは二尖弁）が存在し，特に下肢などの大きなリンパ管では内膜・中膜・外膜の

### MEMO　各学会によるリンパ節に関する用語の違い

日本産科婦人科学会などによる『子宮頸癌取扱い規約』と，日本癌治療学会による『日本癌治療学会リンパ節規約』の，リンパ節に関する用語の比較[15)16)]と，『子宮頸癌取扱い規約』に示された，子宮頸がん治療に関係するリンパ節の名称と解剖学的指標[15)]を紹介する。

**用語比較表**

| 日本産科婦人科学会<br>(『子宮頸癌取扱い規約（改訂第3版）』2012)* | 日本癌治療学会<br>(『日本癌治療学会リンパ節規約』2002<br>ではリンパ節の番号付けを廃止） |
|---|---|
| ①　傍大動脈リンパ節（腹部大動脈周囲リンパ節，para-aortic nodes）<br>（腹部大動脈および下大静脈に沿うもの） | 腹部大動脈周囲リンパ節<br>（左腎静脈下縁から下腸間膜動脈根部まで） |
| ①−1群　高位傍大動脈リンパ節<br>①−2群　低位傍大動脈リンパ節 | 腹部大動脈周囲リンパ節<br>（下腸間膜動脈根部から大動脈分岐部の高さまで） |
| （該当なし） | 大動脈分岐部リンパ節 |
| ②　総腸骨リンパ節（common iliac nodes） | 総腸骨リンパ節 |
| ③　外腸骨リンパ節（external iliac nodes） | 外腸骨リンパ節 |
| ④　鼠径上リンパ節（suprainguinal nodes）<br>〔大腿上リンパ節（suprafemoral nodes）〕 | 大腿上リンパ節 |
| ⑤　内腸骨リンパ節（internal iliac nodes） | 内腸骨リンパ節 |
| ⑥　閉鎖リンパ節（obturator nodes） | 閉鎖リンパ節 |
| ⑦　仙骨リンパ節（sacral nodes） | 正中仙骨リンパ節，外側仙骨リンパ節 |
| ⑧　基靱帯リンパ節（parametrial nodes） | 基靱帯リンパ節 |
| ⑨　鼠径リンパ節（inguinal nodes） | 鼠径リンパ節 |

＊子宮頸がんの所属リンパ節は，基靱帯・閉鎖・外腸骨・内腸骨・総腸骨・仙骨リンパ節である。鼠径上リンパ節は含めない。

（文献15, 16をもとに作成）

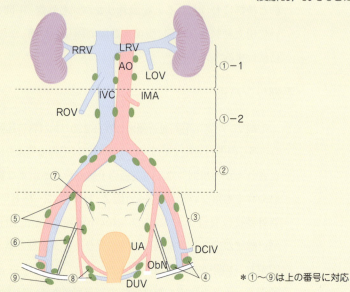

AO：腹部大動脈(abdominal aorta)
IVC：下大静脈(inferior vena cava)
IMA：下腸間膜動脈(inferior mesenteric artery)
DCIV：深腸骨回旋静脈(deep circumflex iliac vein)
ObN：閉鎖神経(obturator nerve)
UA：子宮動脈(uterine artery)
DUV：深子宮静脈(deep uterine vein)

＊①～⑨は上の番号に対応

**子宮頸がん治療に関係するリンパ節の名称と解剖学的指標**

（文献15より引用改変）

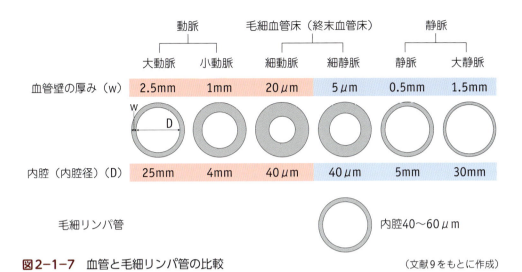

**図2-1-7** 血管と毛細リンパ管の比較

(文献9をもとに作成)

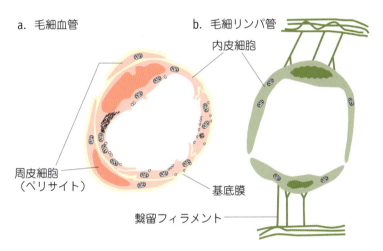

**図2-1-8** 毛細血管と毛細リンパ管
毛細血管内皮細胞は厚い基底膜に取り囲まれ，さらに周皮細胞という壁細胞にも取り囲まれている(a)。一方，毛細リンパ管内皮細胞は基底膜にも，壁細胞にも取り囲まれていない。リンパ管内腔を保つため，周囲の組織から線維性の構造物（繋留フィラメント）により引っ張られている(b)。

(文献10より転載)

3層構造（直径40μm以上から外膜が存在する）[17]となっており，「筋型リンパ管」[18]である。弾力線維や平滑筋細胞も存在し，動脈拍動，筋収縮，隣接組織の動きや胸腔内陰圧による吸引力など，リンパ管の受動的運動や能動的運動に好都合な構造となっている。この弁と弁との間の1つの区切りをリンパ管単位（lymphangion：リンパ分節）と呼び，集合リンパ管では1～5mmと非常に密に存在し[5]，胸管では日本人成人で平均約13個の弁がみられる[6)19]（**図2-1-11**）[12]。本書本文中で「リンパ管」と表現している場合，通常は「集合リンパ管」を指す。

**表2-1-2** 毛細リンパ管と毛細血管の微細構造の比較

|  | 毛細リンパ管 | 毛細血管 |
| --- | --- | --- |
| 太さ（直径） | 不揃い | 均一 |
| 管腔（断面） | 不規則 | 類円形 |
| 構築（網目） | 粗（0.1～2mm） | 密（10～50μm） |
| 内皮細胞の形（細胞境界） | 柏の葉状（波状） | 紡錘形（直線状） |
| 細胞間接合 | 接着帯 | 閉鎖帯 |
| 辺縁ヒダ | なし | あり |
| 飲小胞の数 | 中等度 | 豊富 |
| 小孔（窓）の数 | なし | 豊富（内分泌型） |
| Weibel-Paladeの小体 | あり | あり |
| 基底板 | 未発達, 不連続 | 発達, 連続 |
| 繋留フィラメント | あり | なし |

（文献11より引用改変）

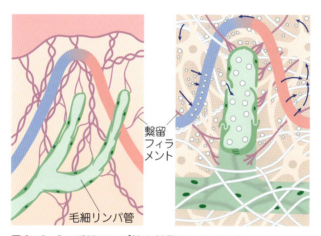

**図2-1-9** 毛細リンパ管と繋留フィラメント

毛細リンパ管は，幅0.1μm程度の開口部が内皮細胞間に存在し，隣接する両形質膜が数μmにわたって平行に斜走し，オーバーラップを形成している。繋留フィラメントの働きにより外方に引っ張られると，オーバーラップ部分が開かれるようになり，直径10μm程度の粒子まで通過させることができる。

（文献12，13をもとに作成）

## リンパ節

　リンパ節はリンパ管の走行途中に存在する濾過装置であり，特異的免疫応答機構を担う器官（Tリンパ球およびBリンパ球を含む）である。圧平された球状～ソラマメ型の径約2～30mmの実質性臓器であり[20]，全身に約800個存在するとされる[21]。輸入リンパ管からリンパ節に至り，輸出リンパ管から次のリンパ節などに向かう。リンパ節内は外側から皮質，傍皮質，髄質にわけられる。また，臓器単位の所属リンパ節と，それらをいくつかまとめて受ける領域リンパ節にわけられる（**図2-1-12**）。

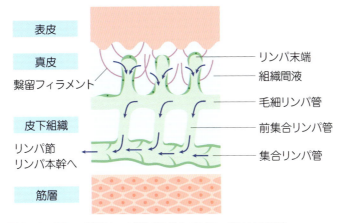

**図 2-1-10** 毛細リンパ管（正常な皮膚における状態）

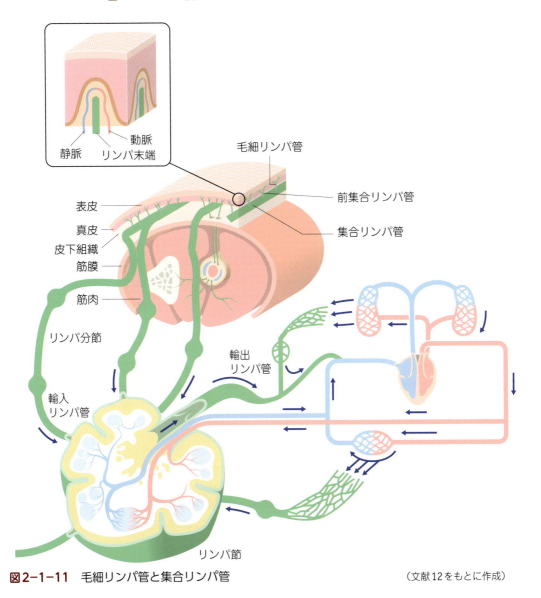

**図 2-1-11** 毛細リンパ管と集合リンパ管

（文献12をもとに作成）

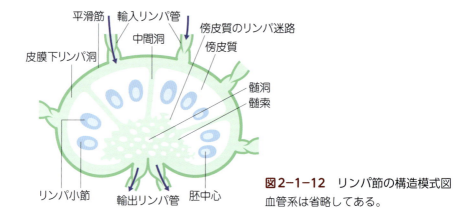

**図2-1-12** リンパ節の構造模式図
血管系は省略してある。

## ●文 献

1) Guyton AC, et al：Dynamics and control of the body fluids. Circulatoryphysiology II. W. B. Saunders Company, 1975, p126.
2) Földi M, et al：Földi's Textbook of Lymphology. Elsevier, Urban & Fischer, 2006, p15, p116.
3) Wittlinger H, et al：Textbook of Dr. Vodder's Manual Lymph Drainage. Vol.1 Basic Course. 6th ed. HAUG, 1998, p51-8.
4) Kubik S, et al：Anatomy of the Lymphatic System. Földi M, et al, ed：Földi's Textbook of Lymphology. Elsevier, Urban & Fischer, 2006, p16.
5) 須網博夫：マクロ所見（四肢リンパ解剖）．リンパ浮腫のすべて．光嶋　勲，編著．永井書店，2011，p19-27.
6) 佐藤達夫：骨盤のリンパ系と胸管．リンパ浮腫のすべて．光嶋　勲，編著．永井書店，2011，p5-18.
7) 坂井建雄，他監訳：プロメテウス解剖学アトラス．解剖学総論／運動器系．医学書院，2008，p312.
8) Casley-Smith JR：The efficiencies of the initial lymphatics. Lymphologie. 1978；2(1)：24-9.
9) 坂井建雄，他監訳：プロメテウス解剖学アトラス—頸部／胸部／腹部・骨盤部．医学書院，2008，p46.
10) 三浦直行：遺伝性リンパ浮腫の発症機構とその治療法．実験医．2008；26(6)：868-74.
11) 加藤征治：リンパの科学．講談社，2013，p87.
12) Földi M, et al：Physiology and pathophysiology of the Lymphatic System. Földi's Textbook of Lymphology. Elsevier, Urban & Fischer, 2006, p190.
13) Kubik S, et al：Anatomy of the Lymphatic System. Földi M, et al, ed：Földi's Textbook of Lymphology. Elsevier, Urban & Fischer, 2006, p18.
14) 大谷　修：リンパ循環系の微細構造．リンパ浮腫のすべて．光嶋　勲，編著．永井書店，2011，p28-33.
15) 日本産科婦人科学会，他編：子宮頸癌取扱い規約．改訂第3版．金原出版，2012，p9-11.
16) 日本癌治療学会，編：日本癌治療学会リンパ節規約．金原出版，2002.
17) 大谷　修：リンパ管の形態と機能．リンパ管—形態・機能・発生．大谷　修，他編．西村書店，1997，p1-9.
18) 加藤征治：リンパの科学．講談社，2013，p86.
19) 向井良太：日本人における胸管の解剖学的研究．慈恵医大誌．1984；99：767-87.
20) 金子丑之助：日本人体解剖学．第3巻．南山堂，1968.
21) 大谷　修，他編：リンパ管—形態・機能・発生．西村書店，1997，p286.
22) 山本一彦，他：人体の正常構造と機能 7　血液・免疫・内分泌．改訂第3版．日本医事新報社，2017，p35.
23) 加藤征治：リンパの科学．講談社，2013.

# COLUMN

**特異的免疫応答機構**

　特異的免疫応答機構とは，一次（中枢性）リンパ器官としての胸腺（Tリンパ球の分化），骨髄（Bリンパ球の分化）において免疫細胞が産生され，成熟および分化の後，二次リンパ器官（リンパ節など）において免疫応答細胞となり，抗原提示やリンパ球増殖，抗体産生などが行われる一連のメカニズムをいう[22)23)]。

　リンパ浮腫における蜂窩織炎の場合で考えると，感染局所で抗原提示細胞は抗原（細菌）を取り込み，近くのリンパ節に流れ込んで抗原提示を行う。リンパ節内ではナイーブT細胞が分化・増殖してエフェクターT細胞（ヘルパーT細胞またはキラーT細胞）となり，輸出リンパ管から体循環へ入り，感染局所に向かうことになる。

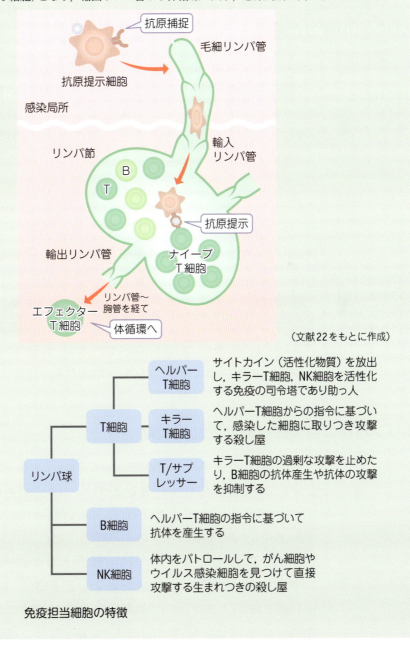

（文献22をもとに作成）

免疫担当細胞の特徴

# 2 リンパ系の生理

## リンパの産生と輸送

　リンパ(リンパ液)が体を1周するには約12時間を要する。その大部分は毛細血管から漏出し組織間液となりリンパ管へ流れ込む。毛細リンパ管への液の移動には繋留フィラメントが大きな役割を担う。すなわち，毛細リンパ管内皮細胞外表面に付着する繋留フィラメントは周囲組織により固定されており，組織間液量が増加すると繋留フィラメントは外方に引っ張られ，毛細リンパ管内皮細胞間隙が開くようになり，その結果，組織間液はリンパ管内に流れ込む。すなわち，組織間液が増加(浮腫が発生)すると，リンパ管の動きは活発化する(☞ 図2-1-8～2-1-10，p.49～51)。いったんリンパ管内に入った液(リンパ)は，主に周囲の外力(呼吸運動，筋肉収縮，消化管運動，動脈拍動など)や集合リンパ管の平滑筋自発性収縮などによって中枢へ運ばれる。

　筋肉活動時，四肢からのリンパ流は4～20倍に増加する。リンパ流が増加する上で大きな部分を占めているのは，筋肉収縮時の筋肉の毛細血管内圧や毛細血管壁からの濾過量の増加である。また呼吸は，胸管や腹部，胸部のほかの大きなリンパ管のリンパを動かすのに大きく影響していると考えられる。

## リンパ管の自発性収縮と受動的収縮

　リンパ管には交感神経および副交感神経が分布しており，リンパ管は自発性に収縮しうることが知られている(図2-2-1)[1]。リンパ管内皮の酵素蛋白ecNOS (endothelial constitutive NO synthase)で産生されたNOが集合リンパ管の平滑筋に作用し弛緩させる[2]。ヒトのリンパ管の自発性収縮は下肢で4～5回/分，胸管で1～4回/分である[3]。しかし，リンパ管の大部分は受動的収縮によって動き，リンパ液を中枢へと移送している(図2-2-2[2]，2-2-3[4])。ほとんどの大きなリンパ管は動脈に隣接して走行し，その拍動がリンパ流を促進するといわれるが，正常安静時のヒトにおいては動脈拍動の存在にもかかわらず，リンパ流はきわめて少なく，一

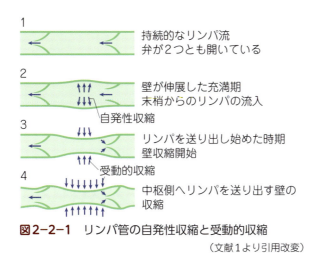

**図2-2-1** リンパ管の自発性収縮と受動的収縮

（文献1より引用改変）

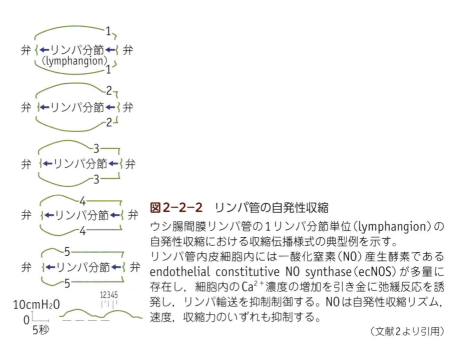

**図2-2-2** リンパ管の自発性収縮
ウシ腸間膜リンパ管の1リンパ分節単位（lymphangion）の自発性収縮における収縮伝播様式の典型例を示す。
リンパ管内皮細胞内には一酸化窒素（NO）産生酵素である endothelial constitutive NO synthase（ecNOS）が多量に存在し，細胞内の $Ca^{2+}$ 濃度の増加を引き金に弛緩反応を誘発し，リンパ輸送を抑制制御する。NOは自発性収縮リズム，速度，収縮力のいずれも抑制する。

（文献2より引用）

方で運動によって10〜20倍ほどになる。このことから，骨格筋による影響のほうが動脈拍動よりはるかに重要であることがわかる。

## 浮腫液はどこを，どう流れ落ちるのか

浮腫液は立つと体下部に落ちるが，この浮腫液はどこを流れ落ちるか，を考えてみる。

下肢の横断面は**図3-4-4**（☞p.87）の通りであるが，リンパ浮腫では皮下組織の

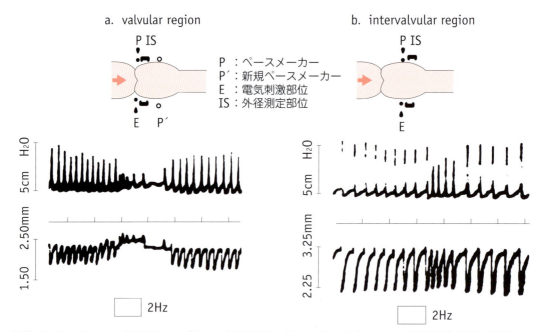

**図2-2-3** 摘出ウシ腸間膜リンパ管の自発性収縮に対する壁に内在する交感神経節後線維の影響
a：リンパ弁直上部に歩調取り部を有する蠕動運動様自発性収縮は，交感神経刺激により歩調取り部がリンパ分節中央部に移動し，振り子運動様収縮に変化する。
b：振り子運動様自発性収縮に交感神経刺激を行うと，その振り子運動様収縮頻度が増加する。

（文献4より引用改変）

弾力線維が挫滅し線維化している。健常者の皮下にアイソトープで標識した蛋白（RISA）を注入すると，蛋白はリンパ系により排除され，約24時間で放射能活性が半減する（図2-2-4，健常者）。しかしながら，リンパ浮腫ではその時間は延長しており，かつ，周囲にびまん性に拡散している（図2-2-4，リンパ浮腫患者）。すなわち，健常者では蛋白はリンパ管が皮下組織内から排除し，リンパ浮腫ではリンパ管の排除能低下のため挫滅しルーズになった皮下組織内で拡散し，さらには重力に従って流れ落ちることになる[5]。

同部位にRISA（$^{99m}$Tc-HSA）を皮下注射し鼠径部で放射能活性を観察するよう設定し，足首部で静脈圧を測定しながらティルティングボードを立ち上げていくと，リンパ流は静脈圧が35mmHgほどで活発化しはじめ（図2-2-5）[6]，温熱では約37.6℃で活発化する（図2-2-6）[7]。また，図2-2-4bにおいて心臓性浮腫，ネフローゼ症候群に注目すると，浮腫液がある場合のほうがリンパ流が活発化していることがわかる[5,8]。

足首屈伸によってもリンパ流は活発化するが，一方リンパ浮腫では足首屈伸によっても活発化しない（図2-2-7）[9]。すなわち，リンパ流は脚を動かしたり，温めたりすると活発化するばかりでなく，注目すべきはむくむと活発化することである。

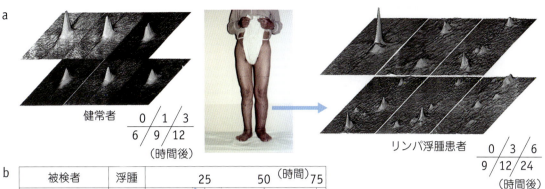

**図2-2-4** RISAの組織クリアランス
a：RISA組織クリアランス：RIで標識された血清アルブミンを用いた組織クリアランス法。リンパ浮腫患者では，周囲にびまん性に拡散している。
b：皮下に注入したRISA（RIで標識した血清アルブミン）の半減期（単位：時間）。

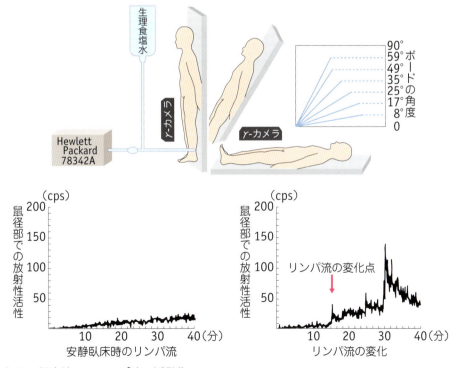

**図2-2-5** 起立位でのリンパ流の活発化
安静臥床時には活発なリンパ流はみられないが，ティルティングボードで徐々に起立位にすると，リンパ流に変化が生じる（リンパ流は静脈圧が約35mmHgほどで活発化する）。 （文献6より引用）

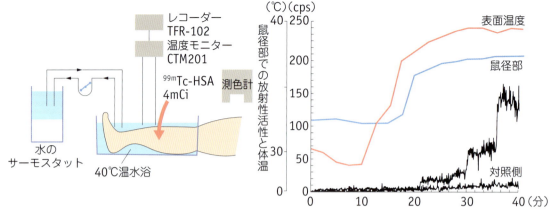

**図2-2-6 温熱によるリンパ流の活発化**
下腿を温浴にて温めると，表面温度約37.6℃，深部温度約36.3℃でリンパ流が活発化する。

（文献7より引用）

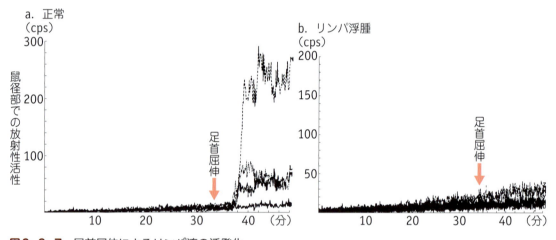

**図2-2-7 足首屈伸によるリンパ流の活発化**
足首付近に $^{99m}$Tc-HSA を注入し鼠径部でカウントすると，正常では足首屈伸によりリンパ流が活発化する (a)。一方，リンパ浮腫では足首屈伸によっても活発化していない (b)。

（文献9より引用改変）

## リンパ管を活発化させるにはどうしたらよいか

　前述の通り，リンパ管は筋肉など周囲組織のリズミカルな動き（リンパドレナージや弾性ストッキングのマッサージ効果もこの中に含まれる），静脈圧や皮下組織圧の上昇および温熱などによって活発化する。したがって日常生活では，①よく歩く（手足の静脈・リンパ流の活発化），②快活にしゃべり，笑う（顔のリンパ流の活発化），③適度な快い刺激，④規則正しい生活（過労，ストレス，体の冷えを避ける），⑤体を鍛える（皮膚の緊張度を高め，皮下組織圧を高める，筋肉の静脈ポンプ機能などを高める），などがリンパ流を活発化させることになる。

## COLUMN

**間質液とリンパ流**

間質液圧とリンパ流量の関係[10]および間質液量と圧の関係[11]を図に示す。

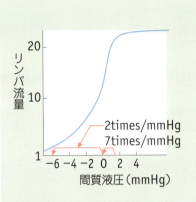

**間質液圧とリンパ流量の関係**

間質液圧が上昇するとリンパ流量も増加してくるが，ある一定量まで達すると（リンパ流量は）頭打ちになる。

（文献10より引用）

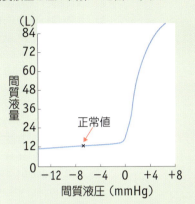

**間質液量と圧の関係**

間質液圧が上昇してきても間質液量は一定のままだが，リンパ流量が頭打ちになると，間質液量は一気に増加する。

（文献11より引用）

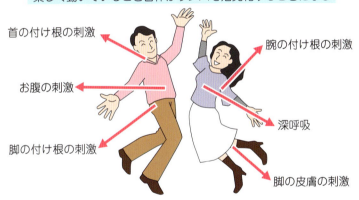

図2-2-8　日常生活でリンパを活性化させる動き

　このように考えると，リンパはリンパドレナージ（マッサージ）をしないと動かないのではなく，日常生活の中で活発化できることがわかる（**図2-2-8**）。これをさらにより効率的に活発化させるのが運動療法であるともいえる。

● 文 献

1) 大橋俊夫, 監, 北村 薫, 編著：リンパ浮腫全書. へるす出版, 2010, p15.
2) 大橋俊夫：リンパ管の生理. リンパ浮腫のすべて. 光嶋 勲, 編著. 永井書店, 2011, p34-9.
3) 加藤征治：リンパの科学. 講談社, 2013, p87.
4) Ohhashi T, et al:Current topics of physiology and pharmacology in the lymphatic system. Pharmacol Ther. 2005;105(2):165-88.
5) 関 清：外科に必要なリンパ循環・リンパ浮腫の基礎. 外科. 1972;34(6):552-6.
6) 中村良一：下肢リンパ流と下肢静水圧の関係について. 脈管学. 1989;29(3):189-93.
7) 武安宣明：下肢リンパ流に対する温熱負荷の影響. 脈管学. 1987;27(9):635-43.
8) 渡部純郎, 他：うっ血性心不全患者における下しリンパ流の検討. 脈管学. 1985;25(8):605-12.
9) 新井 功, 他：浮腫形成時のヒトの下肢リンパ流について. 脈管学. 1983;23(6):489-96.
10) Guyton AC, et al:Dynamics and control of the body fluids. Circulatory physiology II. W. B. Saunders, 1975, p125-40 (p136).
11) Guyton AC, et al:Human Physiology and Mechanisms of Disease. 3rd ed. W. B. Saunders, 1982, p240.

第 3 章

# リンパ浮腫の
# 診断と検査, 合併症

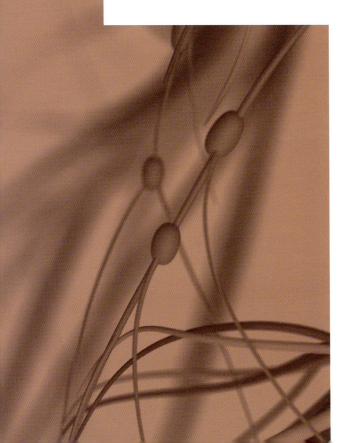

# 1 病態・疫学・分類

　リンパ浮腫はマイナーな疾患であり，臨床的にリンパ管自体を検査する方法がほとんどないためもあって誤診されることが多いが，誤った診断のもとに治療がなされると，患者には大変な負担となる．正確な診断がきわめて重要である．正確な診断のために必要となるリンパ浮腫の基本的な病態・疫学・分類について以下に解説する．

## リンパ浮腫とは

　リンパ浮腫とは，リンパ管やリンパ節の先天性の発育不全，または二次性の圧迫，狭窄，閉塞などによって起こるリンパ流の阻害と減少のために，組織間隙内からリンパ管への蛋白（特にアルブミン）の処理能が低下し，組織間隙に高蛋白性の組織間液が貯留，そのために組織や臓器の腫脹を生じた病態である．蛋白の組織内貯留のため，しだいに組織細胞の変性，線維化や脂肪蓄積も加わり皮膚は徐々に硬くなる．多くは上肢や下肢に発症するが，胸部や腹部も一部含むことが多い．多くは片側性であり，時に両側に現れることもあるが，初期，軽度の場合を除いて必ず左右差がある（図3-1-1）．頻度としては，上下肢とも左側に多い傾向にある．先天性のものを含めた原因不明の一次性（原発性）と，明らかな原因のある二次性（続発性）にわかれるが，後者がほとんどを占める．二次性などで中枢側の集合リンパ管の流れが阻害され

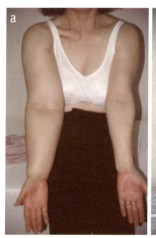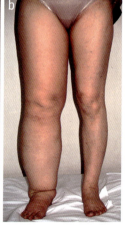

**図3-1-1　リンパ浮腫**
上肢のリンパ浮腫（a）と下肢のリンパ浮腫（b）の例．初期や軽度の場合を除き必ず左右差がある．

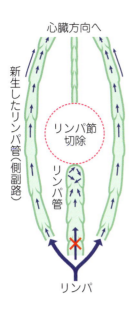

**図3-1-2　リンパ節郭清後のリンパ管の新生**
リンパ節の郭清後には，バイパス（側副路）が新生されるが，その機能は当然ながら低下する。

た結果，毛細リンパ管方向へリンパ（リンパ液）が逆流する現象を皮膚逆流（dermal backflow）という[1]。

## リンパ浮腫の病態

　リンパ浮腫は，臨床的には子宮がん，卵巣がんや乳がんの術後に圧倒的に多く，片方の脚や腕に発症することが多い。基本的に皮膚色の変化，疼痛などはない。鼠径や腋窩部周辺のリンパ節を切除するためにリンパ流が阻害され浮腫が起こる。基本的に，リンパ節郭清が行われた場合，リンパ系機能は必ず障害されている。郭清後にはバイパス（側副路）ができ，多くの場合そのバイパスによって機能が代償されるためリンパ浮腫を発症しないが，バイパスの機能が不十分であると，むくむことになる（図3-1-2）。

　また，発症は術直後のこともあるが10数年経ってからのこともあり，長く経ったからといってリンパ浮腫になる可能性がなくなることはない。リンパ浮腫というとかなり太くなった状態をイメージするが，最近は術直後，ほんのわずかの浮腫を訴えて来院する人が多い。このような初期，軽度の浮腫は，リンパ節切除部位周辺から始まる。交通事故で自動車が渋滞するときに事故現場から渋滞が始まるのと同様である。

　婦人科がん術後の下肢では，鼠径周辺の大腿内側や下腹部から始まる。ついで，浮腫は起立に伴い下方に落ち，膝上からさらに下腿，足先まで及び，いわゆる一般的に知られている「リンパ浮腫の脚」となる。

　乳がん術後の上肢では，本来，腋窩周辺から浮腫が始まる。そのため肩や腋そして上腕に浮腫が発症するが，上腕などのたるみと思ってしまい気づきにくい。ついで前

> **COLUMN**
>
> **リンパ管発生と新生**[2]
>
> リンパ管の発生は静脈からの分化であるが，リンパ節切除後のリンパ管新生は過形成が主体である．すなわち，リンパ管発生においては，胎児期に静脈から分化したリンパ管内皮細胞が増殖・遊走してリンパ嚢を形成する．リンパ嚢は融合や分岐などの過程を経てリンパ管網を形成する．他方，すでにあるリンパ管からのリンパ管新生は，発芽または過形成によって起こる．
>
>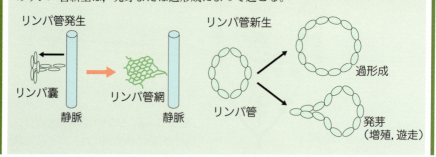

腕から手のほうに落ちてくるが，人間の生活は肘をついていることが多いため，前腕や上腕の肘周囲，特に内側に溜まる．多くの患者はこの段階で気づく．

このように，婦人科がんや乳がん，男性では前立腺がんなどの術後で，何気なく片方の腕や脚に浮腫をみる場合はリンパ浮腫を疑う．

原因不明な一次性（先天性）リンパ浮腫もある．一次性では生まれながらにしてリンパ管機能の低下があることになるが，そこに外傷などの誘因が加わり発症する．最近は遺伝子との関係も論じられている．多くの場合足先から発症するが，鼠径などほかの部位からの発症もありうる．

リンパ浮腫の病態は，蛋白を含んだ浮腫液が皮下に貯留するために皮下組織が変性していくことが重要な点であり，そのため，一般の浮腫と異なり，いったん腫脹すると非可逆的に増大・変性し続け，ついには「象皮病」と呼ばれる状態に至る．

### 左右差が生じる理由（推察）

不思議なことに，両側のリンパ節を切除している場合においても，リンパ浮腫では初期，軽度の時期を除いて必ず左右差がある．術後リンパ浮腫は鼠径部から始まると考えた場合，恥骨部あたりに左右均等に浮腫が出はじめるはずである．ところが，リンパ浮腫では必ず左右差が出てきて，左右均等に浮腫がとどまることはきわめて初期だけである．徐々に一方に寄ってくる．たとえば左側に寄ってくると，浮腫は左大腿内側に出てくる．その際，なぜか右側の浮腫が軽くなることが多い．さらに進行し，左下肢全体に浮腫が出ると，右下肢はほとんど浮腫がない状態となり，むしろ以前より細くなることも多い．稀に経過中に左右が逆転することもある．もし，このような機序が働いていなかったら，術後の下肢のリンパ浮腫は全例で両側性のはずである．

しかし，実際にはほとんどが片側性である。

このようなことを実感している患者は多い。既存の成書にこのような記載はないし，多くの医療従事者にはほとんど同意を得られないかもしれないが，ほぼ間違いない。「もとはもっと太かったので，もとの太さがあればそんなに左右差は感じられなかったはず」と患者は嘆く。一方が太くなればもう一方は細くなるという何らかの機序が働いているものと思われる。したがって，たとえば右下肢のリンパ浮腫の患者が，経過中に左側にも浮腫が出てきたとしても，基本的にそれほど悪化することはないので，たとえば右下肢に使用していた古い弾性ストッキングを着用すれば当面は対応できることが多い。したがって，筆者は，まだ発症していない健側に手術などの積極的な治療はあえて不要と感じている。不必要に両側を強力に圧迫治療などすることは患者の負担になる。

このように左右差が生じる理由はわからないが，筆者は以下のように推察している。

手術により両側のリンパ節が切除されると基本的に両下肢にリンパ浮腫が発症する。しかし何らかのバランスの崩れが生じるなどして片側に浮腫が偏ってくると，前述のように浮腫側のリンパ管機能は活発化する。この活発化は浮腫発症側のみではなく左右が合流する後腹膜から胸管部まで及ぶとすると，その影響は発症していない側

## COLUMN

### リンパ節郭清を行った患者への説明

筆者はリンパ節郭清を行っている患者には，「本来のリンパ系機能を100とすると60くらいしかない状態」と話している（図3-1-2）。テストの点数のように，60点でも合格ではあるがギリギリでの合格である。多くの場合，60もあれば間に合うが，何らかの悪影響でリンパ系機能が60を切ったり，もしくは60では処理しきれない間質液が発生してしまうとむくむと考えるとわかりやすい。保存的治療とはこの60の機能を最大限生かし，あわよくばもう一息，62点とか65点にする方法である。外科的治療であるリンパ管細静脈吻合術（☞p.180）は，そのバイパスを隣接する静脈につなぎバイパス能力の改善を図る方法で，65点以上にしたいという試みであろうが，当然ながら本来の100に戻るわけではないことには留意すべきである。

道路にたとえて説明することも多い。路地から出てきた自動車（皮下組織液，浮腫液）は国道（リンパ管）を通って，高速道路の入口（腋窩や鼠径部のリンパ節）から高速道路に入って心臓に向かう，と考える。高速道路の入口で事故（リンパ節切除）が起こると，その場から自動車の渋滞が始まる。しかし，じっと待っていることはなく，市街地，山道や海岸線など一般道〔バイパス（側副路）〕を通って先に進む。しかし，高速道路を通る場合（100）と違って，どうしてもその流れは悪く（60），軽く渋滞気味（浮腫）になっても不思議はない。そして，よく見たら近くにやたら太い道路があるのでつないでしまおう，というのがリンパ管細静脈吻合術である。

のリンパ管の活発化をも促す可能性がある。もともとの浮腫発症側の浮腫はそれでも完全には解消されず残ってしまうが，もともと浮腫のない側はリンパの流れがよくなり結果的にむしろ細くなってしまうのではないか，と考えている。渋滞している道路の交通整理をしたら，そのおかげで渋滞していない周辺の道路の流れもよくなってしまうような考えである。

肥満の患者では，おそらく脂肪によるリンパ管系への圧迫などの影響が大きいため両側に浮腫が出ることも多いが，それでも必ず左右差がある。たとえば左脚は鼠径・大腿部，右脚は足首などのように非対称となる。逆に，両側対称的な浮腫がみられる場合には，低蛋白性浮腫などほかの疾患を考える。

## リンパ浮腫の疫学（頻度）

リンパ浮腫は婦人科がんの術後に発症することが多いため，高齢女性に圧倒的に多い。原因疾患は子宮がんが70％弱を占め，また，上肢と下肢の比率は，1998（平成10）年までは上肢が13.2％であったが，2003（平成15）年では31.5％と増加しており，乳がん患者の増加などが影響しているものと思われる[3]。乳がんの年齢調整死亡率，年齢調整罹患率は，ともに現在も一貫して増加傾向にある（図3-1-3）[4]。また，子宮がんは近年若年女性に増加している[5]。30歳代が子宮頸がん発症のピーク（出生数/子宮頸がん罹患率）[5,6]なので，下肢のリンパ浮腫は比較的若い女性にもよくみられる。

約40年間の筆者の統計では，リンパ浮腫患者11,001名（女性10,462名，男性539名）のうち，下肢のリンパ浮腫は6,295名（右下肢2,416名，左下肢3,083名，他）で，その主な原因は子宮がんが約4,416名，卵巣がんが827名，上肢のリンパ浮腫は4,374名（右上肢2,136名，左上肢2,238名）で，ほとんど（4,404名）が乳がん術後の発症であった。

上山[3]は，厚生省（当時）「国民統計（平成9年）」の乳がん死亡者8,393人（日本乳癌学会），子宮がん死亡者5,008人（子宮がん研究会）の記録より，乳がんの年間手術数は1万5,000～2万例，子宮がん年間手術数は2万～3万例と推測し，発生率を25％とすると，乳がんにおける上肢リンパ浮腫患者は1年間に3,750～5,000人，同様に，子宮がんでも25％とすると，年間5,000～7,500人のリンパ浮腫患者が発生していると推測している。さらに現存のがん術後患者の生存年数を勘案して，上肢リンパ浮腫患者は3万～5万人，下肢リンパ浮腫患者は5万～7万人いると推測している。

参考までに，乳がん手術の術式の動向を図3-1-4に示す。近年では乳房温存療法が主流となっており，リンパ浮腫発生の減少が期待される。

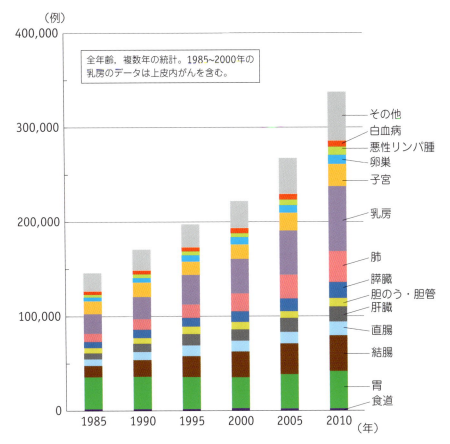

**図3-1-3** 日本における女性の部位別がん罹患数の推移
がんの罹患数は1985年以降増加し続けている。2010年のがん罹患数は1985年の約2.5倍である。

(文献4より引用)

## リンパ浮腫の病因と分類

　リンパ浮腫においては，一次性か二次性か，また段階によって症状が異なってくる。前述の通り，がん術後やがんのリンパ節転移などによって生じるリンパ浮腫は後者（二次性）に当たる。

### 一次性リンパ浮腫

　一次性（原発性，特発性）リンパ浮腫（primary lymphedema, idiopathic lymphedema）は，先天性（生後2年以内に発症），早発性（35歳以前に発症），遅発性（35歳以後に発症）に分類される（**表3-1-1**）[7)8)]。

### 先天性リンパ浮腫（図3-1-5）

　リンパ浮腫－重複睫毛症（*FOXC2*），貧毛症－リンパ浮腫－毛細血管拡張症

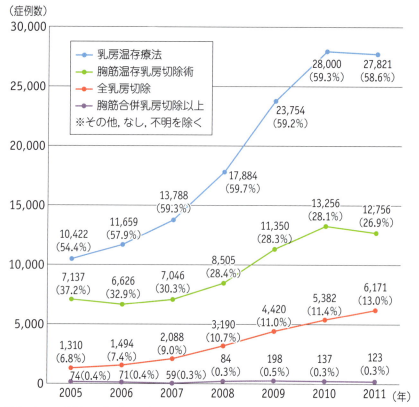

**図3-1-4** 近年の乳がん手術術式の動向

（日本乳癌学会「全国乳がん患者登録調査」の各年次結果より筆者作成）

**表3-1-1** 一次性リンパ浮腫の分類

| |
|---|
| 1）先天性：生まれつき，または生後2年以内に発症 |
| 2）早発性　precox：35歳以前に発症<br>　　　　　　　　　　一次性のほとんどを占める |
| 3）遅発性　tarda　：35歳以後に発症<br>　　　　　　　　　　二次性の影響も否定しきれない<br>　　　　　　　　　　　　　　　（Allen 1934, Kinmonth 1957）|
| リンパ管の形態的分類　　1）無形性<br>　　　　　　　　　　　　2）低形成<br>　　　　　　　　　　　　3）過形成 |

（文献7, 8をもとに作成）

(*SOX18*)[1]，ミルロイ（Milroy）病（*VEGFR-3*），などで遺伝子の変異が知られているが，その他，ターナー（Turner）症候群やクラインフェルター（Klinefelter）症候群，ダウン（Down）症候群，ヌーナン（Noonan）症候群，メージュ（Meige）症候群，黄色爪症候群などの先天異常に伴う特殊なタイプのものもある（**図3-1-6**）。

　乳糜逆流症（chylous reflux）は胸管の閉塞などによって腹水を伴い，一次性リン

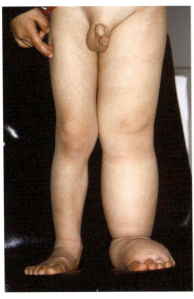
図3-1-5　先天性左下肢リンパ浮腫

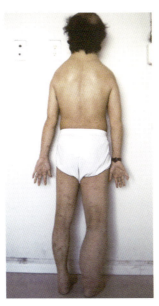
図3-1-6　ヌーナン症候群に伴う右下肢リンパ浮腫

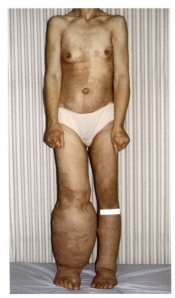
図3-1-7　クリッペル-トレノーニー-ウェーバー症候群に伴う右下肢リンパ浮腫

パ浮腫に合併することがある。クリッペル-トレノーニー-ウェーバー(Klippel-Trénaunay-Weber)症候群*では，静脈瘤と骨などの異常を伴う(図3-1-7)。

**早発性リンパ浮腫および遅発性リンパ浮腫**

　先天性リンパ浮腫以外の一次性リンパ浮腫は，35歳の前後で早発性リンパ浮腫(lymphedema precox)と遅発性リンパ浮腫(lymphedema tarda)に区別される。一般に片側の全下肢または両側(約50％)の下肢の下部に生じるが，稀にはより狭い範囲に生じることもある。通常は緩徐に発症するが，蜂窩織炎を契機に急に発症することもある。

　早発性リンパ浮腫は思春期から20歳代前半頃に足背～足首から発症し，患肢全体に及ぶことが多く，特に思春期前後に，脚の長めの人に発症することが多い。経験的に，足をくじくなどの既往がある場合が圧倒的に多い。クラシックバレエなどで思い切り開脚したなどのケースもある。その意味では，厳密には「外傷性(二次性)リンパ浮腫」ということになるが，もともと比較的脚の長い人に多いと考えると，もとの素質も影響している可能性が強い。くじいた場合の受傷部位は足首付近であり，その意味で足先から浮腫が始まるが，開脚が契機となった場合などでは鼠径周辺から始まる

---

\*　クリッペル-トレノーニー症候群は皮膚の血管性母斑，同部の骨肥大，静脈瘤を，パークス-ウェーバー(Parkes-Weber)症候群は前二者と動静脈瘻を示すもので，クリッペル-トレノーニーウェーバー症候群はこれらの総称である。血管腫・血管奇形診療の国際学会(International Society for the Study of Vascular Anomalies：ISSVA)が提唱しているISSVA分類において，complex-combined vascular malformationsに分類される。

こともある。筆者は長い脚にある細いリンパ管が，足先や鼠径の部分で急に長軸方向に引っ張られたために，リンパ管が外力の加わった部分から損傷しはじめるようなイメージをもっている。単に印象であるが，リンパ管は縦方向の急激な力に弱いのではないかと感じてしまう。この損傷の影響は徐々に上方または下方に伸び，浮腫は患肢全体に広がりうるが，体幹内のリンパ管は正常である[9]（**図3-1-8**）。

## 二次性リンパ浮腫

二次性（続発性）リンパ浮腫（secondary lymphedema）は，何らかの後天的な原因でリンパ管が障害されむくみが生じるもので，がん手術に伴うリンパ節切除後の発症が圧倒的に多い。以下に主な原因を挙げる。

### 悪性腫瘍のリンパ管およびリンパ節への転移

後腹膜腫瘍，特に悪性リンパ腫が原因になりやすいとされる。乳糜腹水（脂肪成分の多い腹水）を伴うことが多い。

### がん手術に伴うリンパ節郭清

子宮頸がん・体がんや前立腺がん，乳がんなどの術後に各々下肢，上肢に発症し，二次性リンパ浮腫のほとんどを占める。ただし，腕や脚の付け根付近のリンパ節切除に伴って発症するのであって，たとえば胃がん，膵がん，肺がんなどの術後には基本的に発症しない。

### リンパ管炎

リンパ管炎（lymphangitis）とは，外傷などで体内に侵入した細菌や真菌がリンパ管に取り込まれ，リンパ管の走行に沿って炎症を起こしたものをいう。リンパ管に沿って赤い線状の発赤が皮膚表面に認められる。原因菌として，しばしば白癬菌（水虫菌）が挙げられるほか，一般細菌も原因となる。リンパ管内に侵入してリンパ流を阻害し，一方で細菌性二次性感染も起こして浮腫が増強する。再発によってリンパ管内に塞栓や瘢痕収縮，狭窄，閉塞を生じ，浮腫をきたし，感染を助長して悪循環を形成する。蜂窩織炎とほぼ同義語として用いられることもある（**図3-1-9**）。

### 寄生虫感染

寄生虫感染によって生じる浮腫はフィラリア症にみられる。リンパ浮腫の原因としては有名であるが頻度は高くない。年齢，性別に関係なく発症する。蚊刺により未成熟型であるミクロフィラリアが皮膚からリンパ系に侵入し，6カ月以内に成熟し，細菌感染と同様に機械的閉塞とリンパ管炎を起こす。

### 血栓性静脈炎に伴うリンパ浮腫

血栓性静脈炎が生じると，同時にリンパ浮腫も伴うことが多い（phlebolymphedema）。この場合，脚は赤紫色を呈する。

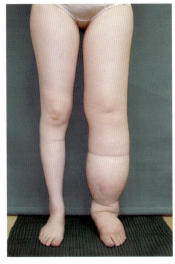

図3-1-8 一次性左下肢リンパ浮腫

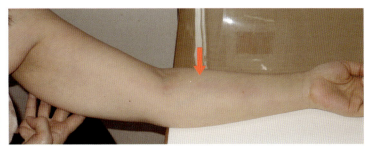

図3-1-9 リンパ管炎
リンパ管に沿って線状の発赤がみられる。

**外傷性リンパ浮腫**

　四肢軟部の損傷または結紮後にリンパ浮腫が起こることもある。本態は不明であるが，血管運動神経の反射機構の変化によって生じるともいわれる（Braeucker, 1927）。リンパ浮腫としてよいか否かも不明である。通常はしだいに回復するが，時に軽度ながら永続する場合がある。前述の一次性早発性リンパ浮腫に該当する可能性もある。

**悪性リンパ浮腫**

　悪性腫瘍の経過中にリンパ浮腫をみることは多いが，この場合は一般的なリンパ浮腫とは異なる対応が求められる。悪性腫瘍経過中のリンパ浮腫の原因としては，①がん細胞によるリンパ管・リンパ節の閉塞，②腫瘍や転移リンパ節の深部静脈圧迫・閉塞，③皮膚表層リンパ管の閉塞などが考えられる。悪性腫瘍自体がリンパ管に直接障害をもたらした場合を「悪性リンパ浮腫」ともいう。

### ●文　献

1) The diagnosis and treatment of peripheral lymphedema. 2009 Consensus Document of the Interational Society of Lymphology. Lymphology. 2009；42（2）：51-60.
2) 久保　肇：リンパ管形成を司る分子機構. 実験医. 2008；26（6）：855-61.
3) 上山武史：リンパ浮腫治療に対する社会認識の現状と今後の課題. リンパ浮腫診療の実際―現状と展望. 加藤逸夫, 監. 文光堂, 2003, p129-35.
4) 国立がん研究センター：がん情報サービス. がん登録・統計. 年次推移.
[http://ganjoho.jp/reg_stat/statistics/stat/annual.html]
5) 国立がん研究センター：がん情報サービス. がん登録・統計.
[http://ganjoho.jp/reg_stat/index.html]

6) 厚生労働省:平成24年度人口動態.母の年齢(5歳階級)別にみた年次別出生数・百分率および出生率.
[http://www.mhlw.go.jp/toukei/saikin/hw/jinkou/geppo/nengai12/dl/kekka.pdf]

7) Allen, EV:Lymphedema of the extremities—classification, etiology and differential diagnosis:A study of three-hundred cases. Arch Intern Med (Chic). 1934;54(4):606-624.

8) Kinmonth JB, et al:Primary lymphoedema;clinical and lymphangiographic studies of a series of 107 patients in which the lower limbs were affected. Br J Surg. 1957;45(189):1-9.

9) Hara H, et al:Presence of thoracic duct abnormalities in patients with primary lymphoedema of the extremities. J Plast Reconstr Aesthet Surg. 2012;65(11):e305-10.

# 2 日常臨床において疑う場合

## リンパ浮腫の症状

　リンパ浮腫の診断では，皮膚科のように，データではなく診察所見が最も重要である。
　所見として，足部，踵部および下肢または手背および上肢の腫脹が一般的である。下肢では鼠径部，下腹部，外陰部，上肢では腋窩，前胸部，背部を含むが，実際には下肢では恥骨部くらいの高さまで，上肢では肩周囲までが主な範囲になる。
　原則的に疼痛，色の変化，潰瘍および静脈のうっ滞はない。むくんでいる部位は左右を比較すると皮静脈が見えにくく，むしろ色が白い。浮腫は目に見えるために，患者自身はむくみが痛みなどの自覚症状の原因であると思いがちであるが，浮腫が原因で痛かったり動かなかったりすることはまずない。もしそうであるならば，浮腫の強い患者は常時痛みのために生活できないはずである（逆に，むくんでも自覚症状が少ないために社会的にあまり注目されないともいえる）。
　リンパ浮腫は，基本的には緩徐に発症するびまん性のむくみであるが，むくみが急速に進んだ場合の皮膚の緊満感，重圧感，しびれや，むくみに起因する静脈うっ滞のために皮膚が青紫色になってくることもある。また，夏季はモワッと軟らかく膨らみ，冬季には硬くなる傾向が強い。
　炎症（蜂窩織炎）を合併している場合は，その部位のみもしくは全体に赤味を帯びる。むくみのため皮膚色はむしろ白くなっているはずなのに，赤味～ピンク色になっている場合は明らかであるが，色が白くてもパーンと比較的重い緊満感があり，指で圧迫すると指圧痕周囲が赤くなったり（図3−2−1），圧痕部自体がくっきり赤くなる場合も炎症を疑う。炎症，特に蜂窩織炎を起こすごとに増悪することが多い。リンパ節の腫脹は通常みられないが，炎症が高度の場合にはみられることもある。

## リンパ浮腫の経過

　リンパ浮腫は一般に次のように進む（表3−2−1）。

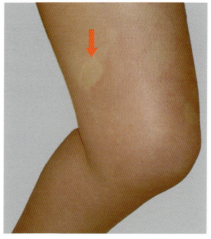

**図3-2-1** 炎症（蜂窩織炎）を疑う所見
指圧痕周囲に赤みがみられる。

**表3-2-1** 国際リンパ学会によるリンパ浮腫の重症度分類（2013年）

| stage 0 | リンパ循環不全はあるが，臨床的に症状のないもの |
|---|---|
| stage Ⅰ | 蛋白濃度の比較的高い浮腫液の早期の貯留で，患肢の挙上・安静で改善する |
| stage Ⅱ | 患肢の挙上・安静のみでは改善しない圧窩性浮腫<br>stageⅡの晩期では過度の脂肪蓄積や線維化を伴うと非圧窩性となることもある |
| stage Ⅲ | 象皮病で非圧窩性<br>皮膚の肥厚，脂肪の沈着，疣贅などの皮膚変化を認める |

### ①潜在性リンパ浮腫（stage 0）

初期には臨床的にほとんどむくみを認めず，リンパ管造影によってのみその異常が確認される時期がある。この時期は側副路が十分に働いて間に合っている時期ともいえる。きわめて微細な外傷（虫刺され，挫傷など）や感染などでむくみが顕在化することもある。

### ②可逆性リンパ浮腫（stage Ⅰ）

ついで腕や脚の腫脹に気づくようになるが，朝には軽減する。二次性リンパ浮腫では腋や脚の付け根からむくみ始めるはずであるが，手や足先のむくみから気づく場合も多い。一方，一次性リンパ浮腫では足先からむくみが上行することが多い。

このような時期が続くうちに，しだいに浮腫は強くなってくる。むくみのため太くなっても毛細血管の増生は追いつかず皮膚表面の血流は悪いので，皮膚は蒼白で冷たく感じられる。しかし，組織の硬さなどは変わらず，軟らかいままである。

### ③非可逆性リンパ浮腫（stage Ⅱ）

さらに進行すると，朝にもそれほど軽減しないようになり，晩期には皮膚も徐々に硬くなってきて指で押しても凹みにくくなる。これは，それまで組織間隙内を自由に

流れていた蛋白や脂肪が，変性し沈着して組織の一部となってしまったためと考えられる。蒼白で無痛性であることは変わらないが，皮膚は少し硬く，滑らかさや弾力を欠いてくる。この時期がいわゆる「リンパ浮腫」であり，この中に軽症，中等症，重症があると考えるとよい。

#### ④象皮病（stage Ⅲ）

stage 0～Ⅱのような状態が長く続くと，組織間隙内の蛋白は変性して線維網を形成し皮膚にまで及び，また脂肪などとともに組織化してくる。この状態は際限なく続き，腕や脚は極端に太くなり変形する。皮膚の表面も硬くなる。その様子が象の皮膚に似ているので「象皮病」といわれる。この時期には乳頭腫やリンパ小疱，リンパ漏などを合併しやすい。

リンパ浮腫は下肢や上肢のむくみとして認識されている。しかしながらその大多数を占めるがん術後のリンパ浮腫を考えると，たとえば婦人科がん術後ではリンパ節切除部位周辺から浮腫が発症するので，"脚のリンパ浮腫"ではなく"鼠径部周辺のリンパ浮腫"である。

表3-2-1の重症度分類では，stage Ⅰは浮腫が「挙上・安静で消失する」時期となっている。しかし，挙上して浮腫が消失するのは付け根より下，特に膝より下である。鼠径部は当然ながら挙上できない。また，術直後の鼠径周辺の浮腫は，挙上（もしくは臥床）しても改善はするが消失はしにくい。すなわち，一般的に用いられている重症度分類はあくまで浮腫が下腿のほうに落ちてきたあとに関するものであり，初期の鼠径部の浮腫には当てはまらない。挙上しても消失はしないが，初期の軽度の浮腫は重症度としては当然ながらstage Ⅰに分類される。

# 3 診断・鑑別診断

## リンパ浮腫の診断

### 触診による浮腫の分類

浮腫は，水分の貯留が多いために指で押すと凹む圧窩性浮腫（pitting edema）と，線維・脂肪組織が増加したため押しても圧痕が残らない非圧窩性浮腫（non-pitting edema）にわけられる．浮腫が高度になり，胸水，腹水を伴うと全身水腫（anasarca）と呼ばれる．浮腫の重症度を示す指標には厳密なものはないが，従来から使われている臨床的な分類として**表3-3-1**[1]がある．なお，浮腫は間質液が正常の30％以上（2～3L以上）に達するまでは臨床的に検知されないとされる．

### 視診・触診の要点

リンパ浮腫は，通常は既往歴と身体所見のみから大方の診断が可能である．リンパ浮腫は左右差のある，色調の変化のない（むしろ健側より白い）無痛性の腫脹で，初期では浮腫のために静脈が見えにくくなることで判断する．皮膚は徐々に硬化し，そのために皮膚をつまみにくくなる（**図3-3-1**）．特に足背第2～3趾間の皮膚をつまめない所見をシュテンマー（Stemmer）サインという（**図3-3-2**）．皮膚の硬化のため足趾が箱状となることもある．皮膚の弾力性や伸展性，湿潤度，熱感，また患肢の角化，多毛，リンパ漏，疣贅の有無などにも注意して観察する．

片側性浮腫が特徴なので，片側性浮腫の代表である静脈疾患を鑑別してはじめてリ

表3-3-1 触診による浮腫の分類

| | |
|---|---|
| 1+ | ごく軽度の浮腫 |
| 2+ | 皮膚を押すとわずかに凹む |
| 3+ | 指で押したあと，15～30秒間後に正常に戻る |
| 4+ | 四肢が正常のサイズの1.5～2倍ほど |

（文献1より引用）

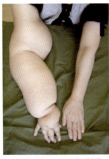
右上肢リンパ浮腫

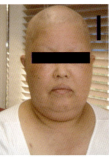
左上肢リンパ浮腫に蜂窩織炎を伴い顔面〜頭部にも浮腫をきたした例

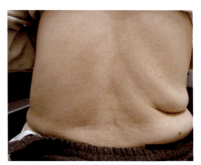
リンパ浮腫は脇腹にも生じる

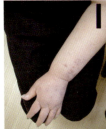
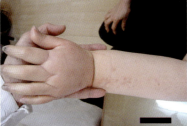
麻痺肢のため，浮腫が手の先に落ち，うっ血も伴っている例

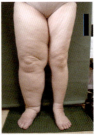
右下肢リンパ浮腫

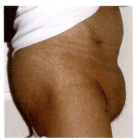
下腹部のリンパ浮腫

**図3-3-1** リンパ浮腫の症状

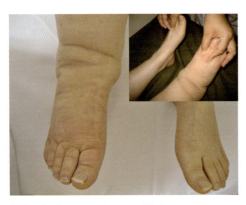

**図3-3-2** シュテンマーサイン
リンパ浮腫側では足背第2〜3趾間の皮膚をつまめない。

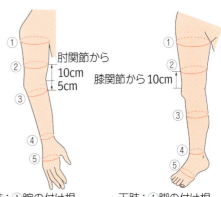

上肢：①腕の付け根
②肘関節上部10cm
③肘関節下部5cm
④手首　⑤手背部

下肢：①脚の付け根
②膝関節上部10cm
③ふくらはぎの最大径
④足首　⑤足背部

**図3-3-3** 周径測定部位

ンパ浮腫の診断が可能であるが，リンパ浮腫の診断は除外診断ではない．肥満を伴うことが多く，初期，軽度の時期を除いてほとんどの場合左右差があるので，両側で対称性の浮腫は基本的に否定される．なお，下肢では経過中に稀に左右が逆転することもある．

### 周径測定（図3-3-3）

浮腫量の測定は診断や治療の経過観察にきわめて重要であるが，正確な方法はな

く，患肢周径で代用される．したがって，周径として測定し得ない部分の浮腫量は記録できない．また，浮腫自体が多くの要因からなるので，周径イコールリンパ管機能を示すものではないことは忘れてはならない．

測定は朝起床時など，一定の時間・姿勢・部位で行う．異なった条件の値を見ることもある．巻き尺（メジャー）を用い，力は入れずに皮膚にフィットさせて測定を行う．同一人物が同じ条件で測定する場合には1cm以下の値も信頼できるデータとなりうるが，周径測定はいかに正確を期しても限界のある方法であるため，筆者は5mm単位で測定している．

術前の値があるのが理想的であるが，ない場合が多い．術前値があれば比較して同部位で1cm以上の差があると浮腫の可能性が高い[2]．左右差に関しては，臨床的に2cm以上あれば有意差と判断される[3]．

## 問診の要点

二次性リンパ浮腫では原因疾患を確定させる（上肢では乳がん，下肢では婦人科がん，直腸がん，前立腺がんなど）．

一次性リンパ浮腫のうち先天性リンパ浮腫では，発症時期，発症の始まった部位や進行の状況，遺伝性の有無などに注意して問診を行う．早発性リンパ浮腫は，比較的脚が長い若い女性で，くじきなどの外傷をきっかけに足部から発症することが多いため，既往を確認しておく．

少なくとも，がんの術後の両側性，全身性の浮腫をリンパ浮腫と診断し，安易に，次章（第4章）に述べるリンパドレナージや弾性包帯法などの治療の積極的な対象としてはならない．さらにリンパ浮腫の半数以上は炎症を伴っており，その場合も複合的理学療法の適応外となることは忘れてはならない．

## 鑑別診断

### 静脈性浮腫，低蛋白性浮腫との鑑別[4)-6)]（表1-3-2，☞p.34）

片側性と考えた場合，リンパ浮腫と静脈性浮腫（静脈血栓症による浮腫）の鑑別は重要である．すなわち，両者とも片側性であるが，リンパ浮腫は婦人科がん術後などに患肢全体に徐々に進行してくる痛みを伴わない白い浮腫（**図3-3-4a左**），静脈血栓症による浮腫は，発症後急速に進展してくる静脈怒張を伴ったうっ血性の浮腫であり，さらに慢性静脈不全では色素沈着や皮膚炎および潰瘍を伴うこともある（**図3-3-4b**）．

浮腫肢の皮膚が暗赤色を呈する場合においては，リンパ浮腫における蜂窩織炎と静

a. リンパ浮腫

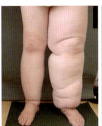
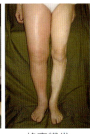

リンパ浮腫は白い　　蜂窩織炎

b. 静脈性浮腫

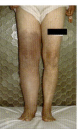
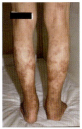

静脈血栓症　　慢性静脈不全

c. 低蛋白性浮腫

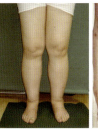
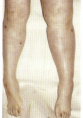

低蛋白血症では，両下肢に均等に軟らかい浮腫が出る。

**図3-3-4**　リンパ浮腫と静脈性・低蛋白性浮腫の鑑別

脈血栓症との鑑別が必要となる。リンパ浮腫における蜂窩織炎では，がんの手術の既往の確認と患肢の発赤，熱感と高熱およびCRP上昇などの所見（**図3-3-4a右**），一方の静脈血栓症ではD-ダイマーの上昇をみる。ちなみに低蛋白血症では，両下肢に対称的に白く軟らかい浮腫を呈する（**図3-3-4c**）。

"よくわからない浮腫"を除外診断のように「リンパ浮腫（特発性リンパ浮腫，突発性リンパ浮腫）」などとしてはならない。

## 術後浮腫との鑑別

リンパ浮腫の診断において，通常は，両側性もありうるので，左右差があることは重要とはされない。しかしながら，がん術後の浮腫をみた場合，リンパ浮腫との鑑別診断で最も重要なポイントは，「リンパ浮腫は必ず左右差がある」ことである。もし両側下肢に浮腫があっても，よく観察すると，片方は大腿，もう一方は下腿，のような差がある。以下，下肢の浮腫を念頭に置いて述べる[1]（**図3-3-5，3-3-6**）。

### 左右差の確認

一般的に，臨床上リンパ管機能をみる方法はない。したがって，先に述べた通り，リンパ管機能障害の結果としての浮腫量として周径をみることが一般的である。ただし，浮腫はあくまで多くの発生要因による結果であり，リンパ管機能障害のみを反映した結果でないことは忘れてはならない。浮腫の増減はリンパ管機能とイコールではない。

左右差の確認の基本は，まず視・触診である。周径測定のほか，患肢は浮腫のため皮膚色が白っぽく，また静脈が健側より見えにくいことなどに注意する。逆に患肢側に静脈怒張やうっ血がある場合は静脈性浮腫を疑う。また，発赤は蜂窩織炎（急性炎症性発症）を示し，頻度が高いので注意する。客観的な検査法としては，超音波検査が一般的で，その他，高精度体成分分析装置（インボディ®）などがあれば参考になるが，直接的にリンパ浮腫と診断する方法はリンパ管造影検査以外にはない。

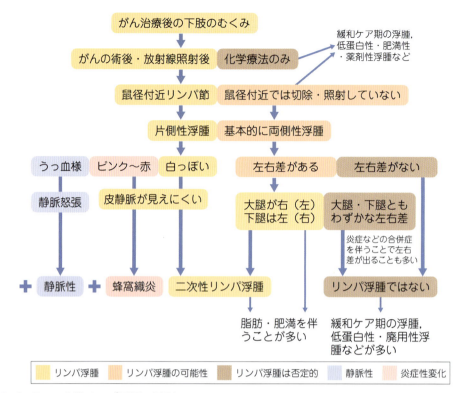

**図 3-3-5　二次性リンパ浮腫の鑑別**
術後浮腫の診断は，素直には黄色枠の流れでいくといわゆるリンパ浮腫に行きつく．肌色枠はリンパ浮腫を否定しきれないもので，一部はリンパ浮腫である場合もありうる．茶色枠はリンパ浮腫ではない．また，リンパ浮腫に加えてピンク枠は蜂窩織炎，青色枠は静脈性浮腫を合併している可能性を示す．

### 左右差がない場合

両下肢の左右差がない浮腫の場合に，低蛋白性浮腫，廃用性浮腫を考える．体重が多い場合や術後体重増加があった場合は，肥満に伴う浮腫（肥満性浮腫），抗がん薬使用中～後ではその副作用を考える．がん末期の緩和ケア主体の時期や高齢者における浮腫，廃用性浮腫はリンパ浮腫ではない（図3-3-7）．

四肢にびまん性浮腫をきたす疾患としてはほかに，腎性浮腫，肝性浮腫，心不全（心臓性浮腫），特発性浮腫，蛋白漏出性胃腸症，アレルギー性浮腫，甲状腺機能低下症（粘液水腫）などがある．

### 左右差があっても，リンパ節を切除していない場合

リンパ節を切除していない場合には，基本的に上下肢の二次性リンパ浮腫は発症しない．すなわち，二次性リンパ浮腫は上肢では腋窩部周辺，下肢では鼠径部周辺のリンパ節を切除した場合にのみ発症する．それ以外のリンパ節切除では，基本的にリンパ浮腫が発生しない．先にも述べた通り，たとえば胃がんでその関連部位のリンパ節を切除しても下肢にリンパ浮腫は基本的には発症しない．多くの場合，前述の「左右

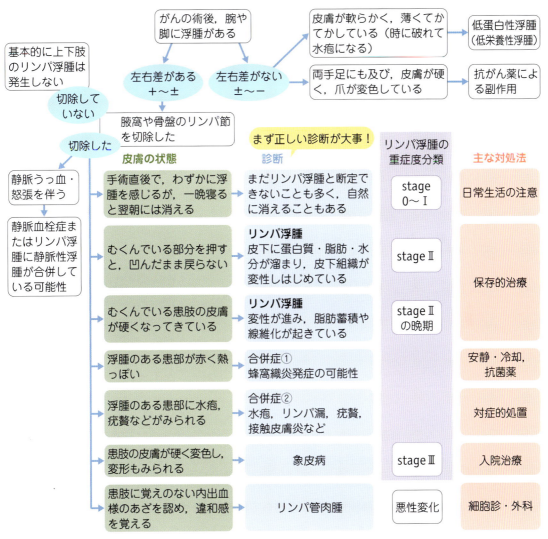

**図3-3-6　術後浮腫の診断とリンパ浮腫の重症度分類**
複合的理学療法をマニュアル通り適用できる患者は意外と少ない。同時に，医療従事者は誤った判断のもとに複合的理学療法を行わないよう十分注意する必要がある。蜂窩織炎，もしくはわずかでも炎症を伴う場合もマニュアル通り行うと悪化するか，もしくは改善をみないことが多い。

差がない場合」に該当する。ただしリンパ節転移によるリンパ浮腫などはありうるので注意が必要である。その他，手術とは関係なく，一次性リンパ浮腫，白癬菌感染後リンパ浮腫などもありうる（**図3-3-8**）。

臨床的に多いのは，「左右差がない場合」の浮腫に加え，片脚にのみ蜂窩織炎を合併した場合であろう（**図3-3-9**）。この場合，片脚のみ著明に患肢周径が増大しており，リンパ浮腫と誤診されるケースが多い。しかしながら，この場合はあくまで両側性浮腫に蜂窩織炎を合併したものであるので，リンパ浮腫とは異なり基本的には完治する。リンパ浮腫はその病態から完治しえない。

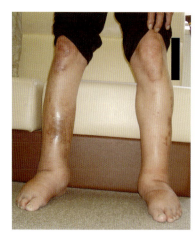

図3-3-7 低蛋白・廃用性浮腫（がん終末期などの，緩和ケア主体の時期に多くみられる浮腫）

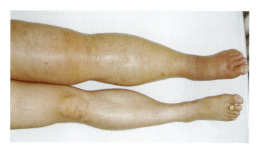

図3-3-8 白癬菌感染を契機に発症したリンパ浮腫

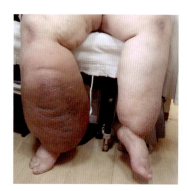

図3-3-9 肥満に蜂窩織炎を合併した例

なお，静脈血栓症，クリッペル-トレノーニー-ウェーバー症候群，リンパ浮腫経過中にみられる悪性腫瘍〔リンパ管肉腫（lymphangiosarcoma）〕には十分な注意が必要である。

### リンパ浮腫に静脈性浮腫が合併している場合

リンパ浮腫があっても，静脈怒張や静脈うっ血がある場合は静脈性浮腫の治療が優先される。たとえば，婦人科がん術後リンパ浮腫にがん転移による静脈性浮腫が合併することもある（図3-3-10）。リンパ浮腫自体による静脈の圧迫のための静脈性浮腫もあるが，この場合はリンパ浮腫を主体として治療する（図3-3-11）。

### リンパ浮腫の治療を行える病態

上記のような浮腫を除外して初めて「二次性リンパ浮腫」と診断されるが，リンパ浮腫でもstage 0（リンパ節切除後でもまだ浮腫がみられない），stage I（リンパ浮腫が発症しても一晩寝るとほぼ消失する）の時期はリンパ浮腫のいわゆる複合的理学療法の対象にはならない。また，stage III（象皮病）は入院治療の適応となる。したがって，一般的な複合的理学療法の対象はstage IIということになり，この中にリンパ浮腫の軽症，中等症，重症があると考えるとわかりやすい。また，蜂窩織炎やその他合併症を有する場合も個々の対応が中心となり，典型的な複合的理学療法の対象とはならない。

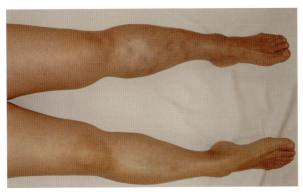

図3-3-10 リンパ浮腫に転移腫瘍性腸骨静脈圧迫による左下肢静脈性浮腫が伴った例

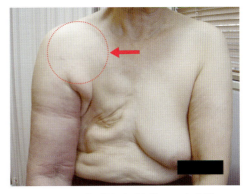

図3-3-11 静脈性浮腫を伴った右上肢リンパ浮腫（右胸壁静脈怒張を伴う）

●文 献

1) The diagnosis and treatment of peripheral lymphedema. 2009 Consensus Document of the International Society of Lymphology. Lymphology. 2009;42(2):51-60.
2) 北村 薫, 他：乳癌術後のリンパ浮腫に関する多施設実態調査と今後の課題. 脈管学. 2010;50(6):715-20.
3) 日本リンパ浮腫研究会, 編：リンパ浮腫診療ガイドライン2014年版. 金原出版, 2014.
4) 伊藤雅史：深部静脈血栓症. 新臨床内科学. 第8版. 高久史麿, 他監, 池田康夫, 他編. 医学書院, 2002. p614-6.
5) 細井 温：深部静脈血栓症. 脈管専門医のための臨床脈管学. 日本脈管学会, 編. メディカルトリビューン, 2010. p46-7.
6) Dodd H, et al：The pathology and surgery of the veins of the lower limb. Diagnosis of Varicose Veins. Churchill-Livingstone, 1956.

# 4 検査

リンパ浮腫の診断に際して行われる検査を以下に記す。

## RIリンパ管造影検査（リンパシンチグラフィ）

観血的リンパ管造影法（リンパ管に油性剤を直接注入する方法）は，施行によりリンパ浮腫が誘発もしくは増悪する可能性があるため，近年は診断目的では行われず，臨床的には放射性物質（アイソトープ）を利用した方法が用いられる。

RIリンパ管造影検査（RI-lymphography）は，手背や足背に$^{99m}$Tc（テクネチウム）標識スズコロイドもしくは$^{99m}$Tc-HSA（human serum albumin）などの放射性物質を皮下注射し，リンパ管へ取り込まれ運搬される状態を描出する画像検査である（図3-4-1）。

正常では注入部位（足首または手首付近）から1本のリンパ管像が中枢部へ向かって延び，鼠径部または腋窩でリンパ節に繋がる。二次性リンパ浮腫では所属リンパ節像の低下～消失，リンパ管像の不連続性や不明瞭化，側副路（バイパス）の発達，一次性リンパ浮腫ではアイソトープ活性の注入部位への残存と皮膚逆流（dermal backflow：DBF），主要リンパ管および所属リンパ節像の消失などがみられることが多い。二次性リンパ浮腫では，リンパ機能障害の程度によりそのDBFの分布は異なるとされ，国内では前川らによる重症度分類（前川分類）が知られている[1)-3)]（図3-4-2）[1)3)]。

## 超音波検査

リンパ浮腫の超音波検査では，10MHz弱のリニアプローブを用いる。正常では皮膚表面から約1～2mmの高輝度の表皮，真皮に続き，低輝度の皮下組織が観察できる（図3-4-3）。さらに深層には筋膜～筋肉層が判別できる。一方リンパ浮腫では，皮膚と皮下組織の境界が不鮮明となり，表皮から筋膜間に浮腫液の貯留〔水分貯留（echo-free space）〕がみられる。

リンパ浮腫の所見としてはほかに，皮膚および皮下組織の肥厚と皮下組織内コント

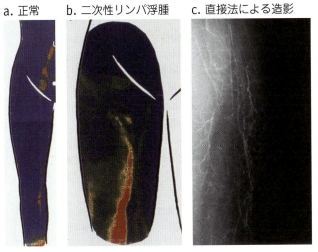

**図3-4-1** 下肢二次性リンパ浮腫のRIリンパ管造影検査
直接法による造影(c)では，バイパスは糸くずのようにびまん性に認められる。

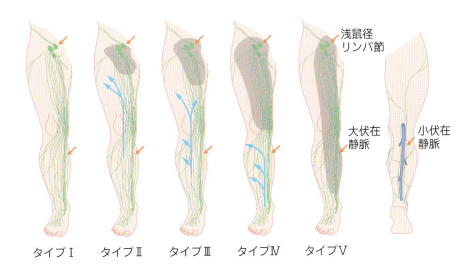

**図3-4-2** RIリンパ管造影におけるリンパ浮腫の重症度分類（前川分類：下肢）
図内の網かけ部分はリンパ機能障害を表し，青色の矢印はリンパ流を表す。重症例（タイプV）ほどリンパ機能障害の範囲が広がり，趾間に注射した$^{99m}$Tc標識ヒトアルブミンは末梢にとどまる[3]。

（文献1より引用改変）

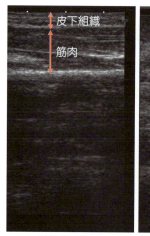
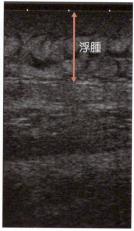

健常肢の画像　　　リンパ浮腫患肢の画像

**図3-4-3** 超音波検査

ラストの低下，線維化および断裂した線維組織像，敷石状所見，皮下組織下の高エコー帯の欠如などがみられる。軽症では浮腫液貯留，中等症では液貯留と線維化，圧窩性浮腫（重症）では線維化などを示す。囊胞の検出も容易である。

本法は静脈血栓の検出のほか，脂肪浮腫では皮下組織の均一な肥厚と高輝度ラインなどが観察できることから，リンパ浮腫との鑑別に有用な検査である。しかし，リンパ浮腫の確定診断はできない。併せてドップラー検査で静脈疾患の有無を確認するが，同時に立位での静脈怒張，皮膚色の変化も視診で確認しておくとよい[4]。

## CT検査

CT検査では，皮膚の肥厚，皮下組織層の増大，皮下組織の脂肪浸潤〔皮膚と筋層に並行してみられる柵状織（trabeculae），ハニカム（honeycomb）構造やその集合体〕などが確認できる。特にハニカム構造はリンパ浮腫に特異的な所見である。

脂肪浮腫では単に脂肪の増加をみるのみであり，また深部静脈血栓症では筋肉の肥大がみられることから，本法で鑑別が可能である[5]。

## MRI検査

MRI検査では，皮膚の肥厚とともに，皮下にハニカムパターンや網様状パターンがみられ，また線維化組織の周囲には液の貯留が認められる（図3-4-4）。静脈性浮腫では筋膜下にも液体の貯留がみられる。時に拡大した数珠状のリンパ管自体や，リンパ管閉塞の原因を知ることができる場合もある。静脈性浮腫や脂肪浮腫において得

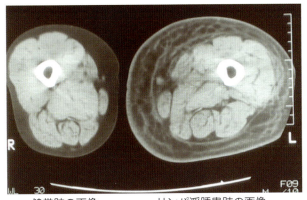
健常肢の画像　　　リンパ浮腫患肢の画像

**図3-4-4**　MRI検査

られる所見についてはCT検査と同様である。なお，MRIリンパ管造影では，深部リンパ管および胸管の描出も可能である。ただし，CTおよびMRI検査は費用面などから日常診療では手軽に施行されるものではない。

## 高精度体成分分析装置による測定

　高精度体成分分析装置（インボディ®）では，体重のほか，インピーダンス法により，体内の脂肪分，水分およびその分布を測定することができる。分布の左右差をみることは浮腫の存在および経過観察に有用である。

　また，計算式により細胞内外の水分量を得ることができる。浮腫液は細胞外液であるから，細胞外液が多ければ全身に浮腫が存在することがわかる。ただし，リンパ浮腫のために浮腫液が存在しても，よほど高度のリンパ浮腫でないと本法での細胞外液量増加としては示されないことが多い。逆に細胞外液量の増加がある場合は全身性の浮腫，特に低蛋白血症による浮腫（血液検査で確認できるとなおよい）を示すことが多いので，鑑別診断にも有用である[6]。筆者にとっては全身性浮腫との鑑別のために必須の検査である。

　**図3-4-5**に，インボディ®にて測定した分析表の例を示す。本症例では体水分量（total body water：TBF）34.6 L中，細胞内液量22.1 L，細胞外液量12.4 Lである。細胞内液：細胞外液＝2：1であるから，本来，細胞外液量は11.05 Lである。この差12.4 L － 11.05 L ＝ 1.35 Lの細胞外液量が多いことになり，これが全身の浮腫液量である。この値はインボディ®では細胞外液比ECF/TBF＝0.360（標準値0.30〜0.35）として示され，全身に過剰な水分（浮腫液）が存在することが示される。一方で，本症例は左下肢リンパ浮腫であり，右下肢5.92 Lに対し，左下肢6.83 Lで左右差を示している。すなわち患肢（左下肢）は健常肢（右下肢）の6.83/5.92＝

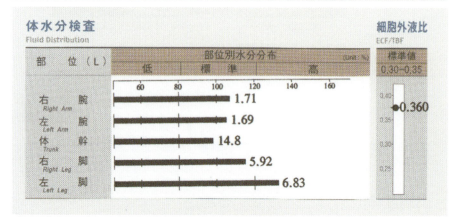

図3-4-5　インボディ®による体成分分析結果の例

1.1537倍の水分を含んでいると考えられ，本数値はきわめて信頼できる治療経過の指標となる．また，この程度の左右差では通常細胞外液比上昇は認められず，本症例においても全身性の過剰な水分は低蛋白血症によるものが主体と判断している．

## ICG蛍光リンパ管造影検査

　ICG蛍光リンパ管造影検査（Photodynamic Eye®：PDE）は，インドシアニングリーン（ICG）0.1〜0.2mLを皮下に注入し，蛋白質と結合したICGが発する蛍光を近赤外線（750nm）を照射してリアルタイムに観察することで，表在リンパ管の走行を確認する検査である．RIリンパ管造影検査と同様，正常では線状所見が観察される．リンパ流のうっ滞や逆流があると皮膚逆流所見を示すが，深部リンパ系については確認できない．RIリンパ管造影検査ではより深部のリンパ管が描出される[7]．本法を応用して，リンパ駆出圧cute meterを測定する試みも行われている[8]．

## 遺伝子検査

　前述のVEGFR-3,FOXC2といった遺伝子についての検査も最近は行われるようになった（☞p.67）。しかし，遺伝子異常とリンパ浮腫の関連性が確定しているものはまだ少ない。

## リンパ節生検

　リンパ浮腫の診断において，腫大したリンパ節の生検はほとんど有用ではない。むしろリンパ浮腫を悪化させる要因となる。
　ただし，熟練した医師による針生検やセンチネルリンパ節生検は行われることがある。

## 足関節/上腕血圧比（ABPI）

　ABPI（ancle-brachial pressure index）は，上下肢の血圧差を計測することで下肢の虚血性変化・動脈硬化の程度を評価する方法である。正常では上肢と下肢の血圧はほぼ同じ（ABPI＝1.0）であるが，下肢の動脈に狭窄や閉塞があると下肢の血圧が低下する。正常値は1.0～1.3であり，0.9以下は何らかの虚血があることを示唆する。間欠性跛行や冷感などの自覚症状の有無を確認し，ABPI値と併せて虚血性変化が疑われる場合は圧迫療法の実施に注意を要する[9]。一般臨床では，足背動脈の触知および下肢血圧測定を行い，左右差をみるとよい。

## 患肢容積測定

　浮腫量の測定には通常周径が用いられるが，正確には本来は患肢容積を測定すべきである。方法としては，水分置換法（water displacement method），Perometerによる測定[10)11)]，光学的容積測定法[12]，三次元形状計測法[13)-15)]などが試みられているが，日常臨床で使用できるような簡便な方法はない。

### ●文 献

1) Maegawa J, et al：Types of lymphoscintigraphy and indications for lymphaticovenous anastomosis. Microsurgery. 2010;30(6):437-42.
2) 松原 忍，他：リンパ浮腫の病態と治療．日医師会誌．2013;142(9):1985-8.
3) 堀 弘憲，他：リンパ浮腫の画像と評価．診断と治療．2016;104(8):1041-6.
4) Balzarini A, et al：Ultrasonography of arm edema after axillary dissection for breast cancer：a preliminary study. Lymphology. 2001;34(4):152-5.
5) Monnin-Delhom ED, et al：High resolution unenhaneed computed tomography in patients with swollen legs. Lymphology. 2002;35(3):121-8.

6) Cornish BH, et al : Early diagnosis of lymphedema using multiple frequency bioimpedance. Lymphology. 2001 ; 34(1) : 2-11.
7) 海野直樹：ICG蛍光リンパ管造影法によるリンパ浮腫評価. リンパ浮腫のすべて. 光嶋 勲, 編著. 永井書店, 2011.
8) 海野直樹, 他：インドシアニングリーン蛍光リンパ管造影を用いた四肢リンパ圧測定法の開発. リンパ学. 2010 ; 33(2) : 87-90.
9) 日本脈管学会, 編：脈管専門医のための臨床脈管学. メディカルトリビューン, 2010.
10) Juzo®：Measuring with the Perometer.
[http : http://www.juzousa.com/perometer/images/PeroTrainWorkbook.pdf]
11) 吉村周子, 他：健常者・リンパ浮腫患者におけるPerometer™を用いた下肢体積測定法の妥当性および信頼性の検討. リンパ学. 2016 ; 39(1) : 31-6.
12) Hebeda CL, et al : Lower limb volume measurements : standardization and reproducibility of an adapted optical leg volume meter. Phlebology. 1993 ; 8 : 162-6.
13) Hirai M, et al : Effect of elastic compression stockings on oedema prevention in healthy controls evaluated by a three-dimensional measurement system. Skin Res Technol. 2006 ; 12(1) : 32-5.
14) 清野幸男, 他：格子パターン投影法を用いた高精度三次元計測システムの口腔模型への応用. 日矯歯会誌. 2001 ; 60(4) : 247-55.
15) 小松原良平, 他：縞走査を導入した格子パターン投影法. 精密工学会誌. 1989 ; 55(10) : 1817-22.

# 5 合併症

　リンパ浮腫患部では免疫機能が低下することから，様々な合併症が起こりうる。基本的に皮膚は過敏になっており，皮膚の正常な構造が挫滅していくため，乾燥し，柔軟性を欠いた皮膚となる（**図3-5-1**）。これらの症状は線維芽細胞の増殖および脂肪の増生によって生じる。一方で，浮腫により腫脹した患部が互いに密着し，湿潤になる現象も起こる。浮腫による関節の機能障害や，浮腫自体の負担による運動障害もみられることがある。術後リンパ浮腫では，腹腔内もしくは胸部のリンパ管断端にリンパ嚢胞（lymphocele）ができ，リンパ浮腫の発症に影響することもある。

## 多毛症（図3-5-2）

　多毛症（hypertrichosis, hirsutism）は患肢にみられ，特に下腿部では剛毛がみられることが多い。性別に関係のない多毛化をhypertrichosis，女性のアンドロゲン誘導による男性毛をhirsutismというが，リンパ浮腫における本症の本態は不明である。

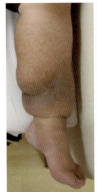
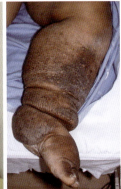
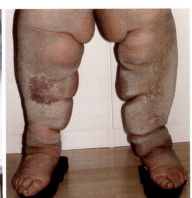

**図3-5-1**　皮膚の硬化

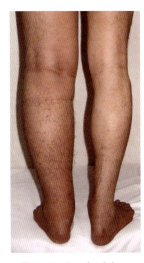

**図3-5-2**　多毛症

## 角化症（図3-5-3）

　　角化症（keratosis）は皮膚表面の線維化で，皮膚が硬くなり弾力がなくなった状態である。さらに疣贅状となったり，経過とともに色素沈着を伴うこともある。

## リンパ小疱（図3-5-4）

　　リンパ小疱（chylous cyst）は，リンパ浮腫患部の皮膚表面に発生する小さな水疱で，破れるとリンパ漏となる。真皮表層のリンパ管拡張による透明な小水疱の集簇であり，外陰部などに生じやすい。表皮が肥厚して乳頭腫（papillomatosis）状を呈することもある。

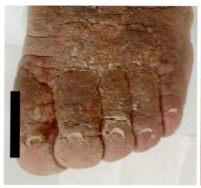
皮膚の角化と箱状を呈した足趾

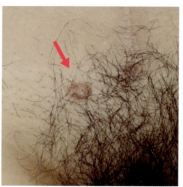
疣贅

図3-5-3　角化症

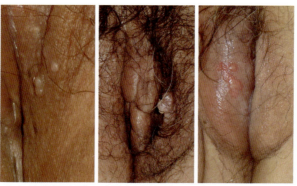
小疱（左側外陰部）　疣贅（左側外陰部）　びらん（右側外陰部）

図3-5-4　女性外陰部に多くみられる皮膚所見

## リンパ漏（図3-5-5）

　　リンパ漏（lymphorrhoea）は，皮膚からのリンパ（浮腫液）の漏出である．慢性的に浮腫が存在することにより皮膚が傷害されたり，リンパ小疱が破れたりすることが原因となって起こる．リンパ漏は蜂窩織炎の原因にもなる．

## 接触皮膚炎（図3-5-6）

　　リンパ浮腫における接触皮膚炎（contact dermatitis）は，腫脹肢が互いに接触し，かぶれやアレルギー反応を起こすものである．ひっかいて二次感染を起こす原因となる．

## 陥入爪（巻き爪）（図3-5-7）

　　リンパ浮腫では，浮腫のために爪甲が側爪郭に食い込みやすく，陥入爪（ingrown

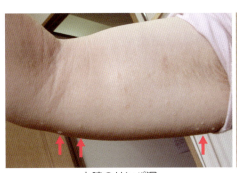
上腕のリンパ漏

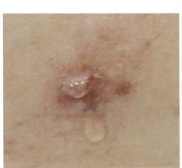
下腿のリンパ漏

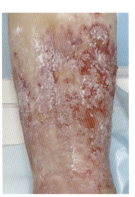
重症例

図3-5-5　リンパ漏

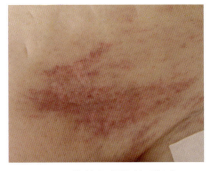
図3-5-6　接触皮膚炎（かぶれ）

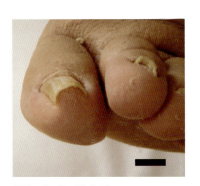
図3-5-7　陥入爪

nail）が起こりやすい．必要に応じて皮膚科受診を勧める．

## 毛嚢炎

毛嚢炎（folliculitis）は，毛孔に一致した紅斑や膿疱である．頻度は高くない．

## 急性炎症性変化（急性炎症性発症）（AIE）：蜂窩織炎，リンパ管炎，丹毒

蜂窩織炎〔phlegmone，蜂巣炎（cellulitis）〕は，細菌感染による広範な皮下組織中心の炎症である．原因菌はA群β溶血性レンサ球菌や黄色ブドウ球菌であり，リンパ管炎（lymphangitis）や丹毒（erysipelas）もほぼ同義語として用いられるが，前者はリンパ管に沿った有痛性の線状の発赤を伴う炎症（☞図3-1-9, p.71）であり，後者は真皮の炎症である．

血液検査で白血球やCRP上昇などの炎症所見を認めない場合をAIE（acute inflammatory episodes）と総称することもあり，臨床的にはきわめて多くみられる．日本語訳は「急性炎症性変化」との記載もあるが，筆者は「急性炎症性発症」のほうが適切かと考える．secondary acute inflammation（国際リンパ浮腫学会による）との表現もある．

リンパ浮腫の患部では，腫脹による皮膚の伸展，乾燥や弾力性低下などにより外傷を受けやすい状態となっており，細菌感染症などをきたしやすい．すなわち，患部の皮膚免疫機能が低下した状態である．炎症により血管壁の透過性亢進が起こり，水分が大量に組織間隙内に漏出し，浮腫は増悪する．浮腫液は菌の培養地となり炎症はさらに悪化し，悪循環に陥る．再発が多いが，一度発症したあとには患肢内に菌が残存していると考えたほうが理解しやすい[1]．

症状としては，患肢に蚊に喰われたような赤い斑点が現れるか，もしくは全体が一様に境界不鮮明な発赤を示す場合もある（図3-5-8）．発熱もしくは高熱，悪感，戦慄などを伴う場合もあり，きわめて稀に敗血症に移行することもある．持続性に全体がほんのり赤い場合も本症に含まれるものとして考えたほうが治療上よいことが多い．

## 真菌感染症（白癬，皮膚糸状菌症）（図3-5-9）

蜂窩織炎と同様に白癬菌感染もきたしやすい．足趾間は密着しているため湿潤になりやすいのが原因である．手指間にも発症することがある．また，蜂窩織炎のきっかけにもなる．

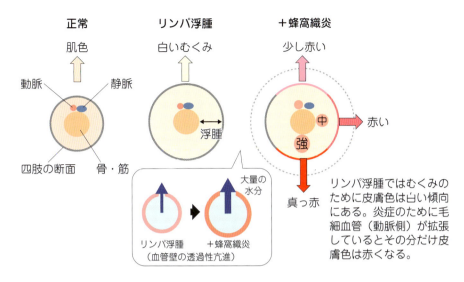

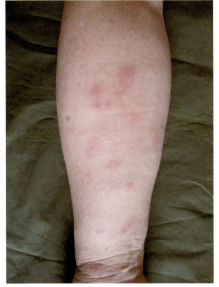
赤い斑点状の蜂窩織炎

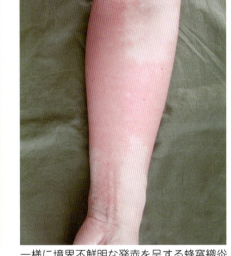
一様に境界不鮮明な発赤を呈する蜂窩織炎

**図3-5-8** 皮膚の色の考え方と蜂窩織炎の例
正常では，皮膚はいわゆる肌色である．リンパ浮腫では，浮腫のため動静脈が見えにくくなり白っぽい皮膚色となる．炎症では，毛細血管の動脈側が太くなっているため皮膚の色はその分だけ赤みを帯びる．なお静脈疾患では，静脈側のうっ血のためチアノーゼ色を呈する．

## リンパ管肉腫（図3-5-10）

　リンパ浮腫経過中にきわめて稀に悪性化し，リンパ管肉腫［lymphangiosarcoma，上肢ではスチュアート−トレーヴス（Stewart-Treves）症候群と呼ばれる］を発症することがある．この場合，リンパ浮腫患部に内出血様所見を認めることがある．自分

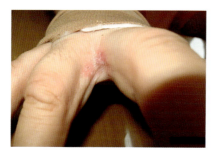

図3-5-9　指間白癬

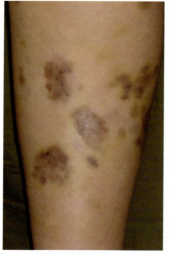
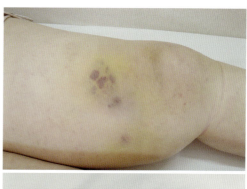
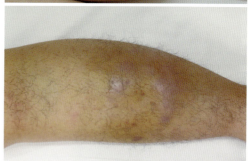

- 思い当たる原因のない内出血
- 治療抵抗性の炎症（ただし，きちんと治療した場合）
- 内出血様の所見に加えて，幾分痛み，熱感を感じる

図3-5-10　リンパ管肉腫

では打ち身などの原因は思い当たらず，局所に軽い熱感や違和感を覚えることが多い。確定診断は生検による。

なお，リンパ管肉腫を疑った場合の紹介先［皮膚科（形成外科）医］の選択は重要である*。リンパ浮腫の経過中に発症することがあると認識している医師でないと見逃しが多く，診断に生検は必須と思われる。

### ●文献
1) Twycross R, et al：Lymphoedema. CRC Press, 2000.

---

＊　筆者のクリニックは東京にあるので，東京大学形成外科教授・光嶋勲先生に紹介することが多い。

# 第4章

# リンパ浮腫の治療

# 1 概説
## ——治療の基本的な考え方

　「心臓・動脈とリンパ系」を「一国の首相と国民」にたとえて考えてみる。首相に対しては評価もできるし取り換えることもできるが，国民を個々に評価してもしかたがないし，取り換えることもできない。リンパ系も同様で，臨床的には解剖・生理学的なデータをほとんど得ることができないと考えてよい。その意味で，一般的なEBM (evidence-based medicine) にはなりえない特質を有する。しかしながら，地道に考えていくと，視診や触診などで得られた所見をもとに，意外と理論的に治療法を理解することができる。

　むくみは重力に従って下方に落ちるので，治療の基本は「寝ていること」である。寝ていれば，軽度の浮腫は解消ないし大幅に軽減する。日常生活上では，起立位で下方に落ちてくる浮腫液を落ちてこないように弾性ストッキングや弾性スリーブ（弾性着衣）で圧迫し押さえることが最も重要である。浮腫液は蛋白を含んだ濃い液であるので，強い圧で押さえ込むことが必要となる。また，浮腫液が心臓方向へより早く還ることができるように補助するのが医療用リンパドレナージ（マッサージ）である[1]。これは特殊な手技であり，一般のマッサージとは異なる。昨今ちまたで盛んな「リンパマッサージ」も，リンパ浮腫患者にそのまま行うと逆効果になるので注意が必要である。

　リンパの流れは体を動かしていると活発化するので，日常生活上の注意として適度に体を動かすことは重要である。また，横になって休んで腕や脚を上げていることができるときは，弾性着衣を着用せずに過ごすことができる。特に腕では，患肢の挙上をうまく日常生活に取り入れると弾性スリーブを着用しない生活が可能となることもある。また，リンパ機能が低下しているので，その患肢は免疫機能が低下していると考えてもよく，感染症（蜂窩織炎）を発症しやすいので，無理をしない（無理ができない）ことを注意しなくてはならない。

　リンパ浮腫診療には特殊な面があり，医師には取り組みにくいとも思われる。すなわち，リンパ浮腫の診断はほとんどが既往歴と問診によるものであり，検査も除外診断がほとんどであって，RIリンパ管造影検査以外には確定診断できる方法はほぼない。また，治療も積極的に医師が介入できるものではなく，主体は理学療法であり，そのほとんどがセルフケアである[2]。そのため医師としては学術的な面で魅力に欠

け，医療機関としては経営的に取り入れにくい。リンパ浮腫の治療自体もセルフケアが中心であり，医療者が直接関与できる部分は少ない。

## 治療に先立つ診断の重要性

　リンパ浮腫の治療は理学療法が中心ではあるが，まず治療に先立っての正しい診断が最も重要である（第3章参照）。リンパ浮腫の診断は診察が主体となるため，実臨床では安易にリンパ浮腫と診断しているケースが多くみられる。また，「リンパ浮腫治療＝マッサージ（リンパドレナージ）」とされがちであるが，これは誤りである。いったんむくんだなら弾性着衣の着用が治療の中心であり，また，リンパドレナージよりも日常生活での運動療法が重要である。運動療法はリンパドレナージと同様，リンパ管の活発化を期待できるものであるので，日常生活中における運動療法の位置づけは重要である。

　リンパ浮腫を正しく診断し，適切な治療法を指示する医師の役割は大きい。医師の誤った診断および指示により，間違った，もしくは不要な治療を強いられる患者は多く，大きな経済的，精神的な負担となっている。リンパ浮腫の患者は意外に多く，生命には関係しなくともそのQOLに大きな影響を与えている。

## 上げるか押さえるか ──"圧"と重症度分類

　リンパ浮腫の重症度分類および保存的治療＝複合的理学療法を，改めて"圧"の面から考えてみる。

　二次性リンパ浮腫では，浮腫はリンパ節切除部位（腕では腋，脚では鼠径）周辺からむくみ始め，重力に従って下方に落ちる。そのため患者は，以前は肘や膝より下がむくみ始めてから受診し，リンパ浮腫と診断された。しかし，最近はリンパ浮腫が知られてきたため，腕や脚の付け根付近がむくみ始めた段階で受診されるケースが多くなっている。ところが，いわゆるリンパ浮腫の重症度分類は肘や膝より下がむくんできた場合を想定している（☞**表3-2-1**，p.74）。すなわち，stage Ⅰの「上げれば（寝ていると）消える」浮腫は主に肘や膝以下の浮腫であり，腕や脚の付け根周辺の浮腫にはあまり有効ではなく，むしろ，腕や脚を上げるとむくみは腋や鼠径周辺に溜まってしまう。むくみはどこにでも動く。リンパ浮腫が知られてきたことはよいことであるが，一律に「腕や脚を上げる」のはむくみ始めの浮腫には逆効果であり，誤りである（**図4-1-1**）。

　一方で，弾性着衣（弾性スリーブ・ストッキング）も「上げる」のと同じように圧をかけるものである。リンパ浮腫で，"むくみ始め"の時期を過ぎて肘や膝より先がむく

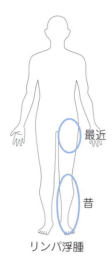

図4-1-1 リンパ浮腫患者の今昔

むようになったなら，「上げる」かもしくは「押さえる（弾性着衣）」かの圧が必須である。いったんむくんだ場合，本当は寝ている（腕や脚を上げている）のが一番よい。しかし，日常生活上それは不可能なので，どうしても立ち上がる。そのときは，重力で浮腫が下方に落ちてこないように必ず押さえ（弾性着衣）なくてはならない。すなわち，いったんむくんだ場合の治療の大原則は弾性着衣の着用であり，これは必須である。

## 「上げる」圧の効果

この上げるか押さえるかの圧を考えた場合，「上げる（安静臥床）」圧はstage Ⅰでは浮腫が消失することでもわかるように，少ない浮腫にはきわめて有効である。stage Ⅱで浮腫が増えた場合にも上げる効果はあるが，浮腫が増強するにつれて皮膚も硬くなってくることから，その効果の程度は少ない。そのため，時にstage Ⅱでは上げても効果がない，とされるがそのようなことはない。一定程度の効果は必ずある。このstage Ⅱの中に，いわゆるリンパ浮腫の軽症，中等症，重症があると考えるとよいが，当然ながら，軽症ほど上げる効果は強い。stage Ⅲ（象皮病）では浮腫が極端に多く，皮膚も硬く，しかも不整形のため，浮腫液も流れにくく，取れにくいと考えるとよい。それでも上げる，もしくは，安静臥床の効果はある（図4-1-2）。

## 「押さえる」圧──弾性着衣の効果

一方で，弾性着衣（弾性スリーブ・ストッキング）は，上げるのと同じ"圧"ではあるが，上げるのとは異なる点がある。図4-1-3のように，弾性着衣は浮腫が多い場合には圧迫した分だけ小さくなるが，少ない浮腫に対しては効果はみえにくい。きわ

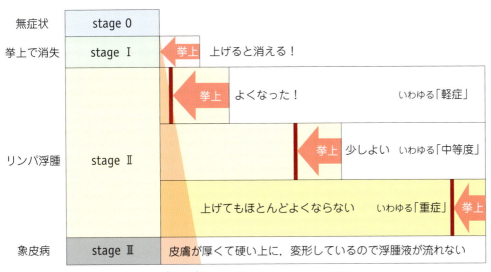

図4-1-2 リンパ浮腫の重症度分類と挙上による浮腫の軽減

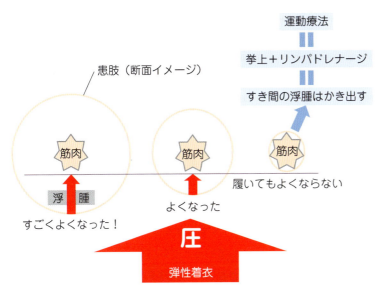

図4-1-3 弾性着衣とリンパドレナージの位置づけ
圧迫する"圧"は，多い浮腫には効果がみえやすいが，少ない浮腫には効果がみえにくい．一方，上げる"圧"は，少ない浮腫には有効だが，多い浮腫には効果はみえにくい．なお周径45〜50cm以上では弾性着衣による圧迫のみでは不十分なため，弾性包帯もしくは入院の適応となる．

浮腫があまりない場合は強く圧迫できない

a. 浮腫があまりない場合

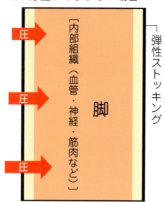

内部の動静脈・リンパ管・神経・筋肉などの組織を圧迫してしまう可能性がある
→弱めの圧の弾性着衣を選択する

b. 浮腫が強い場合

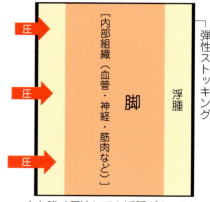

少々強く圧迫しても浮腫がクッションとなって内部の組織にあまり強い圧はかからない
→強い圧の弾性着衣でも使用可能

**図4-1-4** 弾性着衣（弾性スリーブ・ストッキング・包帯）の適応

めて浮腫が少ない場合には，圧迫すると，浮腫ではなく出っ張った骨や組織に当たってしまうため，それ以上圧を加えることができない。また，浮腫は加わる圧に対してクッションのように作用しているので，浮腫が多い場合には安心して強く圧を加えることができるが，浮腫が少ないとクッションが少ないので，あまり無理に圧を加えると深部の筋肉や血管，神経などの組織も圧迫してしまうことになるため，強く圧迫することはできない。結果的に，少ない浮腫には弾性着衣の効果はみえにくい（図4-1-4）。

## リンパドレナージの位置づけ

それでは，少ない浮腫に対しては何ができるかというと，骨や組織のすき間の浮腫を"かき出す"ことである。すなわち，浮腫が少ない場合はリンパドレナージが主体となる。それでもリンパ浮腫の治療の基本は"圧"であり，リンパドレナージで浮腫が減った状態を維持しようとするならば，やはり基本的に圧を加えなくてはならない。同時に，ではリンパドレナージをしなくてはならないかというと，そうではない。先にも述べた通り，体を有効に動かしているとリンパ系へのマッサージ効果が期待できるので，運動療法での対応が優先される。リンパドレナージは表面から刺激を加えるが，運動療法では内部の筋肉を動かすことによって筋膜上の集合リンパ管への刺激が可能である。

●文 献

1) The diagnosis and treatment of peripheral lymphedema. 2009 Consensus Document of the Interational Society of Lymphology. Lymphology. 2009；42(2)：51-60.
2) 国立がん研究センターがん対策情報センター：がん治療とリンパ浮腫－リンパ浮腫の対処の仕方．がんと療養205. 2012.
[http://ganjoho.jp/data/public/qa_links/brochure/odjrh3000000purk-att/205.pdf]
3) 廣田彰男, 監：看護師・理学療法士のためのリンパ浮腫の手技とケア．学研メディカル秀潤社, 2012.
4) がんのリハビリテーション研修・新リンパ浮腫研修：リンパ浮腫研修運営委員会の合意事項．
[http://www.lpc.or.jp/reha/modules/newlymph]

# 2 複合的理学療法を中心とする保存的治療（複合的治療）

## 複合的治療の考え方

　リンパ節切除を行うとリンパ管の流れは障害されるが，その脇にはバイパス（側副路）ができるため，多くの場合浮腫は発生しない（☞図3-1-2，p.63）。だからこそ乳がんや婦人科がんなどの手術でリンパ節切除が施行されてきたともいえる。

　リンパ節の切除によってリンパ管内圧が上昇し，リンパ管のポンプ機能は低下するが，バイパスとしてのリンパ管が増生する。しかし，所詮はバイパスなのでその機能は不十分であり，皮下組織内の蛋白を排除しきれなくなり，その蛋白が水分を引きつける。不十分でも何とか間に合っていればよいが，足りないと浮腫を発症することになる。保存的治療はこのバイパスを有効に働かせる方法であるともいえる。一方で，このようなバイパスができる部位に放射線照射が施行されたり，あるいは手術の瘢痕が存在すると，バイパスの機能自体が障害されるため，浮腫の発症予防に不利であることは容易に想像できる。

　一次性リンパ浮腫においては，バイパスではなくもともと低下しているリンパ管機能を活発に働かせるための治療法である。なお，リンパ管の発生は静脈からの分化であるが，リンパ節切除後のリンパ管の新生は過形成が主体である[1]。

　リンパ浮腫治療の基本は，患肢から体幹部への浮腫液の排除である。リンパ管は外部からの刺激により活発化する要素が大きいため，それを利用してリンパの流れを活発化させる。

　リンパの流れは静脈の流れと似ており，水のように高いところから低いところへ移動するものであるから，最も基本的な治療は①患肢の挙上（安静臥床）であるといえる（図4-2-1）。すなわち，患肢を心臓より高い位置に保つことであり，特に臥床中の場合はかなり有効にこの方法を利用できる。次に②リンパドレナージ（および運動療法）である。挙上のみで排液できない部分をより積極的にマッサージすることで心臓方向へ誘導する。また，動かすことによってもマッサージ効果を期待できる。場合により③薬剤（利尿薬など）や時には手術療法（リンパ管細静脈吻合術）などにより，さらに浮腫軽減を図ることもあるが，これらはいわゆる保存的治療ではなく，補助的

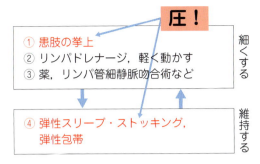

**図4-2-1** リンパ浮腫治療の基本的な考え方

①, ④が可能な部位は治療効果が上がりやすい。特に日中活動時はほとんどの時間を起立位で過ごすため, ④が最も重要である。なお③薬は通常使用しないが, 稀に利尿薬などが用いられることもある。また手術は複合的治療には一般的には含まれない。

### ▶ COLUMN

**弾性ストッキング・スリーブの役割とリンパ浮腫治療の本質**

　脚（腕）という袋の中に, ねっとりした液（蛋白濃度の濃い液）が入っていると考えてみる。この液を袋から出すために, 袋を横にしてさする（リンパドレナージ）人はまずいない。まずは逆さ（腕や脚を挙上する）にする。それでも出なければ振ってみる（運動）。それでもだめなら丁寧にさすって（リンパドレナージ）全部出す。ところが全部出したと思って安心して立ち上がる（日常生活）とまたすべて落ちてしまう（袋に水が戻ってきてしまう）ので, それを押さえて防ぐのが弾性ストッキング・スリーブ（圧迫）である。

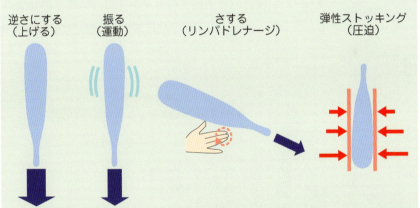

　リンパ浮腫において, 本来「上げる」か「押さえる」かの圧は最も重要であるが, 上げたり押さえたりするよりも, どうしても, 動かしたり, リンパドレナージをしたり, さらには薬剤（利尿薬）や, ついには外科手術のほうに気持ちが向かいがちである。リンパ浮腫の治療の主体はセルフケア（上げたり, 押さえたりや運動およびセルフリンパドレナージ）であるが, つい, 用手的リンパドレナージや薬剤, 手術のほうへ意識がいくのはなぜかというと, セルフケアに対しては医療者が手を出せないことが大きいと思われる。それでは仕事にならないので, ついセルフケアより用手的リンパドレナージ, そして薬剤や手術に目が向いてしまう。しかし, セルフケアから離れるにしたがって患者の負担は増す。本来の治療の本質はセルフケアであることを忘れてはならない（**図4-2-1**）。

な位置づけとなる。もし安静臥床の状態が持続されるなら，リンパドレナージの手技などを加えることにより，浮腫はかなり改善される。しかし，日常生活では起立位が基本となるため，①，②で改善された患肢に再び浮腫液が逆流してきてしまう。これを阻止するものが④弾性着衣（弾性スリーブ・ストッキング）や弾性包帯を用いた「圧迫」である。弾性着衣や弾性包帯を適切に利用することによって，早期からの浮腫の予防・軽減，および組織の変性や合併症を最小限に抑えることを目的とする。

　この意味で④弾性着衣は①患肢の挙上（安静臥床）を代替するものである。先に述べた通り両者とも"圧"であるが，当然ながら弾性着衣は，挙上よりはその"圧"としての効果は劣る。その一方で，弾性着衣には，その弾性によるマッサージ効果も期待できる。すなわち②リンパドレナージを代替するものとなるが，そのマッサージ効果を得るためには，「患肢を動かしていること」が条件となる。

　通常，①患肢の挙上は夜間就寝時がメインで，日常生活にはわずかに取り入れることができる程度であり，また②リンパドレナージが実施できるのは時間的な余裕のあるときに限られる。したがって，日中活動時に④弾性着衣（弾性スリーブ・ストッキング）をしっかり着用して"圧"をかけ，マッサージ効果（運動療法によるリンパドレナージ効果）を期待することが治療の主体となる。

　このような保存的治療は，諸外国では「複合的理学療法」＊として知られている（**図 4-2-2**）。複合的理学療法のポイントは，①用手的リンパドレナージ（manual lymph drainage：MLD），MLD後の②圧迫（弾性着衣による患肢周径の維持），③

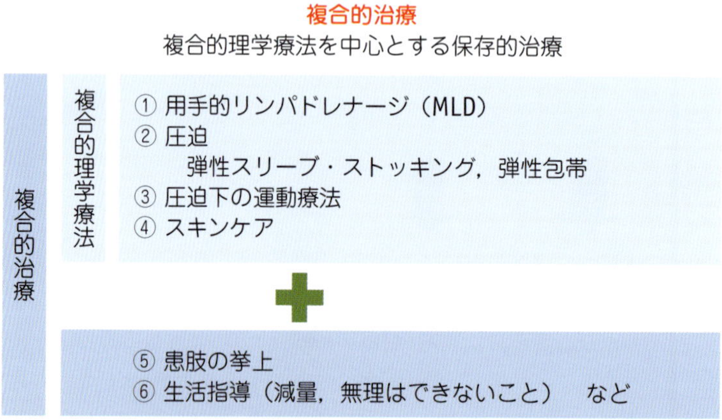

**複合的治療**
複合的理学療法を中心とする保存的治療

複合的治療
- 複合的理学療法
  - ① 用手的リンパドレナージ（MLD）
  - ② 圧迫
      弾性スリーブ・ストッキング，弾性包帯
  - ③ 圧迫下の運動療法
  - ④ スキンケア

＋

- ⑤ 患肢の挙上
- ⑥ 生活指導（減量，無理はできないこと）　など

**図4-2-2　複合的治療の全体像**
複合的理学療法＝複合的治療ではない。

＊　複合的理学療法は，complex physical therapy（CPT），complex decongestive therapy（CDT），combined decongestive therapy（CDT）などとも呼ばれる。1998年，decongestive lymphatic therapy（DLT）に統一が図られたが，広まってはいない[2]。

圧迫した上での患肢の運動（弾性着衣によるリンパ管へのマッサージ効果），④スキンケア（蜂窩織炎の予防など）の4つとされている。またこれらに加え，患肢の挙上は治療上きわめて大きな影響をもたらすので，治療の基本として常に念頭に置くべきで，複合的理学療法にこのような日常生活上の注意を加えたものを，日本では「複合的治療」と呼ぶ。このような治療はほぼすべてセルフケアであるため，患者自身が理解して行わないと治療が進まない。それができない場合は，入院治療が検討される。入院することで安静による患肢挙上が可能となるだけでなく，医療者からの助けを借りることで加療が可能となる。

## 複合的理学療法の進め方

複合的理学療法は，第1期（集中治療期）と第2期（維持治療期）にわけられる。

**第1期（集中治療期）**

第1期（集中治療期）は，約1カ月間入院し，スキンケア，MLD，運動療法とバンデージ法（弾性包帯）を行い，過剰な組織間液の排除および組織間隙の線維化などの変性を集中的に改善させて，可能な限りリンパ浮腫の軽減を図る期間を指す。入院中は患肢を挙上させておくことが容易であるため，多くのケースで急速な浮腫の改善が期待できる。

**第2期（維持治療期）**

第2期（維持治療期）は，外来でフォローしながら，セルフケアにより軽減した状態を維持または/かつ軽減する期間である。日常生活を送りながらの治療は，第1期の集中治療に比してかなり不利となるが，通常では，弾性包帯に代えて弾性スリーブ・ストッキングを使用して治療を続ける。必要に応じてMLDとしてセルフリンパドレナージ（シンプルリンパドレナージ）が行われることもある。運動療法についても，病院内でのリハビリテーションではなく，日常生活上での活動や注意が中心となる。

第1期の入院治療は保険適用の問題も含め，現状では通常難しいので，日本では一部の重症例を除き，十分な説明をした上で第2期から始めるのが現実的と考えられる。

**複合的治療の適応**

この複合的理学療法を中心とする保存的治療（複合的治療）は，リンパ浮腫の重症度分類（☞**表3-2-1**，p.74）のstage Ⅱ，すなわち患肢挙上（安静臥床）によっても消失しない浮腫（いわゆるリンパ浮腫）を想定したものと考えてもよく，明らかな浮腫がみられる場合には複合的治療を行うことで，安全に，かつ積極的な効果が期待できる。

> **COLUMN**
>
> **リンパ浮腫治療の現状**
>
> 　複合的理学療法は，理学療法士，看護師などの間で広まりつつある。特に2008年の弾性着衣の保険適用および術後リンパ浮腫の発症・重症化予防に対する指導管理料の保険適用以後盛んとなった。しかしながら当時，特殊な手技であるリンパドレナージを含むリンパ浮腫治療に対応する資格はなく，また十分な教育の体制も整っておらず，治療に対しては保険適用もなかったため，長らく現場での模索が続いてきた[3]。
>
> 　同時に，術後間もない状態(stage 0，stage Ⅰ)の患者に対しても複合的理学療法を型通りに指導・施行してしまうことによる弊害がみられてきたため，2009(平成21)年度厚生労働省委託事業リンパ浮腫研修運営委員会では，患肢の挙上や日常生活指導(減量，日常生活内での運動療法など)などの重要性を改めて掲げ，これらを総合して「複合的理学療法を中心とする保存的治療(または「複合的治療」)」と呼ぶこととし，合意事項をまとめて注意喚起を促した[3]。この時期の浮腫は術後の低栄養状態や抗がん薬の副作用などが関与していることも多く，安易に「リンパ浮腫」として治療を開始することは，患者への経済的，精神的負担も大きく，厳に慎むべきである。なお，国内におけるこのような診療内容については，2011(平成23)年に「リンパ浮腫クリニカルパス」(国立がん研究センター)としてまとめられている(☞第6章)。
>
> 　さらに2016(平成28)年4月の平成28年度診療報酬改定により，「リンパ浮腫複合的治療料」の項目が新設され，重症(stage Ⅱ後期以降)については1回40分以上で200点，それ以外の場合は1回20分以上で100点が算定された。一般的にリンパドレナージは上肢で40分，下肢では50分以上は最低かかる手技であることを考えると，本改定はリンパ浮腫治療の内容としてリンパドレナージではなく，経過観察や生活指導などが中心であることを示すものとも考えられ，筆者はむしろ実状に即した好ましい内容とも考えている(☞第6章)。

## 患肢の挙上

　リンパ浮腫の治療の基本は，腕や脚を挙上しておくこと，または患部を高めの位置で保持することである。腕は吊るのではなく，心臓よりわずかに高い位置に保てればよい。高く上げすぎると腕では腋や肩に，脚では鼠径部や殿部に浮腫液が溜まることになる。このようなむくみの貯留はかえって腕や脚からのリンパの流れを阻害する存在となる。

　最善の方法は何もせずに安静にしていることである。そのため，目的のいかんを問わず，入院すると劇的に改善することが多い。ただし，脚を上げて改善するのは足先のほうであり，脚の付け根付近はよくならない。むしろ，下手に足を上げると鼠径周辺の浮腫は悪化する。あえて"上げる"というより，"安静臥床"で効果が期待できる。

二次性リンパ浮腫（術後）は鼠径周辺から浮腫が発症するので，"術後の浮腫で足を上げる"のは誤りである（図4-2-3）。腕でも同様のことがいえる。

余談ながら，入院した上で行われる治療処置，たとえばリンパドレナージ，リンパ管細静脈吻合術などの治療効果の判定は，入院臥床安静のみでも浮腫は改善することを考慮した上で行われなくてはならない。

## 用手的リンパドレナージ

リンパ浮腫の治療＝マッサージ（リンパドレナージ），とされていることが大変多い。「リンパ浮腫の治療をきちんと続けていますか？」という意味で「毎日，マッサージしていますか？」と聞いてしまう。これは大変大きな誤りで，リンパ浮腫の治療で最も重要なのは，いったんむくんだなら弾性着衣を着用することであり，リンパドレナージ（マッサージ）はあくまで補助的な位置づけにすぎない［ただし，むくみが少ない場合はリンパドレナージが優位の場合もありうる（☞p.102）］。また，リンパドレナージをしなくても運動療法で代替も可能であり，リンパドレナージに傾倒することは患者の負担にもなり好ましくない。

リンパ浮腫の保存的治療はほぼすべてがセルフケアであり，医療者，特に医師が手出しできる部分はほとんどない。その中で唯一積極的に手出しできそうにみえるのがリンパドレナージである。そのため，医療者側が一生懸命になるとついリンパドレナージを中心にしがちであるが，それは多くの場合誤りであり，患者の負担を増すことが多いので十分な注意が必要である。

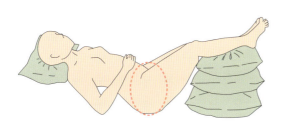

高く挙上しすぎると，腕では腋や肩に，脚では鼠径周辺や殿部に浮腫が溜まる。この浮腫の液はかえってリンパの流れを阻止する

二次性リンパ浮腫のむくみ始めの部位

**図4-2-3　高すぎる挙上による弊害**
術後の下肢リンパ浮腫ではリンパ節切除部位周辺から浮腫が出始めるが，ここで下肢を挙上しすぎると鼠径周辺や殿部に浮腫が溜まる。

> **COLUMN**
>
> **リンパドレナージのルーツ**
>
> 　用手的リンパドレナージは1936年，健康と美容のための方法として，Emil & Estrid Vodder夫妻がInternational Health and Beauty Exhibition in Parisにおいて発表したのが初めとされる。医療の対象としてのリンパ浮腫においては，既に1892年に整形外科医Winiwarterがリンパドレナージの基礎を提案し，象皮病の治療として複合的理学療法を行っていたが普及しなかった。
>
> 　Vodder夫妻の発表後，1970年代からAsdonk，Földi，Casley-Smithなどが現れ，医療の対象であるリンパ浮腫における複合的理学療法の一環として徐々にリンパドレナージの位置づけがなされ，1995年にリンパ浮腫治療のコンセンサスとして国際リンパ学会で採用されて，以後，数年ごとに更新されている[4)5)]。

## 用手的リンパドレナージとは

　用手的リンパドレナージ（manual lymph drainage：MLD）は，患肢や患部に貯留した浮腫液を，障害を受けていないほかの領域のリンパ節を介して深部リンパ系に送り込む手技である。

　なお，2010年，厚生労働省委託事業リンパ浮腫研修運営委員会でリンパ浮腫治療における用語の統一が行われ，「マッサージ」はいわゆる肩や腰の凝りをとるためのものであり，リンパ浮腫における「マッサージ」は優しく皮膚をずらすように行うもので，本質的には異なるため，後者を「リンパドレナージ」として区別することとした。ドレナージとは「排液」という意味で，「リンパドレナージ」はむくみの液（リンパ，リンパ液）を皮下から排液するという意味である*。

## 用手的リンパドレナージの考え方

　腕や脚のリンパは，各々腋窩や鼠径リンパ節から深部リンパ系を経て，最終的に首の付け根付近（静脈角）で鎖骨下静脈に合流する。リンパ系は皮膚から始まっており，全体の70％が皮膚周辺に集合しているので，リンパドレナージの標的となる部位は皮膚の表層（体表面）といえる。

　浮腫液を排液する毛細リンパ管網およびそれに続くリンパ管系は，皮膚表面に浅く分布しており，外力の影響を受けやすいため，手を用いて優しく，ゆっくり，かつリズミカルにマッサージすることで，浮腫液を患部から排液することがある程度可能である。逆に強過ぎる圧は皮膚や毛細リンパ管を傷め，毛細血管の透過性亢進を招き浮腫を増強させるので好ましくない。MLDは，リンパの流れを意識し，その圧は痛み

---

＊　本書でも基本的に「リンパドレナージ」という語を用いているが，リンパ流を活発化する意味でのマッサージ効果として「マッサージ」という言い方も用いる。

> **MEMO** 用手的リンパドレナージ（MLD）の禁忌
>
> ＜絶対禁忌＞
> ・活動性悪性腫瘍（ただし緩和ケアの一環として状況によりMLDが行われることもある）
> ・急性炎症（MLDにより病原菌を体内に拡散する可能性がある）
> ・うっ血性心不全（循環血液量を増加させ，心不全を悪化させる可能性がある）
> ・新しい静脈血栓（血栓を刺激し，塞栓を促す可能性がある）
>
> ＜相対的禁忌＞
> ・甲状腺機能亢進症／低下症
> ・気管支喘息
> ・月経
> ・低血圧
> ・慢性炎症
> ・がんの治療後（再発の恐れ）
> ・妊婦
> ・皮膚の外傷や大きな母斑
> ・静脈瘤

を伴わず，皮膚の発赤を起こさない程度の力で行うものである。

体表面上では，正中線，胸腹部などで毛細リンパ管ネットワークが粗になっており，リンパの流れが途切れるとされるラインを「体液区分線（分水嶺）」という（☞**図2-1-2**，p.44）。この区切られた左右各胸・腹部の液は各々左右腋窩・鼠径リンパ節に向かうとされている。一方で，各区分域間には連絡路があり，いずれかの区分域のリンパの流れが悪い場合，隣接のほかの区分域にリンパを流すことが可能である（**図4-2-4**）。

第2章でも述べた通り，リンパ系は能動的に収縮する構造となっている。この収縮は，①自律神経，②ストレッチ受容体への刺激によって起こるリンパ管に存在する平滑筋の収縮，③リンパ管内にある細胞からの刺激，などの内部刺激によって行われている。

リンパの流れる速度は血流に比べてはるかに遅く，皮膚に始まり静脈角で静脈内に流入するまでに24～48時間程度かかる。MLDによって集合管の働きが促進されたとしても最大で30回/分である。そのため1～2秒に一度の割合で皮膚をストレッチさせれば十分であるといえる。速すぎるとリンパ管が痙攣を起こす恐れもあるため，MLDはゆるやかな速度で行われる必要がある。リンパ系は体内の蛋白の循環にも関与していることから，蛋白が組織間液中から排除されることにより浮腫の増強が抑えられる。

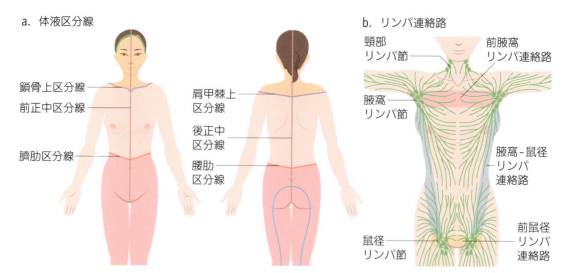

**図4-2-4** 体液区分線（分水嶺）とリンパ連絡路

## 用手的リンパドレナージの基本技術

　MLDは皮膚表面をゆっくり「ずらし」ながら，むくみの液を順次深部のリンパ系に送り込む方法である。基本技術（手技）[6]は以下の4つである（**図4-2-5**）。

### 静止円の技術（stationary circle）

　リンパの排液方向と対角に手指をまっすぐ伸ばし，手首を固定し手掌全体を皮膚上に平らに置く。このスタート地点をzero phaseと呼ぶ。この手技は肘と肩を動かすことで行われる。皮膚上を滑らせずに円を描くようにストレッチさせる。リンパの排液方向に軽く圧をかけ，zero phaseに戻る。

### すくい上げの技術（scoop technique）

　この手技は四肢に対して行われる。片手，もしくは両手を交互に使う。リンパの排液方向に対し手掌を垂直に圧は加えずに置く。手首を前方に送り出すように対角方向にストレッチした後，手首を中間位に戻しながら，リンパの排液方向に皮膚をストレッチさせる。

### ポンプの技術（pump technique）

　この手技も四肢に対して行われる。リンパの排液方向に対し，手首をやや尺屈させて皮膚の上に手掌を平らに置く（zero phase）。一度手首をもち上げ手掌を浮かした後，母指とほかの4指で皮膚を外側にストレッチしながら，少しずつ手首を下ろす。手掌全体が皮膚に触れると同時にリンパの排液方向に皮膚をストレッチさせ（push-pressure phase），zero phaseに戻る。

a. 静止円の技術（stationary circle）

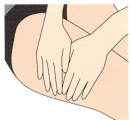 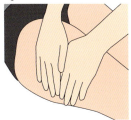 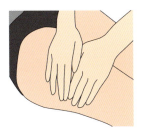 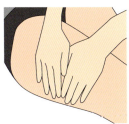

①手指を伸ばし，手首を固定して手掌全体を皮膚上に平らに置く。このスタート地点をzero phase（ゼロフェーズ）と呼ぶ。実施者の肘と肩を動かして行う手技である

②皮膚上を滑らせず，円を描くようにわずかに小指側にストレッチさせ，リンパの排液方向に軽く圧をかける

③皮膚が元の位置に戻るように力を抜く

④ゼロフェーズに戻る

b. すくい上げの技術（scoop technique）

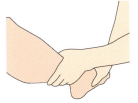 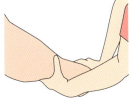 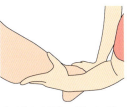 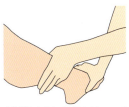

①四肢に行われる手技。片手または両手を交互に使う。リンパの排液方向に対して手掌を垂直に圧を加えずに置く（ゼロフェーズ）

②手首を前方に送り出すように，対角方向にストレッチする

③手首を中間位に戻しながら，リンパの排液方向に皮膚をストレッチさせる

④近位方向に回転させて，手の力を抜く

c. ポンプの技術（pump technique）

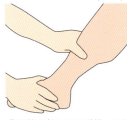 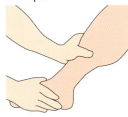 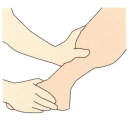

①四肢に行われる手技。リンパの排液方向に対して手首をやや尺屈させて皮膚の上に手掌を平らに置く（ゼロフェーズ）

②一度手首を持ち上げ手掌を浮かした後，母指と他の4指で皮膚を上方にストレッチしながら，少しずつ手首を下ろす

③手掌全体が皮膚に触れると同時にリンパの排液方向に皮膚をストレッチさせ，皮膚が元の位置に戻るのを確認する

d. 回転の技術（rotary technique）

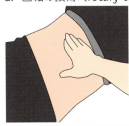 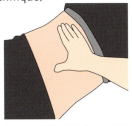 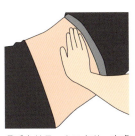 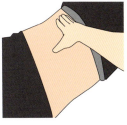

①両手を同時にまたは交互に用いて，背部のような広い面に行う。母指を広げた状態で，手掌全体をリンパの排液方向に沿って平らに置く（ゼロフェーズ）

②前方に皮膚をストレッチさせた後，わずかに手首を尺屈する

③手をリラックスさせ，皮膚が元の位置に戻るのを確認する

④母指を戻し，ついで母指を起点に，さらに手を前方へ進めていく

**図4-2-5** 用手的リンパドレナージの基本技術

### 回転の技術 (rotary technique)

　両手もしくは両手を交互に用いて，背中のような広い面に行う。母指を広げた状態で，手掌全体をリンパの排液方向に沿って置く (zero phase)。前方に皮膚をストレッチさせた後，わずかに手首を尺屈する。手をリラックスさせ皮膚が元の位置に戻ったら母指を戻し，ついで母指を起点に，さらに手を前方へ進めていく。

　MLDにより組織間液の流れを促し，リンパの生成を増大し，リンパ流量が増え，リンパ管分節の動きが活発化することにより，皮下組織の線維化の改善が期待される。また局所的に血液への圧力を高めずに血流量を増加させることができる。

## 用手的リンパドレナージの実際──下肢の場合

　左脚を例に考えると，左脚の皮下の浮腫液は徐々に一つの大きな流れ（図4-2-6，脚の中心を走る線）になっていき，通常は左鼠径部のリンパ節から深部のリンパ管へ流入し，腹腔内から胸腔内（胸管）へと進み，静脈角で静脈に合流する。この正常な流れに対し，たとえば子宮がんなどの手術で鼠径部や腹腔内のリンパ節を切除すると，脚からのリンパの流れは阻害され，脚のリンパ浮腫となる。さらに，鼠径部のリンパ節へは脚からのリンパ液のみでなく下腹部からのリンパ液も流入するので，浮腫は脚だけでなく外陰部も含めた下腹部にも及ぶことになる。

　この浮腫を排除するには，左鼠径部のリンパ節は使えないので，ほかのリンパ節（たとえば左腋窩部）から深部リンパ管にリンパ液を流入させ，最終的に静脈角をめざす形でドレナージを行う。この場合，自動車の渋滞と同様で，最終目的地に近い部分から順次ドレナージしていく。すなわち，MLDはまず深部リンパ系の流れをよくすることから始める。

　したがって，手順としては，まず最終目的地である首の付け根に位置する静脈への合流地点の流れをよくする（図4-2-6①）。次に左腋窩から合流地点までを含めた深部リンパ管（図4-2-6②）の流れをよくするために深呼吸を行い，かつ深部リンパ系の中心であり乳糜層の存在する腹部のマッサージを行う。ついで深部リンパ管への入り口である，左腋窩のリンパ節をマッサージする（図4-2-6③）。このようにして深部リンパ系の流れをよくした上で，次にはリンパ節に近い胸部や腹部の皮膚（皮下）に対してドレナージを行い，最後に左脚や下腹部の浮腫液を順次ドレナージして左腋窩のリンパ節へ流し込む。すなわち，皮下の浮腫液を腋窩リンパ節へ流し込み（図4-2-6④），腹部の浮腫液を胸部の方向に（図4-2-6⑤），大腿部の浮腫液を腹部に動かし（図4-2-6⑥），最後に，下腿（図4-2-6⑦），足部（図4-2-6⑧）（必要に応じて下腹部も）のドレナージを行う。

　なお，腕については右腕の場合の手順を図4-2-6⑤〜⑨として示してある。図中にはないが腕の場合は同側（ここでは右側）鼠径部に流すことも可能である。

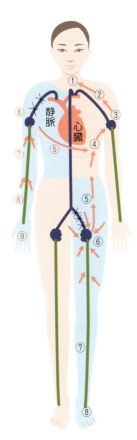

〈左鼠径部または右腋窩で深部に流入できない場合のMLDの手順〉

1. 最終目的地である首の付け根の静脈への合流地点の流れをよくする(①)
2. 深部リンパ管(②)の流れをよくするため,深呼吸および腹部のマッサージを行う
3. 深部リンパ管への入り口である左腋窩のリンパ節をマッサージする(③)
※このように深部リンパ系の流れをよくした上で,リンパ節に近い胸部や腹部の皮下に対してドレナージを行い,左脚や下腹部の浮腫液を誘導して流し込む
4. 浮腫液を腋窩リンパ節へ流し込み(④),腹部の浮腫液を胸部方向に(⑤),大腿部の浮腫液を腹部に動かし(⑥),順次,下腿(⑦),足部(⑧)のドレナージを行う

※腕については右腕の場合の手順を⑤〜⑨として示した。図にはないが,腕の場合は同側(ここでは右側)鼠径部に流すことも可能である

**図4-2-6　腕や脚のリンパドレナージの概念図**

全身には無数のリンパ管が分布しており,腕や脚にも多数のリンパ管が体幹部に向けて流れている。図はあくまで概念として,その流れを緑色の線で示している。体幹部の紺色の線は深部リンパ系である。
左脚と左下半身,右腕と右上半身(肌が水色の部分)は,各々左鼠径部,右腋窩付近のリンパ節切除の際に浮腫が発症する可能性のある部位を示している。

このようにリンパドレナージでは,下肢なら同側上肢腋窩などへ流すことが常識のようになっているが,リンパドレナージで誘導しなければリンパ液が腋窩方向へ流れていくことは普通に考えるとないはずである。胸腹部などの体表面上の毛細リンパ管ネットワークには弁は存在しないこともあり,日常生活において重力に逆らって上行することはほとんど不可能である。すなわち,筆者はむしろ,鼠径リンパ節を切除した場合は,通常はその脇のバイパスを通って腹部へと流れるルートのほうが働いている可能性が高いと考える[7]。

## 用手的リンパドレナージの適応

このようなリンパドレナージの適応は,その理論を考えると,①患肢周径の増大が顕著な場合,②それほど太くないがもう一息細くしたい場合,③弾性着衣の効果の期

## COLUMN

### 間欠的空気圧迫法

間欠的空気圧迫装置（空気式マッサージ器, sequential intermittent pneumatic compression：SIPC）は，筒状のカフを空気圧で膨張・収縮させる装置で，間欠的空気圧迫法とは，この装置を用いて患肢の浮腫液を体幹部へ誘導するものである。

カフは単独のものや複数に分割されたものがあり，圧力や周期も様々であるが，通常1サイクル30～60分，圧は30～60mmHgほどである[8)9)]。この際，浮腫液を体幹部へ押し上げる，または絞り上げるような意味合いで使用されることが多いが，浮腫液を腕では腋や肩，脚では付け根や下腹部に押し込んでしまい，かえって治療を難しくする結果をまねくことがある。したがって，患肢の付け根や陰部に浮腫を伴う症例については，増悪が懸念されるため本法は勧められない。保存的治療の補助的な位置づけで行われるものであり，押し上げるよりはむしろ間欠的な圧迫によって患肢リンパ管の収縮を活発化させることを考えるのがよい。なお，本法実施時は，用手的リンパドレナージもしくはシンプルリンパドレナージによる肩や腋，下腹部などの浮腫液の排除を並行して行う。

前述の通り，本法によって加えられる圧は比較的弱い（30～60mmHg）が，特にがん終末期などの緩和ケア主体の時期における低蛋白性浮腫への施行に際しては，皮膚の脆弱性や心負荷などを考慮して，より弱圧（20～30mmHg）であることが好ましい[10)]。

＜禁忌＞
蜂窩織炎などの急性炎症，深部静脈血栓症，コントロール不良の心不全，虚血性血管疾患，重度の感覚障害などでは禁忌である。

＜有効性＞
SIPCの有効性については，複数のランダム化比較試験が行われているが，明らかな効果は確認されていない。SIPC単独と無治療群の比較研究では効果に有意差を認めず[11)]，複合的治療との組み合わせでSIPCの効果を検討した場合においても，一貫した結果は得られていない[10)-13)]。

①リンパ管の動きを活発化する
②むくみを絞り上げる？

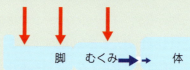

**空気式マッサージ器の考え方**
下肢の浮腫を，脚という袋の中に水が入っている状態と考えたとき，その袋の出口は狭いため，むやみに圧を加えると，むくみは体幹部へ移動せず，脚の付け根や下腹部に溜まってしまう。

待しにくい上腕や肩・腋窩，大腿や下腹部などの浮腫，④持続的な蜂窩織炎による硬い浮腫の周囲，などである。蜂窩織炎の周囲もしくはその近位部のリンパドレナージはむしろ炎症の改善を促進させる。

## 用手的リンパドレナージの実施頻度

MLDの実施は，基本的には毎日のことになるが，医療者によるリンパドレナージを連日施行することは不可能であるため，シンプルリンパドレナージ(simple lymph drainage：SLD)が主体となる。SLDはセラピストが施行するMLDを簡潔にしたもので，患者や家族が自宅で行うものであり，セルフリンパドレナージと同じような意味合いで使用されることが多い。ただし，患者自身が行うリンパドレナージのエビデンスはない[14]。しかしながら当院においては，実際には多くても月1回ほどの通院であってもMLDを継続して受け，またSLDに積極的である患者は経過がよいことが多いことも事実である。患者のモチベーションの意味合いもあるかと思われる[15]。

# 運動療法

## 運動療法の考え方

先に述べたリンパドレナージは，用手的にリンパ系を活発化する方法である〔用手的リンパドレナージ(MLD)〕。当然ながら健康な人間では，リンパ系は通常の体の動きによって活発化されている。一方で，リンパ浮腫の患者はリンパ管の障害のため，日常生活の動きのみでは十分な機能を発揮できない。そのため，リンパドレナージという手段につい目が向いてしまうが，本来，より重要なのは日常生活の中でいかにリンパ系を活発に動かしながら過ごせるかである。リンパドレナージは特別な手技によってのみなされるものではなく，日常生活でも行われるものであることを忘れてはならない。

MLDと運動療法の位置づけを考えてみる。既に述べている通り，集合リンパ管は筋膜上に存在すると考えると，リンパドレナージで皮膚表面から集合リンパ管にアクセスするよりも，筋肉を動かすことでアクセスするほうが，より近くから刺激を加えることができる(図4-2-7)。すなわち，集合リンパ管を活発化しようと考えるなら運動療法はきわめて有効な手段である。一方でMLDは毛細リンパ管へのアクセスを考えると有利な手法であるともいえる。その意味では使いわけが必要である。

腕や脚のリンパドレナージ概念図(図4-2-6)をもう一度見て頂きたい。この図のように，腕や脚のリンパ浮腫の場合，頸部の静脈角のリンパ管−静脈合流部にリンパをもっていくには，渋滞している道路のように先頭車から順に動かしていくと考える

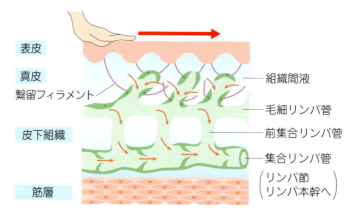

図4-2-7　圧がかかったときのリンパ管の状態

と理解しやすいことは既に述べた。

　しかしこの場合，手順通りにリンパドレナージを行わないとリンパ管は動かないのかというとそうではなく，身体を動かせばすべて動くのである。すなわち首を動かせば首の付け根が刺激されるし，深呼吸や食事に伴う腸管の運動，腹をかかえて笑ったりすることでも深部リンパ系（および静脈系）は刺激される。

　また，リンパ液を皮膚表面から深部リンパ系へ送り込む力は，主に腕や脚の大きな関節の動きによるものである。腋窩や鼠径のリンパ節は腕や脚の関節運動で刺激され，さらに腕や脚自体の動きは皮下のリンパを腋窩や鼠径リンパ節に順次送り込むように働く。したがって，じっとしているのは治療上決して好ましくはない。むしろ，少しでも動いていたほうがよい。

　ここで前処置として，渋滞している道路の先のほうに当たる深部リンパ系（高速道路）の流れをよくすることが最も重要である。腋窩や鼠径部のリンパ節は高速道路の入り口にあたる。そのために呼吸や胸腹部を含め身体全体を動かして体幹部奥の深部リンパ系の活発化を図る。腕や脚においては関節運動を中心として動かすことでリンパ（浮腫液）は腋窩や鼠径方向に流れる。その結果として浮腫液を深部リンパ系に送り込むことにより，リンパドレナージ効果を得るのが運動療法である。有酸素運動は自律神経に働きかけてリンパ系のより活発な自動運搬能を引き起こすが，リンパ流は安静時に比較し，運動中では5〜15倍にまで増加するといわれている。

**運動療法の有効性**

　運動療法はリンパドレナージと比較すると地味な存在であり，その効果も弱いと思われがちである。しかしながら，運動療法は本来，保存的治療の中できわめて重要な役割を担っている。「リンパ浮腫に対する運動療法」として確立されたものはないが，国際的コンセンサスである「リンパ浮腫管理のベストプラクティス（2006年）」の「エクササイズに関する一般的なガイドライン」を**表4-2-1**[16]に示す。

表4-2-1 エクササイズに関するガイドライン

- 通常の機能，可動性，活動性を維持するよう患者に促す
- エクササイズ／運動は，患者1人1人のニーズ，能力および病状に応じて組み立てる
- 腫脹の増悪を回避するため，患者にエクササイズの一環として適正なウォーミングアップとクールダウンを取り入れるよう勧める
- エクササイズ時には圧迫装具（弾性着衣）を装着する
- エキスパート患者（リンパ浮腫の経験が長い患者）に，エクササイズの実演，指導，モニタリングの際の手助けや，地域エクササイズプログラムを利用するのに必要な情報の提供を求める

（文献16より引用）

> **MEMO　運動のリンパ系への効果**
>
> 　静脈ポンプ作用とは，骨格筋の収縮と弛緩により付近の静脈やリンパ管を断続的に圧迫する作用であり，患肢の静脈血やリンパの還流を促す。一方，深部リンパ系の活発化には胸腹腔内陰圧の影響が大きく，運動時には呼吸が深くなり呼吸数も増えることから，その作用は増強され，腹腔内圧は乳糜槽などをも刺激する。手術部位などに直接リンパドレナージなどは施行しにくいが，深部リンパ系の流れをよくするための呼吸が促進されるよう，運動を勧めることは可能である。

### 圧迫下の運動療法

　このような運動による効果は，患肢を外部から弾性着衣で圧迫した状態で行うとより増強される。すなわち，骨格筋運動に伴って高い動作圧と低い静止圧が生じるため，その効果はさらに高くなる。筋肉や組織が動く際に弾性着衣が壁として機能し，その間に挟まれたリンパ管や浮腫液を有効に中枢側へと誘導する。圧迫によって間質圧も高まるので，静脈への吸収やリンパ生成も促進される。また，静脈やリンパ管の弁が逆方向に働かないようにする作用もある（**図4-2-8**）[17]。

### 好ましい運動の種目や強度

　リンパ浮腫の運動療法において好ましいと考えられている運動を**表4-2-2**[16]に示す。

　水中歩行は，水圧が弾性着衣の圧迫力の役割を代替し，かつ水流がマッサージ効果をもたらすので，昔からリンパ浮腫の運動療法に適しているとされている。しかし，水中は雑菌が多いと考えたほうがよく，いわゆる生傷のある状態では蜂窩織炎発症のきっかけとなることが多いので，筆者は積極的には勧めない。

　また，歩き方も影響するようであり，歩き方をほかの施設で指導された後，急速に患肢周径の減少をみる例を何度か経験している。残念ながら筆者はその道の専門家ではないので厳密にはわからないが，脚の向きを含め，正しい姿勢で各関節を適度にリズミカルに動かすことがポイントとなるようである。

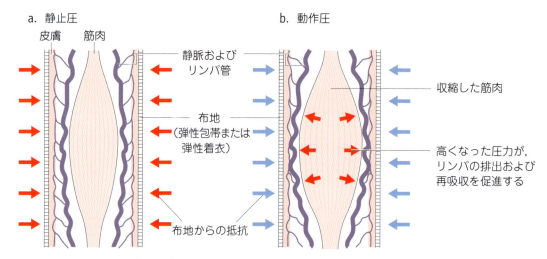

**図4-2-8** 静脈およびリンパ管に対する静止圧と動作圧
a：静止時は，弾性包帯や弾性着衣が皮膚に一定の圧を加えている．
b：運動時は，筋肉が収縮し膨大すると，周囲の弾性包帯が抵抗として働き患肢内の圧が高まる．
皮膚，筋肉，静脈およびリンパ管，布地（弾性包帯または弾性着衣），布地からの抵抗，収縮した筋肉，高くなった圧力がリンパ管を活発化し，浮腫液のリンパ管への再吸収を促進する．

（文献17より引用）

**表4-2-2** 好ましい運動

- 軽度ないし中等度の強さのエクササイズから始める
- 麻痺肢は受動的に動かす
- 歩行，水泳，サイクリングや軽いエアロビクスなどが推奨される
- 重い物を持ち上げたり，反復運動をすることは避ける（筆者注：等尺性運動は静脈・リンパ系への負荷が増す）
- 柔軟体操によって関節可動域を維持することができる

（文献16より引用）

## 運動療法を行う上での留意点

運動療法を行う上での留意点を以下に挙げる．
・蜂窩織炎や炎症の徴候（悪寒・戦慄，発赤，発熱など）がみられた場合には，運動は禁忌とする．
・過度の運動は血流量の増加をもたらし，リンパ生成が増し，また筋硬度増加により静脈やリンパ還流も低下する．
・疲れたら休む，根をつめない程度に心がける．
・痛みのない範囲で行う．
・術後の可動域制限，筋力低下，麻痺などがある場合は，無理をせず可能な範囲で行う．介助者がいる場合は他動運動でもよい．

・弾性包帯・弾性着衣の状態に注意する(弾性包帯がゆるんだ場合は巻き直す。弾性スリーブ・ストッキング着用時には痛みなどの不快な症状がないことを確認する。適切であると圧迫は心地よいものである)。

## 運動療法の手順と方法

前述の通り，深部リンパ系の活発化さえなされれば，腕や脚の浮腫液はおのずと深部リンパ系へ誘導される。したがって，運動療法においては，深部リンパ系への働きかけが最も重要である。

上肢の運動療法の例を図4-2-9に，下肢の運動療法の例を図4-2-10に示す。

### 手術直後の運動療法

手術直後にみられる浮腫は，多くは術後一過性にみられるものである。多くの場合，時間の経過とともに改善するが，深呼吸や軽い筋肉運動により静脈・リンパ循環を促すようにするとよい。

その後，リンパ系の側副路の増殖や過形成などが起こるが，この時期には，痛みのない範囲で徐々に体を動かすとよい。動かさないでいると，術創部の循環不全，治癒の遅延が起こりやすく，癒着や瘢痕は可動域の制限や筋力低下をきたす要因となる。

創部に負担となるため，手術直後には弾性着衣は着用しない。また，腕や脚の過度な挙上は術創部へ過度の負担となることに加え，術後は術創近辺の胸部や腋窩周辺，恥骨上部や外陰部などの中枢部に浮腫が生じやすいことから，むしろ浮腫の悪化をまねくことが多いため，安易に行わないほうがよい。

### 予防的な運動療法(重症度分類stage 0〜Ⅰ期)

退院後，少しずつ日常生活に戻るにしたがって，リンパ系の処理能力は徐々に向上していく。リンパ浮腫増悪を予防するための最も重要な基本事項は「無理をしない」ことである。日常生活の中に深呼吸や肩回し，腕や脚の運動を取り入れるよう心がけることが予防につながる。腕や脚に浮腫がみられる場合には患肢の挙上も有効である。弾性着衣の着用は基本的に不要であるが，脚などで夕方に浮腫が増強する場合や，仕事復帰などに伴って増悪が懸念される場合には，弱圧の弾性着衣を考慮する場合もある。

### 治療的な運動療法(重症度分類stage Ⅱ〜Ⅲ期)

患肢の挙上によっても浮腫の改善が期待できない場合に初めて，用手的リンパドレナージ(MLD)や圧迫療法が積極的な適応となってくる。深呼吸や肩回しにより深部静脈や深部リンパ系の活性を図った後，患肢を弾性包帯や弾性着衣で圧迫した状態で

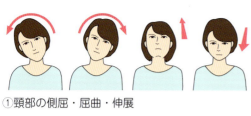
①頸部の側屈・屈曲・伸展

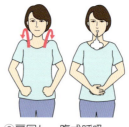
②肩回し，腹式呼吸

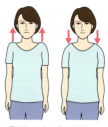
③肩の上げ下ろし

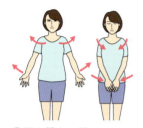
④肩を開き，閉じる

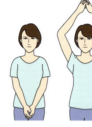
⑤手を組んで上肢を挙上し，下ろす

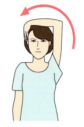
⑥反対の耳たぶに触れ，上肢を戻す

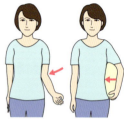
⑦肘を体幹へ押しつけ，力を抜く（枕やバスタオル，ボールなどを挟んで行ってもよい）

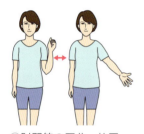
⑧肘関節の屈曲・伸展（手指の屈曲・伸展とともに）

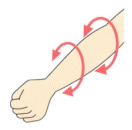
⑨前腕の回内・回外

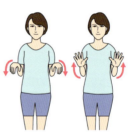
⑩手関節の掌屈・背屈

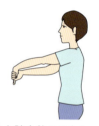
⑪上肢全体のストレッチ

〈基本となる考え方〉
胸部や体幹を伸ばす
・手を後ろに組み，胸をそらす
・体幹を傾け患側を伸ばす
乳房を切除した分軽くなることや，無意識にかばうことで体幹のアライメントが崩れる。創部もつるため，患側の体幹を伸ばすとよい。

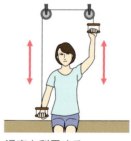
滑車を利用する

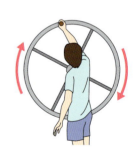

図4-2-9　上肢の運動療法の例

　　　運動療法を行う。深部リンパ系への入り口である肩関節や股関節の運動から始め，順次各関節を動かすようにする。

〈背臥位での例〉

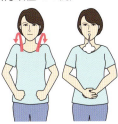
①肩回し，腹式呼吸

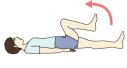
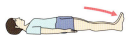
②下肢の屈曲・伸展（片側の膝を胸部に引き寄せ，下肢を伸ばす。左右交互に行う）

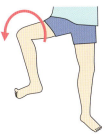
③股関節の外回し（膝で空中に円を描くように）

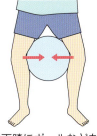
④両膝にボールなどを挟んで押しつぶし，力を抜く（枕やバスタオルなどを用いてもよい）

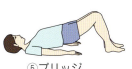
⑤ブリッジ

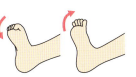
⑥足関節の底屈・背屈

⑦足趾の屈曲・伸展

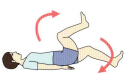
⑧自転車こぎ（両下肢を一緒に行うことが難しい場合は片側ずつ行ってもよい）

〈立位での例〉

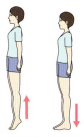
⑨つま先立ち

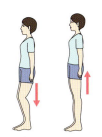
⑩スクワット

〈補足1〉
体幹の運動
・腹筋

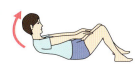

・体幹の回旋

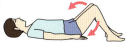

体幹の運動は，腹部のドレナージとなる。また術後は特に腹筋が弱くなり，臓器が下垂し便秘になりやすくなるため，体幹の運動を行うとよい。
水中歩行も有効である。
〈補足2〉
よりダイナミックな動きを取り入れたい場合は，水泳やアクアビクスなども有用である。

〈基本となる考え方〉
腹部を伸ばす
・背伸びをする
・腹臥位をとる
腹部を伸ばすことで創部のひきつれを予防する。腹臥位は下腹部の浮腫軽減にも有効である。

〈圧迫下の運動の例〉

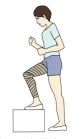
①踏み台昇降（疲れない程度）
踏み台の高さは，患者の体格，状態に合わせる

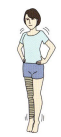
②つま先立ち（疲れない程度）
踵を上げる状態から始め，慣れたらつま先だけで立つ

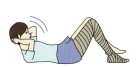
③大きな筋肉を動かす
腹筋や背筋などの大きな筋肉を動かす（ストレッチ）

〈上肢・下肢の共通の注意事項〉
・最初は各関節数回（3〜5回）程度から始める
・痛みや疲れのない範囲で両側共に行う
・圧迫療法を行っている場合，弾性包帯や弾性着衣は着用したまま行う
これらの運動は背臥位，立位，坐位など様々な姿勢で行うことができる。料理をしながら，テレビを観ながらなど，日常的に体を動かすことが大切である。

図4-2-10　下肢の運動療法の例

## 圧迫療法──弾性着衣による圧迫

　圧迫療法（compression garments）は，弾性着衣〔弾性スリーブ・ストッキング（elastic sleeves & stockings），カスタムメイド（オーダーメイド）〕や弾性包帯（MLLB）を用いて患肢を圧迫する方法である。

　浮腫が生じた場合，起立位では必ず患肢を圧迫して押さえる必要があり，ある程度の浮腫がみられる場合は必須である．圧迫の方法には，弾性スリーブ・ストッキング（弾性着衣）によるものとバンデージ（包帯法）によるものがあるが，ある程度安定した日常生活では弾性着衣が実用的である（図4-2-11）．

　弾性着衣の適切な選択と着用方法は，リンパ浮腫治療の最も重要な部分である．しかしながら（弾性着衣のことに限らないが），これをいわゆるデータを用いたEBMで決めることはほとんどできない[18]．その場合によりどころとなるのは，基本的な知識や情報を身につけた上で，臨床的にエビデンスがとれないことを認識し，おそらく細かい診察所見とそれに対する感性・観察力，患者の訴えに真摯に耳を傾けることによる情報収集，そして，それらを総合的に理解・判断することによる矛盾しない理論

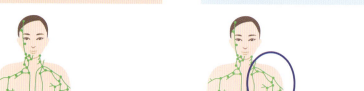
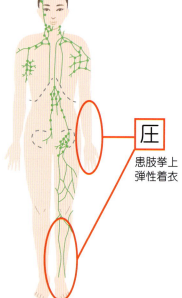
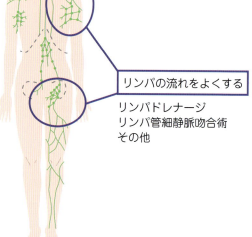

**図4-2-11　圧迫療法の効果**
浮腫が生じた場合は，患肢を上げるか弾性着衣で押さえることが基本である．この際，圧をかけることができる部位（肘や膝より遠位部）は治療効果が出やすく，腋や鼠径部周辺は治療効果は出にくい．

の構築の積み重ねであろうと思う。それを，またさらに別の患者に試行錯誤しながら実践・確認し，正しければ残り，正しくなければ排除することの繰り返しのように思う。その積み重ねが筆者の考え方の礎となっているので，筆者の考え方はこれまでの長い経験と患者との共同作業でできたものと思っている。このような考え方をもとに以下に詳述していく。

## 弾性着衣の特性

弾性着衣(弾性スリーブ・ストッキング)は医療機器であり，通常のストッキングなどとは異なる。伸縮性が低いため安静時には適度な圧がかかり，運動時にはそれに抵抗する強い圧がかかるようなつくりとなっている。着用により組織間隙内圧が高まり浮腫液の生成が抑制され，一方でリンパ管への還流量が増して浮腫の形成を最小限にすることができる。複合的理学療法の第2期(現状維持・改善期の段階)に適している。また，軽度の浮腫(主に下肢)の場合に初期治療の一環として用いられることもある。

弾性スリーブ・ストッキングには丸編みと平編みの製品がある。平編み(ショートストレッチ)は布地が厚く，硬く，伸縮性に乏しいが，伸び硬度が大きいため高度のリンパ浮腫に使用される[19]。しかし，臨床的には多くの場合，平編みに比して布地が薄く，弾性に富む丸編み(ロングストレッチ)が使用される。圧勾配は，弾性ストッキングでは足関節：下腿：大腿＝10：7：4，弾性スリーブでは手関節：前腕：上腕＝約10：9：7となっている[19]。なお，弾性包帯でもリンパ浮腫用のショートストレッチバンデージに対して一般的な包帯をロングストレッチバンデージと称する場合があるが，本質的に意味が異なるものを指している。

素材は非弾性糸であるナイロン(ポリアミド)と弾性糸であるポリウレタン(エラスタン，ライクラ®，スパンデックス)で，天然ゴム(ラテックス)や綿が使用されることもある[19]。着圧はナイロン，ポリウレタンなどにインレイ糸を挿入することで生み出されている。なお，着圧の表記は各国で異なるので注意が必要である。しかし，classⅠは20〜30mmHg，classⅡは30〜40mmHg，classⅢは40〜50mmHgとほぼ考えてよい[19](**表4-2-3**，**4-2-4**)。

## 弾性着衣着用のタイミング

先にも述べた通り，いったんむくんだ場合は弾性着衣の着用が最も重要であり，その選択と着用状態(履き方)は治療効果を決定するといっても過言ではない。すなわち，適切な弾性着衣を選択し，正しく着用するよう指導することが重要である。マッサージ効果を得るためしっかり着用して快活に動くことが基本となる。

弾性着衣は朝起床時に着用し，就寝直前に外すが，起床後の洗顔や食事の支度を終えてから着用するのでは遅い。太い腕や脚に着用して細くするのではなく，朝起きて

表4-2-3　海外規格の圧迫クラスの比較1

| ドイツ標準規格 DIN 58133 スイス（メーカー値：シグバリス）RAL-GZ387基準 | | 欧州標準化委員会 暫定規格 ENV 12718 | | フランス標準規格 AFNOR NF G30-102 | | 英国標準規格 BS 6612 | | 米国標準規格（メーカー値：レックスフィット） | |
|---|---|---|---|---|---|---|---|---|---|
| Ⅰ | 18～21 | A | 10～14 | Ⅰ | 10～15 | Ⅰ | 14～17 | 弱圧 | |
| Ⅱ | 23～32 | Ⅰ | 15～21 | Ⅱ | 15～20 | Ⅱ | 18～24 | 弱中圧 | 20 |
| Ⅲ | 34～46 | Ⅱ | 23～32 | Ⅲ | 20～36 | Ⅲ | 25～35 | 中圧（薄手タイプ） | 30 |
| Ⅳ | ≧49 | Ⅲ | 34～46 | Ⅳ | ＞36 | | | 中圧（厚手タイプ） | 40 |
| | | Ⅳ | ＞46 | | | | | 強圧 | 45 |

国によって表示される圧迫圧の範囲が異なる．
Ⅰ，Ⅱ，Ⅲ，ⅣおよびAはクラス分類，数字は圧（単位：mmHg）を表す．
（DIN 58133：2008 Medical compression hosiery, 2008）
（DD ENV 12718：2001 Medical compression hosiery, 2001）
（NF G30-102 Octobre 1986 Articles de bonneterie-Détermination de la pression de contention, 1986）
（BS 6612：1985 Graduated compression hosiery, 1985）

表4-2-4　海外規格の圧迫クラスの比較2──British Lymphology Society ガイドライン

| 上肢リンパ浮腫 | | |
|---|---|---|
| 軽度 | 弱圧 | 14～18mmHg |
| 中等度 | 中圧 | 20～25mmHg |
| 重度 | 強圧 | 25～30mmHg |
| 下肢リンパ浮腫 | | |
| 早期～軽度 | 弱圧 | 14～21mmHg |
| 中等度～重度 | 中圧 | 23～32mmHg |
| 重度 | 強圧 | 34～46mmHg |
| 重度難治性 | 超強圧 | 49～70mmHg |

細くなっている状態に着用することで，基本的にはその細さを維持するという考えである．夜間就寝前も基本的に着用し続ける．日中，自宅で横になっている場合は基本的には外すことになるが，着用することも可能である．ただし，弾性着衣のマッサージ効果は，起きてはいても横になって動かない状態では発揮されず，圧迫するだけになってしまうため，弾性着衣の圧が強すぎると横になっているときに痛みやしびれがみられることがある．その際は危険なので少し患肢を動かして，症状が消えれば着用を続けてよい．症状が消えない場合は弾性着衣を外さざるをえない．昼寝など熟睡するのでなければ痛みなどに気づくことができる範囲で着用は可能である．就寝時は熟睡するので基本的には外すか，または，一段弱い圧の製品を着用するとよりよい．

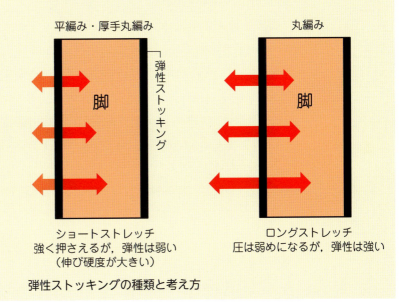

**MEMO　デニール・圧表記・伸び硬度**

- **デニール**：圧ではなく繊維の太さ（単位長さ当たりの重量）を表している。9,000メートル（m）の糸の質量をグラム（g）単位で表したもので，1デニールは1gの糸を9,000mに伸ばしたときの繊維の太さになる。
- **圧表記**：現在の圧表記はヘクトパスカル（hPa）が用いられる（1mmHg＝1.333hPa）が，保険適用時の圧の表記はmmHgであり，臨床の現場ではmmHgを使用する。
- **伸び硬度**：弾性包帯や弾性着衣が1cm引き伸ばされたときに生じる圧迫圧の増加分（mmHg）として測定される[19]。

弾性ストッキングの種類と考え方

　よくばって強く圧迫することは危険であるので，無理をしてはならない。少なくとも日中使用していたものをそのまま夜間就寝時に使用することはしてはならない。そのように使用しても夜間大丈夫ならば，逆に日中活動時の圧が弱すぎるともいえる。

　手の場合，日常生活で手を使うため昼間の圧迫は難しいことが多いが，逆に考えると，夜間就寝時には手を使わないので圧を加えるのに絶好の時間帯である。痛くない程度に無理をしない範囲で圧迫を加えるとかなり効果が得られる。

　また最近，夜間就寝時用の圧迫装具が販売されるようになってきた。先に述べた通り，理論上は夜間も弱く圧をかけるとよいのは当然である。しかしながら患者に余計な出費をさせるのは好ましくないと考えるので，筆者はあえて製品を積極的に勧めたことはない。筆者は使い古しの大きめの弾性着衣を利用したり，もしくは特に手の甲などではスポンジや綿などのクッション材の上から包帯（この場合は特殊なものでなくても十分）で軽く圧迫するように指導している。リンパ浮腫が徐々に知られてきたために，様々な製品が考えられることはよいことであろうが，患者に余計な経済的な

負担をかけるようなことはしないよう心がけたい。

## 弾性着衣の選択

### 圧と弾力の選択

　弾性着衣の適切な圧の強さは，①着用していてしびれや痛みがない（強すぎない），②手足の動きに支障がない（関節を締めつけない），③足先が白くなったり（動脈閉塞），うっ血（静脈閉塞）したりしない程度で，かつできるだけ強い圧（約30〜50mmHg）のものを用いる。

　患肢を細くするには，脚すなわち弾性ストッキングの圧はclass Ⅲ（40〜50mmHg）が必要である。class Ⅱ（30〜40mmHg）はわずかにむくみを改善するか維持もしくは予防である。同じく，腕すなわち弾性スリーブでは各々class Ⅱ（30〜40mmHg），class Ⅰ（20〜30mmHg）がそれらの位置づけとなる。

　弾性着衣（特に丸編み）を選択する際には，適切な製品を選択する必要がある。"適切な"製品とは，圧が強く弾性も強い製品である。強く圧迫すると同時に外方にも十分に伸びる。一方で，リンパ浮腫治療上好ましくない製品は圧も弾力も弱い製品である。よい製品は強く締めて十分に伸びるので着用した際の伸縮幅が大きい。一方で好ましくない製品は伸縮幅が狭いので，履くときに硬く，履きにくい。患者はこれを"強い"ストッキングと感じていることが多い。圧が強いのではなく，硬いだけであるので，着用すると食い込んでしまい，マッサージ効果は期待できない。よい製品か否かの判別は難しいが，価格帯でいうと，パンティストッキングでは1万5,000円前後以上の製品となる。5,000円前後の製品は多くの場合リンパ浮腫治療用としては好ましくないことが多い。弾性ストッキングの選択に自信がない場合，つい，圧が弱く安価な製品を選択しがちになるが，かえって患者に余計な負担を強いる結果になることが多いので注意が必要である。

　一般的には弾性着衣で十分に治療を行える。弾性着衣で効果がみられない場合はその原因を突き止める。後に詳述するが，選択に加え履き方がきわめて重要で，特に食い込まないことが最も重要である。さらに，特に周径の太い部分には局所的に圧を加え，その結果として腕や脚の形を整える。そのために，弾性着衣に様々な細工をして使用したり，古くなったものを利用することも行っている。

### サイズの選択

　弾性着衣のサイズ表の数値は，「むくんでいる脚（腕）のサイズ」である。重症度分類stage Ⅱで明らかなむくみがある場合やstage Ⅲなどではサイズ通り選択してもよい。この際，最も圧の強い足首，下腿部を基準とする。足首に比べ下腿部が丸く膨らんで大きい場合は，足首ではなく，ふくらはぎの大きさに合わせてサイズを選択する

と，足首での食い込みを防ぐことができる。リンパ浮腫の重症度stage Ⅱ以上の治療では弾性ストッキングの圧は基本的にclass Ⅲ（40～50mmHg）以上が効果的である。class Ⅱ（30～40mmHg）の適正サイズよりも，class Ⅲ（40～50mmHg）の一段大きなサイズのほうが効果が得られる。たとえば足首20cm，ふくらはぎ37cmで，class ⅡのSサイズがギリギリ入るかな，と思った場合は，class ⅢのMサイズを選択したほうがサイズダウンを期待できるし，当然ながら，足首で食い込みさえしなかったらclass ⅢのSサイズにしたほうがサイズダウンを期待できる（図4-2-12）。

　stage Ⅰなどのあまりむくみの多くない場合は，サイズ通りの弾性ストッキングを選択すると，多くの場合強すぎる。これは"クッション"としてのむくみがないためで，出っ張っている骨や筋肉などの組織を直接圧迫するためである（☞図4-1-4, p.102）。同様に，圧迫して押しても逃げてくれない脂肪が多い場合にも1～2段大きめのサイズとする。医師が履かせられなければ，適切なサイズ，圧を決めることはできないし，患者も履けるわけがないので，診療の場で実際に医師が着用させることが大切である。

　リンパ浮腫は必ず左右差があり，多くの場合片側性の浮腫である。稀に両側性となるが，それでも必ず左右差がある。たとえば，右が大腿部中心なら左は下腿部などである。この際，片側性で経過中に他方にも浮腫が出る（稀に左右が逆転する）ことがあるが，この場合は一段弱い圧で圧迫すれば十分なことが多い。少なくとも，片方の脚がむくんできたからといって他方の脚にも予防的に同等の強い圧をかける必要はなく，一段弱い圧で間に合うことが多い。筆者は当面はまずこれまで使用していた古い

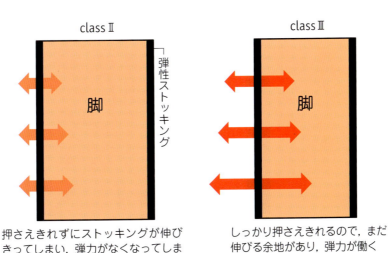

図4-2-12　弾性ストッキングのclass選択の考え方

弾性ストッキングを使用することで経済的な負担を軽減して頂くようにしている。ベルト付き弾性ストッキングでは当面は裏返しにして使用する（ただし，通常では皮膚に接する面は粗くマッサージ効果が期待でき，表の面は滑らかなためマッサージ効果は期待できないので，邪道ではある）か，もしくは徐々にひねりを加えながら着用すれば左右逆に使用可能である。これらもすべて医師が実際に診察室で実施し，できることを見せることが大切である。

### 弾性着衣着用上の注意

弾性着衣の着用で大切なことは，まず腕や脚の形を整えることである。そのためには，食い込み，特に腕や脚の付け根の食い込みは最も好ましくない。効果が出ないときは「弾性着衣が合わない」のではなく「履き方，特に食い込みがないか」を確認することが先決である。皮下組織はそれほど厚くはなく，健常者では下腿で5mm以下，大腿は個人差はあるが数cm以下であるので，むくんでいてもほんの数cmでも食い込むとむくみの液は流れなくなると考えるとよい（図4-2-13）。

よい形の弾性着衣に腕や脚を合わせるのであって，太くなった腕や脚の形に弾性着衣を合わせるのではない。したがって「合った弾性ストッキングがないからオーダーメイドのストッキングをつくる」必要があるケースはごく稀である。脚の変化（変形）が強く，"よい形"に合わせ切れない場合は，履き方を工夫し，また周径が太い部位や変形している部位に弾性包帯などを一部使用したりして，"よい形"に近づけることが大切な点といえる。

着用時，ほとんどの患者はストッキングやスリーブを引っ張ってしまう。本能に近

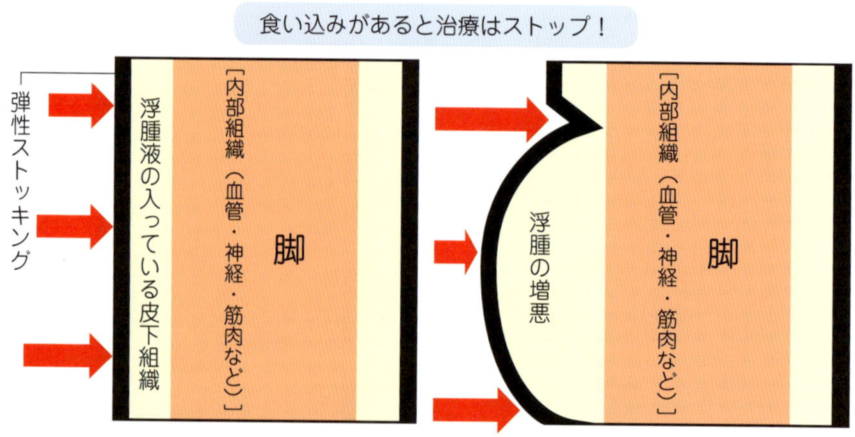

**図4-2-13　弾性着衣食い込みの概念図**
弾性着衣（弾性スリーブ・ストッキング・包帯）の食い込みがあると，その下方にむくみが溜まることになる。皮下組織はそれほど厚くはないので，少し圧迫しただけで流れは止まる。

いとさえ思われるほど，その頻度は高い。そのため，弾性ストッキング（弾性スリーブ）は上のほうに溜まってしまい，大腿部で濃く，下腿部では薄くなる。多くの人はつっぱっている部分が圧が強いと感じてしまうが，弾性繊維が濃い（多い）と強く，薄い（少ない）と弱いので，結果的に圧の勾配は上下逆になり，上が締まって，下がむくむ結果となる。さらに悪い場合は，弾性ストッキングの上端が極端にしわ状となって溜まり，輪ゴムで締めたような状態となる。そのため，脚の付け根付近が巾着の口を締めたようになって脚全体が丸く膨らむ形となり，効果はまったく期待できず，自覚的には脚全体が重く感じることが多い。この履き方を診察時に修正すると，直したとたんに患者は脚が軽く感じられるようになる。診察室に入るときには重かった脚で軽やかに歩いて帰られる。

　このように，弾性着衣を正しく着用することが最も重要であり，適切な弾性着衣を正しく着用すれば必ず改善する。再診時の医師の最も大事な役割は，弾性着衣の履き方のチェックと修正であるといっても過言ではない。そのため，再診時は弾性着衣を着用した状態を確認する。壺の口のように付け根で食い込んでいるとむくみは抜けない（図4-2-14）。膝裏や足首も同様である。

　太い脚に小さめの弾性ストッキングを着用すると足首で食い込むことがある。これは腓腹部の最も太い部分と足首の太さとの落差が大きいことが原因である。したがって腓腹部を小さくする（つまり細くする）かもしくは足首部があまり細くなりすぎないようにすることが対応方法となる。前者としては腓腹部に輪切りにした古い弾性ストッキングのリングを当てたり，弾性包帯（後述）を巻く。後者としては弾性ストッキングを1サイズ大きめのものにするか，もしくは弾性ストッキングの踵部を足底にずらし，足首部で弾性ストッキングの太めの部分を使用するようにして一時的に治療しておき，食い込まなくなったら元の位置に戻すとよい。

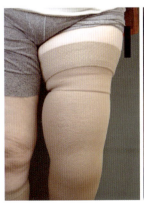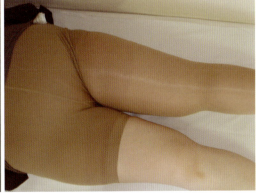

**図4-2-14　弾性ストッキングの不適切な着用**
壺の口のように付け根で食い込んでいるとむくみは抜けない。

## COLUMN

**弾性ストッキング着用時の患者への説明**

　患者に説明する際，スキー場のゲレンデの例を用いて説明するとわかりやすいようである。山が高く（腓腹部が太い），麓が低い（足首が細い）と，スキー板（ストッキングの布地）は勢いよく麓（足首）に落ちて食い込んでしまう。勢いよく落ちないようにするには①山を低くするか，②麓を高くすることである。①が腓腹部を圧迫して小さくする方法（写真右）であり，②は1サイズ大きめのストッキングにするか，踵部を踏むようにすることで腓腹部周囲の太い部分を足首あたりにずり下げて着用する方法である。なお，踝部付近から足首にも線維が落ちていく（体幹方向へ上がっていく）。これについては，「踝部から足首方向へは小学生低学年用の低いスロープがある」と説明している。これも腓腹部同様，踝部を低くしてあげるとよいわけであり，筆者は圧のない踵部の布地の位置を足底部に近づけて踝部に弾性のある布地が当たるようにしたり（写真左上），弾性ストッキングを輪切りにしたリングを利用して（写真左下）圧迫して頂くようにしている。

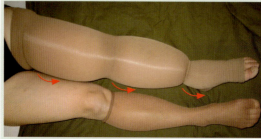

鼠径部，膝部，足首部に溜まっている布地を，各々，より下方にもっていき，布地全体の均一化を図る。

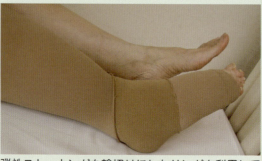

弾性ストッキングを輪切りにしたリングを利用して踝部の膨らみを補正した例。

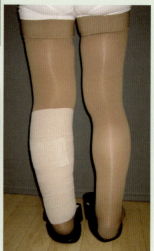

弾性包帯を用いることもある。

### 弾性ストッキングによる治療

　弾性ストッキングには，シリコン付き弾性ストッキング，片脚ベルト付き弾性ストッキング，弾性パンティストッキング，片脚弾性パンティストッキングやトゥキャップなど様々なタイプがある（**図4-2-15**，**表4-2-5**）。

　脚の付け根で食い込まない点では弾性パンティストッキング（または片脚弾性パン

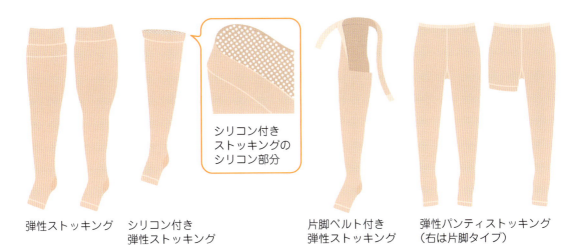

**図 4-2-15** 弾性ストッキングの種類

**表 4-2-5** 弾性ストッキング・ハイソックスの種類と特徴

|  | 着脱 | 付け根での食い込み | ずり落ち | 快適性 | 価格 |
|---|---|---|---|---|---|
| 弾性パンティストッキング | × | ○ | ○ | 蒸し暑い | × |
| 片脚弾性パンティストッキング | △ | ○ | ○ | 健側は快適 | × |
| 片脚ベルト付き弾性ストッキング | ○ | △ | △ | ベルトが邪魔になる | △ |
| シリコン付き弾性ストッキング | ○ | △ | △ | シリコンでかぶれやすい | ○ |
| シリコンなし弾性ストッキング | ○ | × | × | かぶれにくい | ○ |
| 弾性ハイソックス | ◎ |  |  | 下腿のみ | ◎（保険が使用できない傾向） |

×：劣る，△：少し劣る，○：よい，◎：特によい

ティストッキング）が理想であるが，簡便さで片脚ベルト付き弾性ストッキングやシリコン付き弾性ストッキングがよく使用される．滑り止めとしてのシリコンのない通常の弾性ストッキングタイプは，リンパ浮腫の患者ではずり落ちて食い込むためほとんど使用できないが，シリコンにかぶれるなどの理由から，それを承知で使用することもある．

### 下肢の治療の考え方

下肢の二次性リンパ浮腫の場合，鼠径部周辺のリンパ節切除においては鼠径部周辺から浮腫が発症し，漸次足のほうへ流れ落ちる（**図 4-2-16a**）．そのため，発症初期の鼠径部周辺の浮腫に対して脚を挙上するのは誤りであるのと同様，鼠径部以下だけを圧迫する強力な弾性ストッキングも逆効果になることが多い．

浮腫が患肢全体に及んだ場合は，弾性ストッキングで脚全体を覆うのが基本であ

a. 二次性リンパ浮腫の場合

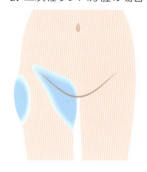 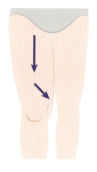 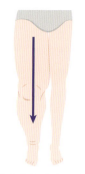 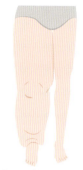

①浮腫は初期には鼠径周辺，特に大腿内側，下腹，外陰，大腿外側にみられる（青で示した部位）　②ついで下方に向かい，大腿（特に膝直上内側）に目立つようになる　③さらに下方に向かい，下腿が腫脹する　④最終的に足首〜足部まで及ぶ

b. 一次性リンパ浮腫の場合

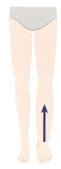 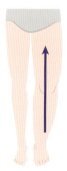

①足首〜踝部付近からの発症が多い　②経過とともに浮腫は上方に及ぶ

**図4-2-16** 下肢のリンパ浮腫の広がり方

る。鼠径部でリンパの流れを遮らないよう注意する。そのため，パンティストッキングタイプが理想となる。

　一次性リンパ浮腫では多くの場合，足部から発症し，漸次上方へ進展することが多い（図4-2-16b）。そのため，足部，踝部から気がつくことが多いが，下腿，さらには大腿まで浮腫が及んでいることが多い。したがって，弾性ストッキングは初期にはハイソックスタイプ，もしくはストッキングタイプで間に合うことが多い。しかしながら徐々に鼠径，殿部にも及ぶので，その際は二次性リンパ浮腫と同様にパンティストッキングタイプを用いるのが望ましい。クリッペル−トレノニー−ウェーバー症候群を含む先天性リンパ浮腫では罹患部位全体に浮腫を認め，圧迫の効果を期待しにくいことが多い（図4-2-17）。

### 弾性ストッキングの種類と特徴（図4-2-15，表4-2-5）

　カスタムメイドや布地の厚い弾性着衣のほうが食い込みが少なく，理想とされるが

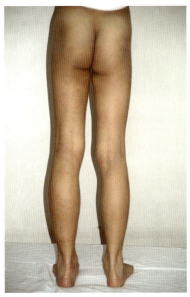 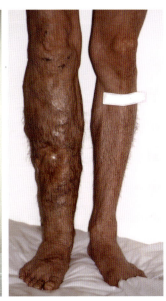

先天性リンパ浮腫　　　クリッペル-トレノーニー-ウェーバー症候群

図4-2-17　一次性リンパ浮腫

意外とそうではない．布地の薄いほうが特に高温多湿の日本では通常快適であり，食い込まないよう注意すれば十分に効果を期待できる．たとえば，臨床上多く使用されるメディ社の製品では，筆者は，布地の厚いメディフォルテではなく，多くの場合布地の薄いメディプラスを用いている．メディプラスを使用して食い込むこともなく，治療効果を得られて細さを維持できていれば，あえてより強圧の製品として厚地のメディフォルテに変える必要はないことが多い．逆に，メディフォルテ着用で細くなり効果が感じられるなら使用し続けてもよい（☞MEMO，p.127）．

①弾性パンティストッキング

　脚の付け根付近での食い込みがなく治療上の理想であるが，逆に腹部の布地がうっとうしく，高価でもある．食い込まないはずであるが，それでも引っ張りすぎて食い込むことがある．なぜかほとんど全患者にみられることであるが，細い健常肢より太い患肢の側のストッキングを強く引っ張り上げて，布地の切り替わり部分が高い位置になってしまっており，結果的に付け根で壺の口のように食い込んでしまっていることが多い．このときは，まず，健常肢側と同じ高さまで弾性ストッキングをずりおろす（図4-2-18）．

　特にむくみが少ない初期には，むくみという"クッション"が少ないため，ストッキングやハイソックスタイプの上端は食い込みやすい．弾性繊維の終わる上端の部分が最も圧が強いと考えるとよい．そのような点も含めて弾性パンティストッキングタイプが好ましい．

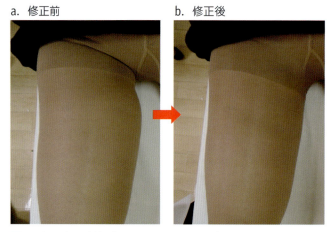

図4-2-18 弾性パンティストッキングの食い込みの修正

### ②片脚ベルト付き弾性ストッキング

 弾性パンティストッキングが理想であるが，腹部のうっとうしさや高額のため，片脚ベルト付き弾性ストッキングを使用すると，付け根内側で食い込んでしまうことが多い（図4-2-19a）。これを避けるには，①大腿部の裏側を十分に引き上げる，②吊り具部分を対側に引き上げる（図4-2-19b），③上端が軟らかい製品の場合は，その軟らかい部分とその下の弾性部分との境目が食い込んでくるので，上端の軟らかい部分に古いベルトを縫い付けるなどすると食い込みが避けられることが多い（ただしメーカー保証の方法ではないことに留意しておく。筆者は，基本的に弾性着衣の細工は患者個人の裁量で行って頂くようにしている）（図4-2-19c）。上端が斜めに縁取りされている製品（図4-2-19d）ではそのようなことはないが，逆に最上端部の縁取りが食い込みがちになることもある。

### ③シリコン付き弾性ストッキング

 シリコン付き弾性ストッキングも同様に，軟らかい太ももに硬いシリコンを置くことになるので，基本的に食い込みやすい（図4-2-20）。

 その点では比較的組織の硬い男性では食い込みにくい。逆に，特にシリコンの当たる部分が軟らかい，いわゆるポッチャリ型の女性では大腿部が逆円錐形になっていてシリコン部がずり落ちやすいことも含めて注意が必要である。また，若い人ではシリコン部をあまり上に上げると，殿部の丸みに乗ってしまい，結果的にシリコン部が裏向きにひっくり返ってしまうことが多いので，あまり無理に引き上げず，少し下の部分でとどめておく必要がある。

 古くなるとシリコン部と弾性繊維の継ぎ目（圧の変わり目）部分で食い込む（図4-2-21）。弾性繊維が古くなると圧が弱まり，シリコン部は硬いままなので圧差が

a. 食い込みの例と修正後

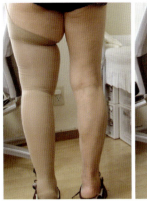
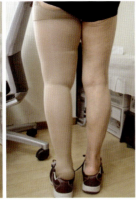

b. 通常のベルト位置(左)と反対側に引っ張った場合(右)

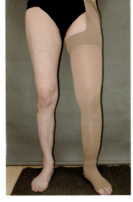
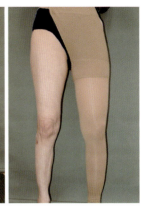

c. 古いベルトを縫い付けて使用している例

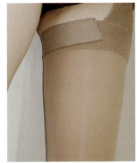
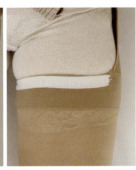

d. 上端が柔らかい製品の例(左)と上端が斜めに縁取りされている製品(右)の例

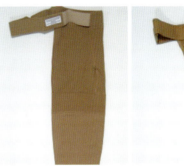
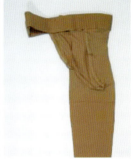

**図4-2-19** 片脚ベルト付き弾性ストッキングの着用例と製品例

a. 食い込み例

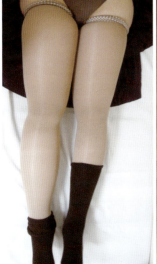

b. よい着用例

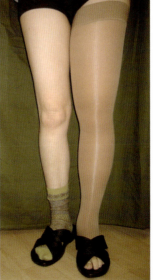

**図4-2-20** シリコン付き弾性ストッキング

a. 古くなり食い込みがみられる例
b. シリコン部にアンダーラップテープを巻いている例（かぶれ防止）
c. シリコン部にガーゼを巻き付けている例（かぶれ防止）

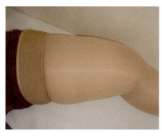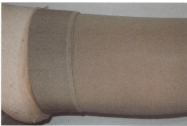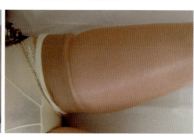

**図4-2-21** シリコン付き弾性ストッキングの食い込み例とかぶれ防止の工夫

生じるため食い込むようになる．この際は基本的に新しい製品に交換が必要である．丈の長い下着やガードルの上に着用すると，滑り落ちて食い込んでしまうので，基本的には直接肌に着用する．シリコンにかぶれる場合はアンダーラップテープ（かぶれ防止）や，滑り落ちさえしなければガーゼなどを一巻きした上から着用するとよい．湿布を貼付した上から着用するとよい場合もある．ただし，食い込みを避けるためにガーゼを重ねたり，タオルなどを当てることはかえってその部位を強く圧迫することになるので好ましくない．

④弾性ハイソックス

弾性ハイソックスは，基本的にリンパ浮腫に対しては使用しない．しかし，高齢で下肢全体を覆うストッキングの着用が困難な場合で，下腿の浮腫が主訴である場合や，一次性リンパ浮腫で下腿にのみ浮腫を認める場合などで適応がある．

一方で弾性ハイソックスは一般診療の場では使用頻度が高く，特に高齢者によくみられる低蛋白性浮腫を含めた廃用性浮腫では最も使いやすい．この際，その選択はきわめて重要であり，端的には一般的な市販の製品（**図4-2-22d**）のように長くて上端がすぼまった製品はまず失敗する．弾性が少なく置き寸自体が長いため上端は膝直下まできてしまい，上端部分で食い込んでしまい，浮腫液が上方へ移動することを妨げてしまう．医療用でも**図4-2-22c**のような製品もほぼ同様の結果となることが多い．ちなみに手術時に使用する弾性ハイソックスはリンパ浮腫用には適さないことが多い．**図4-2-22a，b**のように弾性が強いため置き寸は短く，かつ，上端が開いている製品が好ましい．**図4-2-22a**（グンゼ　舞）はclass I であるが，弾性が豊かなため置き寸は長さも幅も小さいが，**図4-2-22b**と同じサイズ（Mサイズ）として使用可能である．高齢者でもきわめて履きやすいので，廃用性浮腫では非常に使いやすい．

⑤トゥキャップ

トゥキャップは足指の浮腫に対して用いる．強圧（class III）の弾性ストッキングは着用が容易になるように通常先端が開いている（open toe）ために，つま先がむくみ

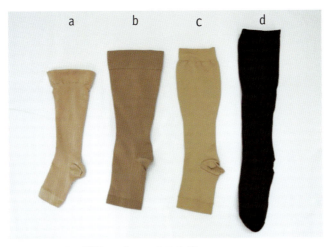

図4-2-22 弾性ハイソックスの例
a, b:好ましい医療用の例(a:「グンゼ舞」, b:「メディ」), c:リンパ浮腫には好ましくない医療用の例, d:市販品の例

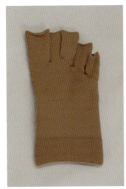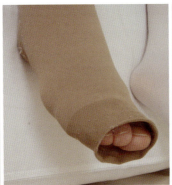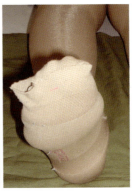

トゥキャップ　　先端をほどいた形　　先端を閉じた形(小指部　外反母趾の痛みを除く
　　　　　　　　　　　　　　　　　　分は装着補助具スリッパ　ため穴を開けた形
　　　　　　　　　　　　　　　　　　ーを抜き出すために開け
　　　　　　　　　　　　　　　　　　てある)

図4-2-23 トゥキャップと使用上の工夫

やすい欠点ともなっている。そのため，つま先に圧を加える目的で用いることもある。
　トゥキャップを用いる前に，着用さえ可能であればまずopen toeの先端を閉じてみる(closed toe)とよい。メーカーでも加工してもらえるし，もしくは先端が折り返してあるならば自分で先端をほどいて縫ってしまい，closed toeにすることも可能である(図4-2-23)。

⑥ 足首サポーター(図4-2-24)
　踝下の部分は圧がかかりにくく，さらには弾性ストッキングの踵部分が上がりすぎていたりすることが多いため，腫れが目立ちやすい。そのため，その部分だけに圧がかかるような圧迫製品を求められることが多く，数社からサポーターが出ている。踝下部にシリコンが当たるようになっている製品もある。

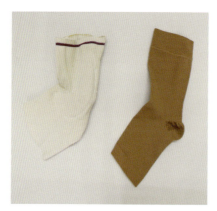

図4-2-24　足首サポーター

　しかし，このような製品は着用すると外出が不可能になることが多く，着用を継続できない。筆者は前述の通り，古い弾性ストッキングを輪切りにし，それを踵部全体に加えて使用する方法を勧めている（☞COLUMN，p.132）。この方法であれば，薄いので外出時も着用可能であり，同時に安価で済む。本法を用いるようにしてからは，ほとんど足首サポーターを購入して頂くことはない（ただし，この方法も患者個人の裁量で行って頂くことが基本である）。

　なお，足の裏は常に全体重の強い圧がかかっているため，通常むくむことはない。逆に，臥床を続けていると文字通り丸くむくむこともある。

**弾性ストッキングの着用法**

　一般的には，弾性ストッキングを裏返しにして踵部まで入れ，そのまま布地を束ねないで履くとされる（図4-2-25a）。束ねてしまうと太い紐状になりきつくて履けない。または裏返しにせずに素直に弾性ストッキングを履いていき，順次上のほうから手繰り上げるようにするのもよい（図4-2-25b）。この際，内踝，外踝の後ろをゴム手袋でつまみ，下から上に（どじょうすくいのように）たぐり寄せるようにしていくと，布地が1枚なので着用が大変な踵部が比較的楽に入る。

## 弾性スリーブによる治療（図4-2-26）

　弾性スリーブで最も一般的なタイプは，手首から腋までを覆ういわゆる弾性スリーブ（ミトンなし弾性スリーブ）であるが，手首で終えると手の甲がむくむ可能性があるので，基本となるのは手の甲まで覆うミトン付き弾性スリーブである。そのほか，ショルダー付き弾性スリーブ，弾性ミトン，弾性グローブや指のみの製品もある。

**上肢の治療の考え方**

　上肢においても下肢と同様，むくみは下（手のほう）へ落ちると考えてしまう。しかし，実際には肘を中心にむくみを認めることが多い（図4-2-27，4-2-28）。こ

a. ストッキングを裏返して履く方法

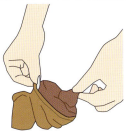
①裏返しにして踵部を出す

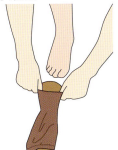
②表裏2枚にして，広げて足先から入れる

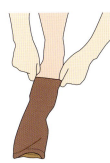
③足の甲の部分まで入った状態

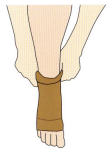
④さらに引き上げて踵部まで入れる

b. ストッキングを裏返さずに履く方法

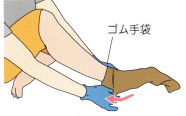
①裏返しにせず，そのまま履いていく

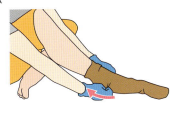
②踝の後ろをゴム手袋でつまんで引き上げる

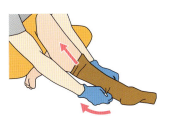
③入った分だけ引き上げておいて，さらに踝の後ろをつまんで引き上げる

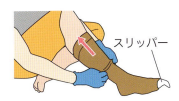
④しわをとるように順次たぐり上げる

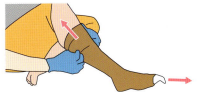
⑤さらに上げてしわをとり，最後にスリッパーを抜き取る

**図4-2-25** 弾性ストッキングの着用手順

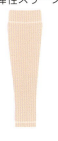
ミトンなし
弾性スリーブ

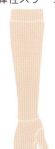
ミトン付き
弾性スリーブ

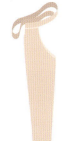
ショルダー付き
弾性スリーブ

弾性ミトン

弾性グローブ

**図4-2-26** 弾性スリーブの種類

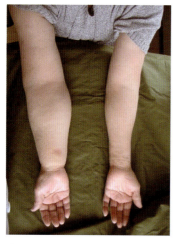

**図4-2-27　上肢のリンパ浮腫**
肘を中心として浮腫がみられることが多い。

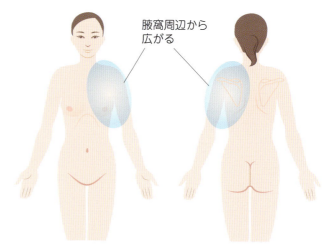

腋窩周辺から広がる

**図4-2-28　上肢の術後リンパ浮腫の広がり方**
術後上肢では腋窩周辺からむくむ。起立位により浮腫が肘から手のほうへ流れる。一方，腋の浮腫も下方へ流れるが，手と異なり行き止まりではないのであまり溜まることはない。時にブラジャーなどの締め付けで溜まることはある。乳房が比較的大きく垂れ加減であると，そこが行き止まりであるので乳房自体がむくむこともある。きわめて稀に浮腫液が同側下肢に流れ，患者がむくみを訴えることもある。

れはリンパ系の走向の関係とともに，日常生活では机などに肘を曲げてついていることが多いからである。したがって，むくむ部位は生活の仕方によって変わってくる。しかし，弾性スリーブの圧は図4-2-29に示すように下（手首のほう）が強く，上（上腕のほう）に行くに従い弱くなっている（圧の勾配＝10：9：7）。ここで，手を使うため手首で終わってしまう，いわゆる弾性スリーブを使用すると，当然ながら手がむくむことになる。

　これは脚における弾性ストッキングを考えると理解しやすい。すなわち，ストッキングを足首部分で切ると足部はむくむ。その意味では本当は弾性ストッキングと同様に指先まで覆わなくてはならない。しかし，手を使うために手を出さなくてはならない。

　この場合，手の甲がむくまないようにするには2つの方法がある。1つはスリーブの圧を弱くすることであり，もう1つは手の甲に圧を加えるためミトン付きスリーブを用いることである。したがって，弾性スリーブの基本はミトン付き弾性スリーブである（図4-2-26）。しかし，ミトン付きでも指はほぼすべて覆われずに終わってしまうので，あまり強い弾性スリーブを使用するとやはり指の部分がむくんでしまう。特に炎症を伴っている場合は，炎症のある部位で浮腫液が増加し続けている（☞p.164）ので，手の甲や指先はむくみやすい。逆に，そのような場合は炎症を伴っていないかを疑う。このように，結果的にあまり強い圧をかけることができないのが上肢における特徴である。下肢は違う。下肢の場合はほぼ先端まで強く圧を加えること

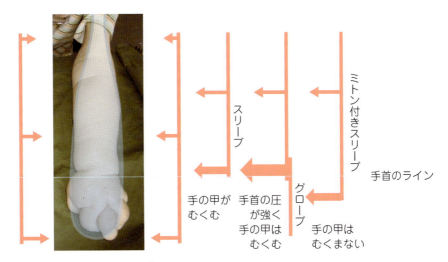

**図 4-2-29　弾性スリーブの圧**
弾性スリーブの圧は下（手首のほう）が強く，上（上腕のほう）に行くにしたがい弱くなっている。ミトン付き弾性スリーブも，脚と同様，肘ではなく手の先に浮腫があるものとしてつくられていると考えるとわかりやすい。

ができる。

　このように，下肢では強く圧迫するための"圧"をかけることができるが，上肢では手や指がむくんでしまうために十分な圧をかけることができないのが特徴である。既に述べた通り，上げて寝ているか押さえるかのいずれかの圧をかけ続けないとむくみはとれないと考えると，下肢では強く圧迫し続けるとよいが，上肢では十分な圧をかけ続けることはできないので，「手や腕を上げる」ことを日常生活に取り入れることが必要となる。かといって，ずっと上げ続けるわけにはいかない。ではどうするかというと，自分の姿勢を低くすればよいことになる。字を書いたりする場合はいすを低くしたり，机の上を一段高くしたりする工夫をする。利き腕でなければ，上げてフラフラ動くように置く工夫をする。収納もしゃがんで利用するか，可能なら自分のよく使う収納は高い位置にしておく。このように，腕では，日常生活上，腕や手が高い位置にくるように工夫しないと，圧をかけ続けることはできない（図4-2-30）。一番理想的なのはずっと寝続けていることになるので，入院生活では数日でかなり改善する。

　指の先端まで圧を加えるために「弾性スリーブ＋弾性グローブ」にすることが多いが，これはほとんどの場合失敗する（図4-2-31）。日常生活上，手を使うことは大変多いため，結果的にグローブを外す時間が多いことと，スリーブとグローブが手首部分で二重に重なり圧が極端に強まり，食い込んでしまうためである。したがって，腕の治療の基本はやはりミトン付き弾性スリーブである。価格的にもこのほうがはるかに安価で済む。指にむくみが出やすい場合はミトンの先端を一時的にでも指先端までできるだけ伸ばすようにするとよい。手洗いや家事で手首が濡れる場合はスリーブ

〈腕や手を使うとき〉
できる限り心臓より上にして動かす

〈腕や手を使わないとき〉
弾性スリーブやグローブでがっちり押さえる

- 手や前腕は，一生懸命治療に取り組むと，圧がかかりやすいため効果は上がりやすい
- 手は就寝時に治療するのに最適である

**図4-2-30** 上肢の治療の考え方

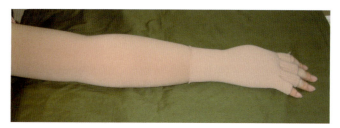

**図4-2-31** 弾性スリーブ＋弾性グローブ使用の例
指まで圧を加えるために「弾性スリーブ＋弾性グローブ」を用いることは多いが，多くの場合思うようには奏効しない。

を一時的に少しずり上げ気味にしたり，場合によっては短時間のみ裏返しにして折り返してもよい。

　なお，前にも少々触れたが，腕に炎症〔蜂窩織炎など（後述）〕がある場合はミトンの有無を問わず弾性スリーブを使用すると手の先のほうにむくみが出やすいので，意識的に指の先端まで覆う必要があることが多い。炎症のためにその部位ではむくみが湧いて出てくると考えると理解しやすい。この場合は，炎症の治療が優先され，改善後に徐々に指を出し，さらには可能ならミトンなしの弾性スリーブまでもっていく。弾性スリーブを使用してもむくみにくくなってきたら炎症も改善してきていると考えてよい。

　手の甲は，上げようと思えば最も高く上げることができ，圧迫もしようと思えば最も強く圧をかけることのできる部位である。したがって，手を使わない就寝中は手の甲の治療に絶好の時間帯であり，できるだけ高く上げることでかなり改善を期待できる。さらに，可能な範囲で圧を軽く加えると相当程度改善が期待できる。具体的には，あり合わせのスポンジなどで手を覆い，上から弾性包帯（圧を注意すれば普通の包帯でも可）で軽く巻いて圧迫する。指は指包帯などで軽く圧迫する。指の付け根を締めないように注意すれば，市販の指サック様の指包帯でも効果を期待できる。

　ただし，肥満があったり，腕自体がかなり太い場合は効果が出にくいことが多い。

むくんだばかり(約1カ月以内)で主に手の部分に浮腫を認める場合は日常生活を極力抑え，治療に専念することで2～3週間でほぼ消失させることが期待できる。逆にこの期間に改善できない場合は，その後も著しい改善は期待できない。(手を下げているために)手の甲がむくむということは，上げていれば必ずそのむくみはとれるともいえる。

太っている場合，腋に近づくにつれて腕の周径が著しく太くなるので，弾性スリーブを着用してもスリーブが下にずり落ちてきて上端が丸まってしまい，食い込むことが多い(図4-2-32)。

この場合，ショルダータイプの弾性スリーブを用いて上に引き上げておくか，もしくは厚めの布地の製品を用いる。上端にシリコンが付いたシリコン付き弾性スリーブを用いるとよい場合もある。ただし，あくまで減量を行わないと効果は期待できないことが多い。どうしても弾性スリーブ着用が困難で，かつ必要な場合は粘着性弾性包帯を1本のみ使用することもある(後述)。

### 弾性スリーブの種類と特徴(図4-2-26)

#### ①ミトン付き弾性スリーブ

前述の通り，腕のリンパ浮腫治療の基本となるタイプである。

#### ②ショルダー付き弾性スリーブ

肥満などのためにスリーブがずり落ちてきて食い込む場合などに適応となる。

#### ③ミトンおよびショルダー付き弾性スリーブ

ショルダーとミトンの両者が付いた製品である。

#### ④ミトンなし弾性スリーブ

一般的には標準の形とされる。強すぎると手の甲がむくむことに十分注意する。初期で軽度の浮腫ではミトン付き弾性スリーブは敬遠されることが多いのでよく使用されるが，浮腫(むくみ)が少ない分，むくみという"クッション"がないので圧が強くかかってしまうため，より圧の弱い製品を選択するよう注意する。そのため，初期，

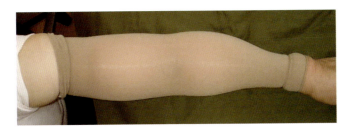

**図4-2-32　弾性スリーブのずり落ち**
肥満や肥満傾向であると，腕の周径が腋に近づくにつれて著しく太くなるため，スリーブがずり落ちてきて上端が丸まり食い込むことが多い。

軽度で使用する場合はclass Ⅰを選択することも多い。特に初期，軽度のときに平編みの弾性スリーブを使用すると，皮膚にフィットせずに痛いだけで，効果はまったく期待できないことが多い。

### ⑤弾性グローブ

手部のむくみが主体の場合は，手の浮腫が腕を通って体幹に戻ることができるように，あえて弾性スリーブは使用せずに弾性グローブのみを用いたほうがよいことが多い。この際も手首で締まらないよう注意する（図4-2-33）。患肢挙上や夜間の圧迫も共に行えば短期間（1カ月弱）で改善することを説明し，治療に専念するよう伝える。それで改善がみられなければ，ほぼその後の改善は難しい。弾性グローブはどうしても日常生活では着用し続けることができず，つけ続ける覚悟ができていないと多くの場合失敗するので，指がよほどむくんでいることさえないのなら，ミトンのほうが結果的に効果を得られることが多い。

### ⑥弾性ミトン

グローブと同様の点があるが，指の浮腫は軽度で手の甲にむくみがある場合に適応がある。手首部で締まらなければ弾性スリーブと組み合わせて，ミトン付弾性スリーブの代用とできることもある。

なお，「弾性スリーブ＋弾性グローブ」の一体型も理屈上はありうるが，手を洗う際などに外すことができないため，日常生活上での使用はほとんど不可能であり，筆者の数名の経験ではすべて短期間で失敗している。

### 弾性スリーブの着用法

弾性スリーブの着用は，片手で行うための難しさがある。基本的には弾性ストッキングと同様，手首付近まで折り返し，まず手の部分まで入れる。次いで順次上方へ引

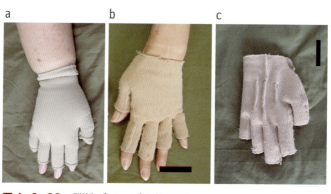

**図4-2-33** 弾性グローブの着用例

a：手首で締まっている例。b，c：手首で締まらないよう手首の部分を切り取って使用している例。ただしこの場合，医療者側から手首の部分を切るよう指示することはできない（あくまで患者個人の裁量で行って頂くことが基本である）。

き上げていく。この際，前腕部はあまり引っ張らず，繊維を太い部分に溜めるようにし，上腕部は繊維が薄めになるようにする。上端で繊維が溜まってしわにならないように注意する（図4-2-34）。

### カスタムメイド（オーダーメイド）の弾性着衣

　初期の浮腫の高度な時期（複合的理学療法の第1期）の弾性包帯法後や，患肢の変形が強く，既製の弾性着衣が合わない場合にカスタムメイド（オーダーメイド）の弾性着衣が適応となることもある。患肢が細すぎるため既製品では満足が得られない場合などで考慮されることもあるが，特に平編みのタイプでは骨などの突出部に布地が当たってしまい，浮腫自体にはうまく圧がかからないことが多い。したがって，むしろ弾性のある丸編みの製品を使用したほうがよいことが多いので，基本的には既製品で治療が可能であると思われる。

　なお，実際の採寸は習熟が必要であり，必要に応じ業者と相談する必要がある。

　カスタムメイドの弾性着衣，特に平編みのものは，時に治療の理想のようにいわれるが，筆者は実際にはそうではないと考える。その理由を以下に挙げる。

①多くの場合海外に発注するため，でき上がるまでに日数がかかる。できてきたとき

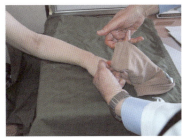
①折り返して裏表2枚にして広げる

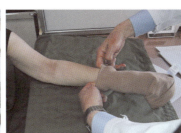
②手首付近まで入れる

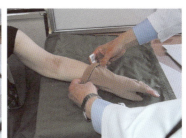
③表に返して上げる

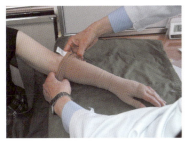
④順に上げていく

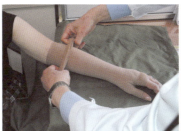
⑤上のほうはゆるいので束ねて上げてもよい

⑥装着完了

**図4-2-34　弾性スリーブの着用法**
手首近くを折り返し，折り返して2枚になった部分を持って上に引き上げる。この際，下面を覆うように十分に引き上げてから上面をまた覆うように引き上げる。肘より上はゆるいので比較的楽に上げることができる。自分で装着する際は，片手で行うことになるので，当然この通りはできないが，このような感覚で着用して頂く。

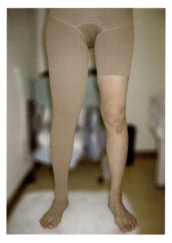

**図4-2-35** カスタムメイドの弾性ストッキングで食い込みのみられる例
脚の形の通りに付け根で食い込んでいる。

には既にサイズや形は変化しているため，合わないことが多い。

②平編みは布地が厚くて硬いため，初期，軽度の浮腫では皮膚の凹凸にぴったりとフィットすることはなく，凸部の踝の関節などの骨に当たり，痛みを生じることが多い。同時に凸部の周囲は布地が浮いてしまうため，圧がかからず浮腫はとれない。

③弾性は少ないため，もともとの脚の形の通りになるだけで，変形した脚の形をよい形に直す力は弱い。

④③と同様の理由で，脚の付け根の内側では，脚の形の通り食い込んだ形となり，結果的に効果は期待できない（図4-2-35）。

⑤高価である。

⑥布地が厚くて硬いため，装着感がよくない。

したがって筆者はほとんどまったく使用していない。これまでも述べてきた通り，着用が不可能な状況でない限りは，丸編みの既製品の履き方を工夫することで，十分な効果が得られる。なお，そのためと思われるが，理想とされながらも約10年来各業者とも取扱量はほとんど増加をみていないのが現状と思われる。

## 弾性着衣による合併症・禁忌

弾性着衣の着用に伴う合併症として，食い込みなどによる強い圧迫で動静脈の血行障害をきたすことがありうる。素材が合わない，あるいはよじれなどのために発赤，皮膚炎，かぶれ，びらん，水疱などもみられる。圧迫による刺激で蜂窩織炎などの炎症を発症することもある。

禁忌，慎重な使用が必要な対象としては，蜂窩織炎，静脈血栓症急性期などの急性炎症，外傷や創傷の急性期（放射線照射後の潰瘍も含む），うっ血性心不全などが挙げられる。末梢循環不全または重症虚血肢では足関節／上腕血圧比（ABPI）0.7未満（ま

たは足関節血圧80mmHg未満）を基準にする。その他，感覚麻痺（糖尿病），運動麻痺などで注意が必要である。これらについては弾性包帯においてもほぼ同様である。

## 圧迫療法——多層包帯法

多層包帯法（multi-layer lymphedema bandaging：MLLB）とは，弾性包帯を用いた圧迫療法のことをいう。

弾性包帯にはショートストレッチバンデージとロングストレッチバンデージがある。リンパ浮腫の治療では主にショートストレッチバンデージを使用する。一般に用いられる弾性包帯は合成ゴムを含有しているのに対し，ショートストレッチバンデージは合成ゴムなどは使用されておらず，コットンや合成繊維の織り方のみでわずかな伸縮性をつくり出している。そのため，患肢にフィットした状態でバンデージングされると，動作時には圧が強まる。すなわちバンデージングされた部位の筋収縮が起これば これがポンプ作用となり，組織圧の変動が起こる。うっ滞した体液はリンパ系への流入が可能になるとともに，リンパ還流が促進される。また，静脈系への刺激も期待される。必要以上の圧は加わらないので，リンパ浮腫の減少した状態が維持され，また夜間などの使用も可能となる（図4-2-36）[20]。

バンデージングの効果としては，浮腫液中の蛋白量を減少させることで，速やかな腫脹の減少を期待できるとともに，弾力性が減弱した皮下組織を支持し，線維化を軽減させ，角化症，乳頭腫症やリンパ漏などの皮膚変化を軽減させることが挙げられる。

### 多層包帯法の適応

一般的に弾性包帯というと非粘着性のショートストレッチの製品を指す。弾性包帯

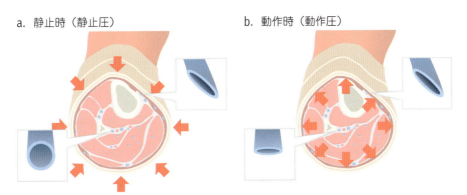

**図4-2-36** ショートストレッチバンデージにおける静止圧と動作圧
a：患肢が静止しているとき，包帯が皮膚に対して一定の圧をかけている。
b：筋肉が収縮して膨らむと，抵抗する包帯を筋肉が押しつける形になり，患肢内の圧が高まる。

（文献20をもとに作成）

は主に複合的理学療法の第1期（集中治療期，集中的排液期）で使用される。患肢の変形および皮膚変化が著しい場合などで弾性着衣を着用できない場合に適応となる。しかしながら日本の高温多湿の気候や，きれい好きで毎日入浴する習慣などを考慮すると，その使用は実際的でないと思われる。

多層包帯法では，適切な圧がかかった状態でほぼ24時間にわたり弾性包帯を着用する。用手的リンパドレナージ（MLD）施行後にバンデージングし，運動を取り入れる。浮腫の状態（重症度）やバンデージのゆるみ具合をみて，巻き直さなければならない場合もある。

第2期（維持治療期）で弾性包帯を用いることもあるが，医療従事者（セラピスト）が毎日バンデージングすることは実際には困難であり，患者や家族がセルフケアの一環として自ら行うことになる[21]。

> **MEMO　ラプラスの法則**
>
> バンデージングには，ラプラス（Laplace）の法則という物理的原理が関係する。すなわち，腕を円錐状のものと考えると，手首のほうが円周が小さく，前腕から上腕へと円周は大きくなっていく。このような円錐状のものに対し，手首から上腕へ向かい，一定の力（圧）でバンデージを行った場合，円周の小さいほうでは加わる圧は高くなる。すなわちバンデージ下の圧は円周に対し反比例する。
>
> 横断面が楕円形の場合，細い径の部分が高い圧になる（下腿では，前後方向のほうが横方向の圧迫圧よりも大きい）。包帯の重なりが多い，幅が広いほうが高い圧迫圧となる。
>
> $P = n \times t \times c / r \times w$
> （P：圧迫圧，n：包帯の重なり数，t：張力，c：定数，r：半径，w：包帯の幅）
>
> また，脚では足首部より大腿部のほうが組織自体が軟らかいため，同じ圧で巻いても組織にかかる圧は同じでないことは念頭に置くべきである。すなわち，下腿では圧は強いが，大腿では弱くなるため，思わず上方（大腿）を強く巻きがちになる。巻いた上から脚の硬さを確認する。腕でも同様のことがいえる。

### 非粘着性弾性包帯を用いたバンデージ法[22) 23)]

非粘着性弾性包帯を用いた上肢のバンデージ法を図4-2-37に，下肢のバンデージ法を図4-2-38に示す。

### 粘着性（自着性）弾性包帯を用いたバンデージ法

非粘着性弾性包帯を用いたバンデージ法では，スポンジやコットンなどの上から数

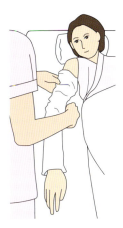
①筒状包帯を，皮膚保護のため上肢全体に当てる

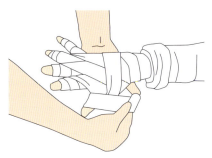
②ガーゼ包帯（6cm幅，必要に応じて4cm幅を用いる）を手指に巻く。手首にゆるく1～2回ほど巻き，それぞれの指を3～4回巻いていく。指先は隠れないようにする

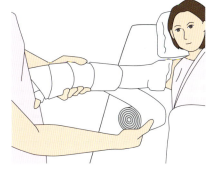
③クッション材（スポンジフォームまたは綿包帯）を上肢全体に当てる（手指は除く）。皮膚の保護および食い込み防止のため，1/3～1/2重ねて巻いていく。マッサージ効果，圧の均等化も期待できる。筒状包帯の端を折り返す

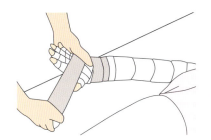
④手にショートストレッチバンデージ（6cm幅）を巻く

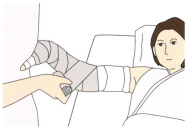
⑤腕にショートストレッチバンデージ（8cm幅，10cm幅）を巻く
※ショートストレッチバンデージは，腕や脚が弛緩した状態で巻くと，動かした際に圧が強くなりすぎるため，筋収縮させた状態で巻いていく。

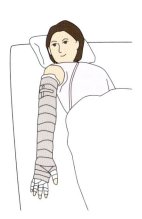
⑥適切な圧か確認したあと，テープでとめる

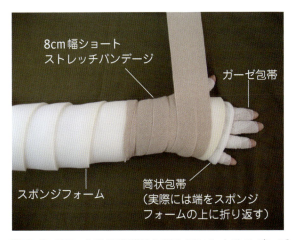

※説明のために，それぞれの包帯類が見えるように巻いている。

**図4-2-37** 非粘着性弾性包帯を用いた上肢のバンデージ法

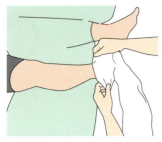
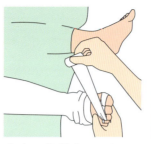
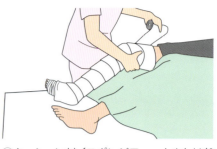

①筒状包帯を下肢全体に当てる　②ガーゼ包帯（4cm幅）を足趾に巻く　③クッション材（スポンジフォームまたは綿包帯）を下肢全体に当て，足趾以外の下肢全体に巻き上げていく。外踝，内踝，膝窩などの凹みは，スポンジなどを用いて過度の圧や食い込みを防ぐ。筒状包帯の端を折り返す

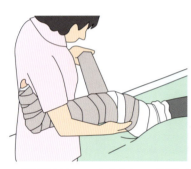
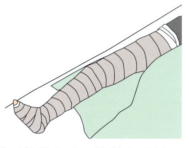
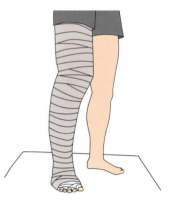

④下肢にショートストレッチバンデージを巻く。8cm幅（もしくは6cm幅）を足部に，ついで10cm幅を何本か用いて下腿から大腿へ巻き上げていく　⑤適切な圧を確認したあと，テープでとめる

**図4-2-38**　非粘着性弾性包帯を用いた下肢のバンデージ法

　本の弾性包帯を巻くため，巻き上がった状況はいわゆるミイラ状であり，入院時は可能であろうが日常生活上では就寝時など一部を除いてほとんど不可能と考えてよい。そのため，筆者は粘着性（自着性）弾性包帯（製品名：ジョブスト®コンプリハフト，ラウコデュール6・8・10・12cm）を使用している。先にも述べた通り，通常は粘着性のない包帯（製品名：コンプリラン）が使用され，包帯法とは非粘着性包帯を使用することを前提としているが，粘着性がないと日常生活活動時にずれてしまい，ずれを防止する意味も含めて，コットンやスポンジを併用したり，さらに多層に複数本巻く必要が出てくる。一方，粘着性弾性包帯の場合は，包帯が皮膚へ直接触れることを避けるための筒状ガーゼ（製品名：トリコフィックスなど）以外の補助材料はほとんど使用しない。その分，巻くときに適切な圧，巻き方を要するため習熟は必要である。
　下腿への包帯法では，よほど太くなければ一般的には幅8cm×5m，1本で間に合う。以下，左脚で包帯を時計回りに巻きつけると考えた場合の手順を示す。

①足先からほぼ半分の幅ずつ重ねて巻き始める。足部は軽くフィットする程度の強さで単に巻き付ける。踵から足首は，踵がないかのように，ただしすき間が空いてしまわないよう幾分重ね気味に素直に巻き上げる。このとき，圧はほとんどかけずにふわりと巻き付けるだけで十分である。

②足首部も強くなくぴったりとフィットする程度，その上方からは少し圧を加え，下腿内側でキュッと軽く引っ張り上げつつ巻き付け，下腿外側でも軽く引っ張り下げつつ巻き付け，必要な分だけわずかに周径サイズの減少を図る。

③さらに上方に向かい，膝近くで，周径がすぼまり加減の部位まできたら，圧はまったくかけず，足首同様ふわっと巻き付けるだけにとどめて終える。

　これでちょうど，1本(5m)の包帯が終わるが，万一あまるようならば膝直下の部位に重ねて巻き付けることなく，腓腹部の最も太い部分まで斜め下方に下ろして巻き付ける。この際，患者には「重なっている包帯の枚数」イコール「かかっている圧」と説明するとわかりやすい。2枚なら圧2，3枚なら圧3と考え，上部に行くほど圧が弱まるように意識しておく。下腿下半分に浮腫が強い場合には，その部分には包帯を2/3ずつ重なるように巻くと圧3となると考えるとよい。患肢がそれほど太くない場合には一段圧を弱める。

　なお最近，ジョブスト®から均一な圧迫と皮膚の保護のためのパッティング包帯と自着性ショートストレッチバンデージをセットにした製品(製品名：ジョブスト®コンプリ2)が市販された。本製品は包帯布地に楕円形のインジケーターが印刷されており，楕円を真円になるように伸展させることで，常に同じ圧で巻くことができるように工夫されている。

### 粘着性(自着性)弾性包帯の効果と適応

#### 下肢の場合

　下腿は圧の作用が顕著であり，短期間で効果が期待できる。蜂窩織炎急性期後などで，今後近いうちにサイズダウンが期待できるため弾性ストッキングの購入をためらう場合や，急激なサイズダウンの効果を期待する場合などに用いている。弾性ストッキングの上から使用し，脚の形を整える目的で使用することも多い(図4-2-39)。たとえば，足首が細くてふくらはぎが大きいため，ストッキングの布地が足首方向に滑り落ち，足首にしわができてしまう場合に，ふくらはぎ周径を強引に小さくする目的で補助的に使用する。短期間使用して改善したら中止し，弾性ストッキングに移行する。使い古しの弾性ストッキングをリング状に切って使用することで，弾性包帯の代替とすることもできる(図4-2-40)。

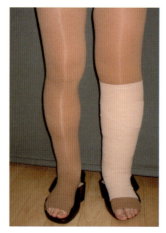
**図 4-2-39 粘着性弾性包帯の使用例**
下腿のみ粘着性弾性包帯を使用し圧を加えている。

　原則的に大腿部には使用しない。この部位は基本的に逆円錐形のため，下手に巻くと粘着性弾性包帯であってもずり落ちたり上端で食い込むこと，また，強く巻きすぎると下腿の浮腫が増強してしまうためである。ただし，それを承知で使用することもある。その際は特に脚の付け根上端部分の処理は大変難しく，付け根付近で終えるか，もしくは外上方にもっていき，対側まで回す方法も行っている。大腿から殿部の外方へ向かうむくみに対しては最も効果的な方法とも思われる。

#### 上肢の場合

　上肢では，腕が太く合う弾性スリーブが入手できない，肥満のため腋窩付近で食い込みやすい，蜂窩織炎後などで近いうちにサイズダウンが可能なのであえて弾性スリーブを購入しないでおく場合などで，患者の意向を尊重しつつ用いている。通常包帯は手の先から腋窩方向に巻き上げていくが，筆者は腋窩から手の先方向へ巻き下ろしていき，最後の部分を手の甲に1回巻き付ける形でミトン付き弾性スリーブと同じように利用できるようにしている（図4-2-41）。こうすることで，手を使うときは手の甲部分だけをほどくことが可能で，手を洗うことも可能である。

## 上肢・下肢の圧迫治療の効果──症例提示

　上肢・下肢の圧迫による治療効果について，stageごとの症例を提示する（図4-2-42～46）。

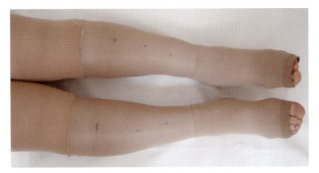

**図4-2-40　使い古しの弾性ストッキングを弾性包帯の代用とした例**
弾性包帯の代替として，古い弾性ストッキングをリング状に切り取って使用した例。簡便かつ安価に効果が得られる。

a　　　　　　　　　　　　　　b

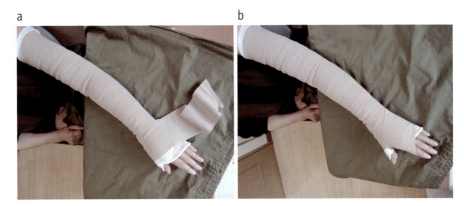

**図4-2-41　上肢の粘着性弾性包帯の巻き方**
腋窩から手の先に向かって巻き(a)，ミトン部分を巻き付けて完成(b)。粘着性弾性包帯を腋窩から手先に向かって巻くことで，ミトン付き弾性スリーブのように使用でき，水仕事の際は外すことができる。圧のかけ方は下肢と同様で，腋窩付近は巻きつけるだけ，その後は手のほうに向かうにしたがい，ごくわずか(気持ち程度)ずつ圧を加えていく。粘着性包帯は薄地の製品(例：キノセルフ®，コンプレッション)を用いるとあまりゴワゴワ感はない。

a．治療開始前　　　　b．治療開始約8カ月後

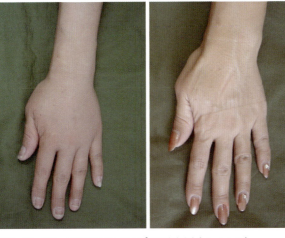

**図4-2-42　手の甲のリンパ浮腫症例(stage I)**

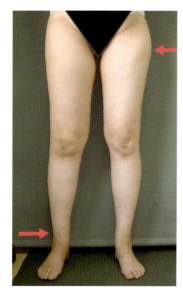

周径の変化

|  | 鼠径（cm） | 大腿（cm） | 下腿（cm） | 足首（cm） |
|---|---|---|---|---|
| 治療開始前（右，左） | 56, 58 | 45, 45 | 34.5, 34 | 20.5, 19 |
| 1年後（右，左） | 48, 49 | 42, 41 | 31, 30 | 18, 17 |

**図4-2-43** 右足首と左大腿のリンパ浮腫症例（stage Ⅰ）
初期にはこのような形の浮腫が多くみられる。stage Ⅰは「脚を上げれば改善する」浮腫であるとされるが，改善するのは足首であって，左大腿は改善しない。

a. 治療開始前　　b. 治療開始約3週間後　　　a. 治療開始前　　b. 治療開始約2カ月後

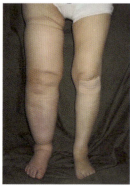 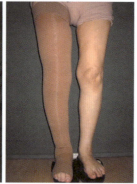 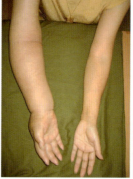 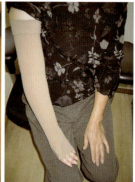

**図4-2-44** 下肢のリンパ浮腫症例（stage Ⅱ）　　**図4-2-45** 上肢のリンパ浮腫症例（stage Ⅱ）
stage Ⅱでは圧迫などの保存的治療がきわめて有効である。

a. 治療開始前　　b. 治療開始約1年後

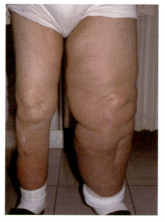 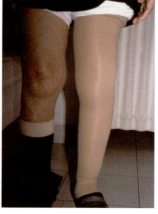

**図4-2-46** 下肢のリンパ浮腫症例（stage Ⅲ）

## 大腿～下腹部および上腕・肩・腋の浮腫と治療

前述の通り，むくんでいるのは手・腕・胸の一部，または足・脚・下腹部を含むので，いわゆる弾性スリーブや弾性ストッキングは，必ずしもむくんでいる部分のすべてをカバーするものではない。上肢では手にはグローブ，下肢では足先のトゥキャップ，下腹部のパンティストッキング，ガードル，さらには陰部の圧迫帯が必要となることもある。

下腹部の浮腫は脚同様，朝方には比較的よいが夕方には悪化する。左右差があると考えると，左右を注意深く観察することでリンパ浮腫か否かを鑑別する。臥位で後方に手をついて半坐位をとってもらい，鼠径部の左右のラインを比べてみると，浮腫側のほうがラインがくっきり深く見えるのでわかりやすい。「寝ているとよいが立ち上がったとたんに下腹部が膨らむ」と訴える場合は，むしろ内臓下垂による腹部膨満であって浮腫でないことが多い。外陰部は患側が垂れ下がる。

低蛋白性浮腫などでは左右差はなく，肥満では下腹部が鼠径に覆いかぶさるように隠すような形になる。

上腕部は，一応弾性スリーブの圧がかかるので，治療はできるがその効果は前腕よりは弱い。肩や腋は弾性スリーブで覆うことはできないので圧を加えるという治療はできない。つい引っ張り上げて腋までもっていこうとしがちになるが，上端で食い込むことにつながるので避ける。圧をかけることのできない肩や腋はリンパドレナージのみが治療方法となるが，肥満があるようなら減量が優先され，重要である。

### 大腿・下腹部の浮腫

弾性ストッキングは**図4-2-47**のように付け根より下を押さえており，付け根付近や下腹部を圧迫してはいない。押し上げると何となく浮腫液が体幹部に出ていってくれるような感じがしてしまう（**図4-2-47a**）が，"脚という袋"の出口は狭いので，強く圧を加えると，付け根や下腹部に押し上げられて溜まってしまう（**図4-2-47b**）。そのため，この部位には別途治療が必要となる。圧迫ができない部分は基本的にリンパドレナージが優先されるが，それでもやはり，浮腫を減らすためには圧迫が必要であるので，この部位に何とか工夫して圧を加えないと浮腫は改善しない。なお，腕に関しても同様であり，肩や腋は圧迫の方法はないので，リンパドレナージが唯一の治療法となる。あとは減量である。

大腿・下腹部の浮腫に対しては，基本的には圧迫用ガードルを用いる。ガードルは鼠径部での食い込みだけでなく，大腿での軽い食い込みも避けるために，膝までの長さのものが好ましい（**図4-2-48**）。

弾性パンティストッキングで腹部まで圧のかかる製品はclass Ⅱであれば使用可能

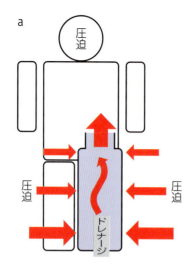
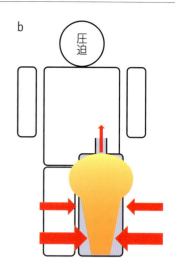

**図4-2-47 圧迫による浮腫液の流れのイメージ**

イメージとして，何となく強く圧迫し，ドレナージすると，むくみの液は脚から体幹部に出ていく（a）ように感じてしまうが，リンパ浮腫では，"脚という袋"の出口は狭いので，強く圧迫すると脚の付け根や下腹部に溜まってしまう（b）傾向がみられる。

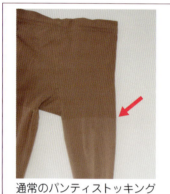

通常のパンティストッキングタイプは布地の切り替わりがある。

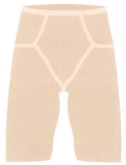

圧迫用ガードル
大腿・下腹部の浮腫に対して用いる。鼠径部および大腿での食い込みを避けるため，膝までの長さのものが好ましい。

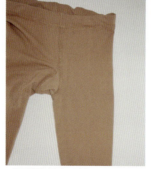

圧が腹部まで続いている。
class Ⅱ

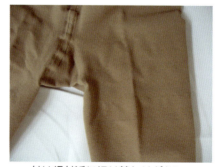

付け根付近に切り替わりがない。
class Ⅲ

**図4-2-48 大腿・下腹部の浮腫に用いる圧迫用ガードル**

大腿・下腹部は圧をかけにくいのでリンパドレナージが有効であるが，可能な限り圧をかけることが必要である。

であるが，class Ⅲでは既製品にせよカスタムメイドにせよ多くの場合，付け根の内側で食い込むことが多いので，筆者はほとんど使用しない（図4-2-49）。

逆に，弾性パンティストッキングで付け根より上に布地の切り替わりがあって圧をかけないのは，食い込みを避けるためである。切り替わりがなく上方まで圧がかかっていると，class Ⅱではそれほど圧が強くないのでまだ食い込まずに済むが，class Ⅲでは圧が強いため，どのように調整しても付け根部分で食い込んでしまう。そのため，理論上は内方には圧がかからないようにしておき，外方だけ斜め上方まで圧がかかるような構造にすると食い込みがなく殿部外方まで圧迫され，外方の膨らみを抑えることができるはずである。このような構造のclass Ⅲの弾性パンティストッキングは，試験的に作製されたことはあるが製品化はまだなされていない。このような構造の製品を筆者は強く期待している。工夫して独自に外側に弾性布地を張り合わせた患者もいる（図4-2-50）。

大腿部に弾性包帯（粘着性，非粘着性）を使用することもある。先にも述べた通り，この部位は基本的に逆円錐形のため，下手に巻くと粘着性弾性包帯であってもずり落ちること，また，強く巻きすぎると下腿の浮腫が増強してしまうため，十分注意して使用する必要がある。特に脚の付け根上端部分の処理は大変難しく，付け根付近で終えるか，もしくは外上方にもっていき対側まで回す方法も考えられる（図4-2-51）。大腿～殿部の外方へ向かうむくみに対しては最も効果的な方法とも思われる。また，この部分は下腿と異なり，脚自体が軟らかいので，弾力のなくなった古い包帯でも十分に使用できる。

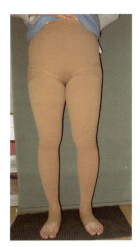

図4-2-49 大腿・下腹部の浮腫にカスタムメイドの弾性パンティストッキングを使用した例
付け根の内側で食い込んでいる。

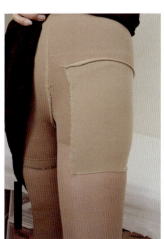 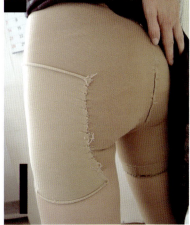

図4-2-50 外側圧迫を強化した弾性パンティストッキング（患者自作例）
外側に布地を貼り合わせて圧迫を強化している。

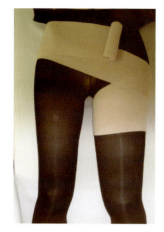

図4-2-51 大腿・下腹部の浮腫に対する弾性包帯の巻き方の例
脚の付け根から反対側(外上方)へ回し，食い込みやずり落ちを防ぐ方法。

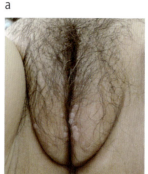

図4-2-52 外陰部の浮腫
a：外陰部後方に浮腫を認め，疣贅も発生している。
b：左外陰部肛門寄りに発生したリンパ小疱(覆いかぶさっている皮膚を持ち上げた状態)。

　この際，弾性パンティストッキングや下着などの上から巻くと，トイレの都度巻き直す必要があり効果を期待しにくいので，素肌に巻き，その上から弾性パンティストッキングや下着をつけるとよい。この部分は脚自体が軟らかいので，包帯の上から弾性パンティストッキングを着用しても，包帯を巻くことによる布地の段差(横皺)はさほど大きな悪影響は及ぼさないように思われる。日中は難しいので夜間就寝時だけにしがちであるが，そうすると効果が期待できなくなるので，日中活動時も行う。

## 外陰部の浮腫

　右脚，左脚と同様，外陰部にもむくみが落ちてくる。患者自身は通常自分の外陰部を見ないため自覚していないことが多いが，下方に落ちるような重圧感として感じていることは多い。逆に，そのような感じがあれば外陰部がむくんでいると考えたほうがよい。立てば下方に垂れるのはわかりやすいが，さらに日常生活では腹臥位ではなく背臥位が基本のため，外陰部の後方(肛門寄り)にtear drop(涙のしずく)状に浮腫が垂れるようになり，その部位にリンパ小疱や疣贅も発症しやすい(図4-2-52a)。膨らみの間に溝ができてしまい，そこに隠れるように発生していることも多い(図4-2-52b)。また，なぜか左側に多い。このような浮腫に対しては圧迫が必要となるが，ストッキングとは異なり，下から上に圧を加えることになる(図4-2-53)。外陰部は皮下組織が疎であるため，圧迫がきわめて有効である。しかしながら，小疱や疣贅はいったん発生してしまうと内科的な治療では改善できない。

　陰部サポーターは外見上目立たない布地の薄い製品(V2サポーターなど)が好まれ

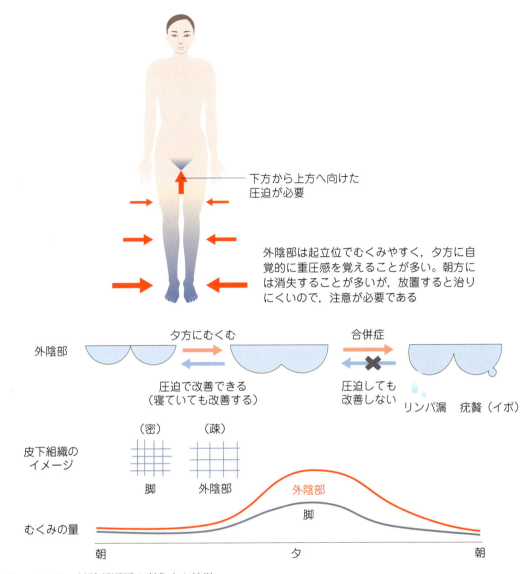

図4-2-53 外陰部浮腫の考え方と特徴
外陰部は圧迫がきわめて有効であるが，放置して疣贅などができると治らない．患者は治療をためらいがちになるが，治療を中断しないよう勧める．

る（**図4-2-54**）．スカートのベルト芯などで自作も可能である（**図4-2-54** 自作例1，2）．自作例1は外陰部および下腹部鼠径直上，自作例2は圧迫部がアーチ状になることで外陰部により効率よく圧を加えることができる．下着に細工するのも一法である．自作例3は軽度の陰部浮腫の場合に適している．簡便な方法として，布製ナプキンの利用も可能である．なお，下着は鼠径部で食い込まないように，長いダボダボの製品が勧められることが多いが，坐位では鼠径部でしわが寄ってしまい食い込むので，むしろ鼠径部に下着の端の当たらない小さな下着のほうが好ましい．

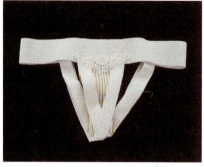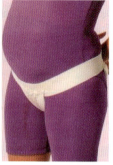

V2サポーター

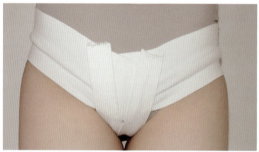

自作例1：外陰部および下腹部鼠径直上に圧を加えることができる。

自作例2：圧迫部がアーチ状になることで外陰部により効率よく圧を加えることができる。

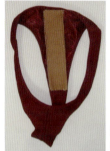

自作例3：下着に細工したもの。軽症の場合に適している。

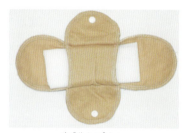

布製ナプキン

**図4-2-54　陰部サポーター**

### ●文献

1) 久保　肇：リンパ管形成を司る分子機構. 実験医. 2008；26(6)：855-61.
2) Rockson SG, et al：American Cancer Society Lymphedema Workshop. Workgroup 3：Diagnosis and management of lymphedema. Cancer. 1998；83(12 Suppl)：2882-5.
3) 平成21年度厚生労働省委託事業　がんのリハビリテーション研修委員会・リンパ浮腫研修運営委員会：社会的資源の活用・今後の展望. リンパ浮腫研修 委員会における合意事項. 2011.
4) The diagnosis and treatment of peripheral lymphedema. Consensus document of the International Society of Lymphology Executive Committee. Lymphology. 1995；28(3)：113-7.
5) The diagnosis and treatment of peripheral lymphedema. 2009 Consensus Document of the Interational Society of Lymphology. Lymphology. 2009；42(2)：51-60.
6) Wittlinger H, et al：Dr. Vodder's Manual Lymph Drainage：A Practical Guide. Thieme Stuttgart, 2010, p46-8.

7) Olszewski WL, et al：Where do lymph and tissue fluid flow during intermittent pneumatic massage of lower limbs with obstructive lymphedema? Phlebolymphology. 2011；19(4)：188-95.
8) Lymphedema Framework：Best Practice for the Management of Lymphedema. International Consensus. MEP, 2006, p30.
9) Bray T, et al：Pneumatic compression therapy. Lymphedema. Twycross R, et al, ed. Radcliffe Medical Press, 2000, p236-43.
10) Haghighat S, et al：Comparing two treatment methods for post mastectomy lymphedema：complex decongestive therapy alone and in combination with intermittent pneumatic compression. Lymphology. 2010；43(1)：25-33.
11) Dini D, et al：The role of pneumatic compression in the treatment of postmastectomy lymphedema. A randomized phase Ⅲ study. Ann Oncol. 1998；9：187-90.
12) Szuba A, et al：Decongestive lymphatic therapy for patients with breast carcinoma-associated lymphedema. A randomized, prospective study of a role for adjunctive intermittent pneumatic compression. Cancer. 2002；95(11)：2260-7.
13) 日本リンパ浮腫研究会, 編：リンパ浮腫診療ガイドライン2014年版. 第2版. 金原出版, 2014, p30-2.
14) 日本リンパ浮腫研究会, 編：リンパ浮腫診療ガイドライン2014年版. 第2版. 金原出版, 2014, p26.
15) 日本リンパ浮腫研究会, 編：リンパ浮腫診療ガイドライン2014年版. 第2版. 金原出版, 2014, p26-9.
16) Lymphoedema Framework：Best Practice for the Management of Lymphoedema. International Consensus. MEP, 2006, p47.
17) Lymphoedema Framework：Best Practice for the Management of Lymphoedema. International Consensus. MEP, 2006, p32.
18) 日本リンパ浮腫研究会, 編：リンパ浮腫診療ガイドライン2014年版. 第2版. 金原出版, 2014, p18-20.
19) 平井正文, 他編：新 弾性ストッキング・コンダクター. へるす出版, 2010, p42-6.
20) Földi M, et al：Földi's Textbook of Lymphology：For Physicians and Lymphedema Therapists. Elsevier, Urban & Fischer Verlag, 2006.
21) 日本リンパ浮腫研究会, 編：リンパ浮腫診療ガイドライン2014年版. 第2版. 金原出版, 2014, p21-3.
22) Browse N, et al：Diseases of the Lymphatics. Arnold, 2003.
23) 光嶋 勲, 編：よくわかるリンパ浮腫のすべて. 永井書店, 2011.

# 3 蜂窩織炎の治療

　蜂窩織炎は，AIE（acute inflammatory episodes，急性炎症性変化，急性炎症性発症），蜂巣炎（cellulitis, phlegmone），丹毒（erysipelas），リンパ管炎（lymphangitis），急性皮膚炎，secondary acute inflammation（国際リンパ学会による呼称）など，様々な呼び方があるが，基本的に同一の状態を示すものと思われる（図4-3-1）。第3章でも述べた通り，丹毒は真皮，蜂窩織炎は真皮から皮下組織とされるが，実際には区別は困難なことが多い。リンパ管炎はリンパ管に沿った線状発赤が特徴である。急性皮膚炎は炎症が軽度の場合に使われることが多い。AIEの日本語訳は確立したものはなく，「急性炎症性変化」として記載されている場合もあるが，経過中に突然炎症症状が起こることが多いので，筆者は「急性炎症性発症」のほうが適切かと考える。

　複合的理学療法のひとつとしてスキンケアがあるが，その目的として最も重要なのが蜂窩織炎の予防である。

　蜂窩織炎（もしくは急性炎症性発症）は，リンパ浮腫患者の半数以上にみられるといわれる。一般的に蜂窩織炎というと，「患肢が真っ赤になって高熱が出る」という概念があるため，少し赤味があるだけで熱がない場合には蜂窩織炎ではないとされて治療が行われないことが多いが，少しでも赤味があれば炎症としての治療が必要と考えたほうがよい。

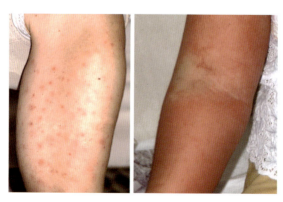

**図4-3-1**　蜂窩織炎の例

海外旅行からの帰国後，あるいは介護を終えたあと，など，ひと段落ついたときに発症することが多い。逆に，海外旅行中に発症することは意外と少ないので，筆者は海外旅行を控えるよう指導したことはない。歯の治療や，感冒などによる体力低下をきっかけに蜂窩織炎を発症することは結構多い。時期的には6～9月頃の暑い時期に多く発症する。

炎症がある部位は，視診ではその程度に応じて赤味があることと，触診では重くて硬い感じがある。「菌の入ったむくみの液は比重が重い」と考えると感覚を理解しやすいかと思う。

発症部位は当然様々であるが，基本的には浮腫の多い部分に起こりやすい。下肢では大腿内側や下腿，上肢では上腕や前腕内側に多いが，大腿外側や下腹部，手の甲や胸背部にも起こりうる。

蜂窩織炎発症時，急に真っ赤になって熱が出る，という理解しやすい形であればすぐに病院に行くなりしようが，高熱もなくちょっと赤い程度であれば蜂窩織炎とは思わずにいることも多い。その際も患肢周径は急速に増大するため，患者はあわてて「何かしないといけない」と思って実行してしまうのが，多くの場合マッサージ（リンパドレナージ）である。温泉に行って温まり，念入りにマッサージをする人も多く，そのためにさらに悪化して来院し，逆効果であった旨を説明すると後悔されるケースは大変多い。一見白っぽく見えても入浴時や温めたときに赤味や熱っぽさを感じたりする場合も炎症のことが多い。また，むくみが徐々に増えてはいたが，「○月から」とか「○月○日から」など具体的な日付を言えるなど，急に浮腫が悪化したと訴える場合はほとんどのケースで炎症がきっかけである。

一般的にはエビデンスが優先するので，赤くてもCRP（炎症所見）が陰性であれば炎症とは認められず，炎症でないとして複合的理学療法が優先されることが多いのが現状であろう。おそらくそのために効果が出ない，もしくは悪化するケースが多いと思われる。筆者は炎症が疑わしい場合は炎症を優先して治療している。

また，典型的な蜂窩織炎（真っ赤で高熱がある）では抗菌薬が使用されるが，ある程度よくなりCRPが陰性になると，まだ赤味があっても「治った」として，いわゆるリンパ浮腫の治療が再開される。ところが筆者の経験では，皮膚が赤いうちは炎症としての治療を継続することが必要であり，そうすることで炎症のために増大した周径を細くすることが可能となる。また，一度発症すると再発が多いとされるが，これは，まだ治りきっていない状態が継続していることが多いためと思われる。そのためと思われるが，CRP陰性例でも炎症があると思われる症例でのいわゆる複合的理学療法の効果はよくない。逆に炎症として治療すると効果が得られる。

現在の医学は当然ながらエビデンス重視のため，赤味を感じてもCRP上昇などの変化を確認できないと炎症とは認めないのが一般的であろうが，赤味があれば炎症の

治療をしないとよくならない。

なお，2016年6月の日本リンパ学会総会においては，「リンパ浮腫に伴う蜂窩織炎の病理所見において，皮下組織内の著明なリンパ球浸潤が，頻発する蜂窩織炎の原因となる可能性を示す」との報告[1]）がなされ，これは筆者の考えを裏付けるものと思われる。以下，リンパ浮腫における蜂窩織炎（急性炎症性発症）の治療についての私見を詳述する。

## リンパ浮腫における蜂窩織炎の特徴

　リンパ浮腫における蜂窩織炎は，一般的な蜂窩織炎とは経過が異なり，解熱が早いように思われる。理由はわからないが，①患肢はリンパ循環不全のため免疫力が低下しており感染をきたしやすいが，一方で，②患肢以外の全身は健康であること，が関係しているように思われる。すなわち，蜂窩織炎を発症しやすいが，よほどの体力低下が伴わない限り全身状態の重症化（敗血症など）は稀で，抗菌薬使用の有無にかかわらず，高熱がみられるのは1～2日ほどであり，その後は意外と早くに解熱する。逆に，患肢の免疫力低下および菌の培養地としての浮腫液の存在のため，患肢自体の発赤はとれにくい。浮腫が消失しない限りは完治しないと考えたほうがよく，その意味ではリンパ浮腫では完治はなく，菌がわずかでも残存し続けていると考えたほうがよいので，再発はほぼ全例でありうる。しかしながら，浮腫を軽減させておくと再発はしにくく，同時に，万一発症しても程度は軽い。したがって，経過をみる場合，再発しても前回より期間や程度が軽ければよしとしていく。また，発症に際しても前回の経験があるので患者自身が自分の発症のしかたをわかっていることが多く，少しでも発症の可能性があったら，できるだけ早く抗菌薬の服用とともに患肢を冷却し，安静にすると程度は軽くて済む。きわめて初期であればすぐ（1日前後）に発赤などは消失するので，その際は消失した時点で抗菌薬服用を中止してよい。

> **MEMO　蜂窩織炎のむくみの特徴**
> 
> リンパ浮腫のむくみ
> 　　　　＋
> 　炎症によって一時的に増えた
> 　水分の多いむくみ
> 
> リンパ浮腫単独より水分の多い，
> 流動的な軟らかいむくみであることが特徴

## 蜂窩織炎治療の考え方

　リンパ浮腫における蜂窩織炎(急性炎症性発症)では，図4-3-2のように，リンパ浮腫のむくみに炎症による血管壁の透過性亢進によるむくみが加わっている。そのため，炎症による浮腫が消退したあとの浮腫が本来のリンパ浮腫のむくみである。したがって，相当に太い場合でも，炎症が改善した段階では意外と軽症のリンパ浮腫であることもある。そのため，蜂窩織炎を伴うリンパ浮腫の周径の減少は時に劇的である(図4-3-3)。

　一般的に，浮腫は皮下組織内の水分を静脈やリンパ管が排除しきれないために起こると考える。浴槽の排水管が詰まったようなものである。一方で，蜂窩織炎(または炎症)では，血管壁の透過性亢進のため血管外に水分が多量に漏れ出る。ただでさえ排水管が詰まり加減なのに，水道の蛇口を開けてしまったようなものである。そのた

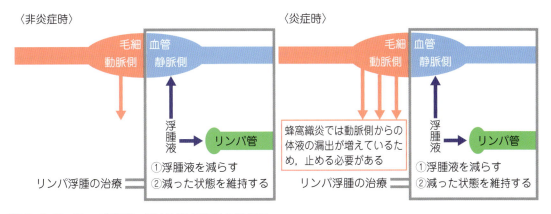

**図4-3-2**　リンパ浮腫における蜂窩織炎の概念図
蜂窩織炎(炎症)では，リンパ浮腫に炎症による血管壁透過性亢進によって生じる浮腫が加わっている。

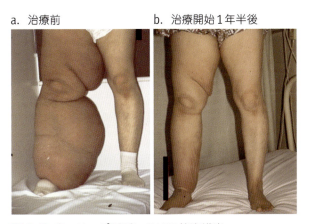

**図4-3-3**　リンパ浮腫における蜂窩織炎

► COLUMN

### 炎症のメカニズム[2)3)]

炎症のメカニズムと経過を参考として示す。

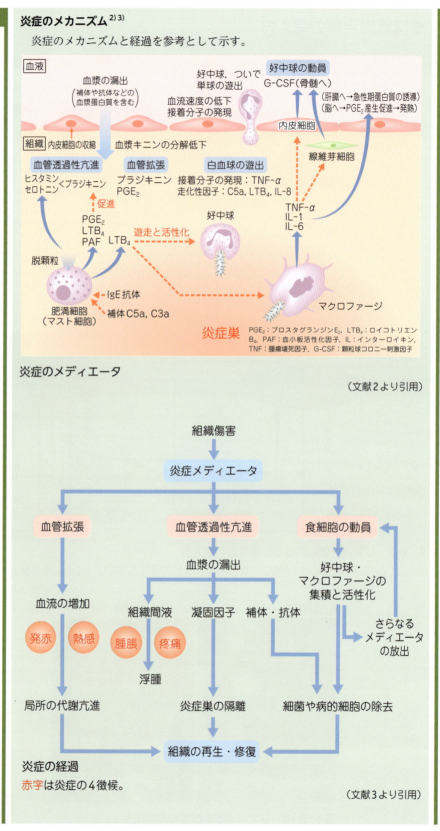

炎症のメディエータ

（文献2より引用）

炎症の経過
赤字は炎症の4徴候。

（文献3より引用）

め，リンパ浮腫ではじわじわとむくみが溜まってくるが，蜂窩織炎では急速にむくみが増加する（☞図1-1-6，p.9）。

真っ赤で高熱が出るのが蜂窩織炎とすると，蛇口から勢いよく水が出ているので急速にむくみが増加すると考えるとよい。一方で，少し赤くても血管壁透過性は亢進しているので，血管内から外へ水分が漏出し続けており，蛇口を閉めなくては水がチョロチョロ出続けているようなものである。そのため，少しでも赤ければ炎症としての治療が必要となる。

リンパ浮腫では患肢の免疫機能が低下しており，また，浮腫液は菌の絶好の培養地となるので，細菌感染を起こしやすい。リンパ浮腫における蜂窩織炎では増えた浮腫液が菌の培養地となりさらに蜂窩織炎が悪化する（図4-3-4）という悪循環に陥ることが特徴であることから，治療では浮腫液の排除，すなわち複合的治療自体も何らかの形で進めることが求められ，急性期では安静による患肢の挙上がこれに当たる。同様に考えると，急性期後，安静が続けられず日常生活に戻らざるをえない場合は，比較的早い時期から，炎症が悪化しない（炎症を刺激しない）よう注意しながら弾性着衣を着用することが望ましい（表4-3-1）。

冒頭でも述べた通り，蜂窩織炎は頻度が高く，リンパ浮腫患者の半数以上が何らかの形で経験しているともされる。いわゆるリンパ浮腫としての治療で効果が得られないときなどには，炎症が潜んでいることも多い。

 浮腫液は菌の絶好の培養地であるので，炎症を治すには浮腫を減らすことが大切といえる

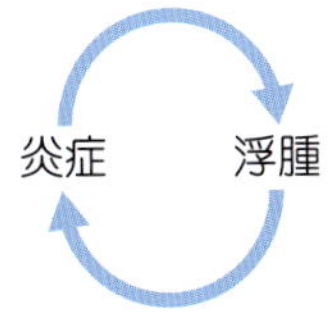

図4-3-4　炎症と浮腫の関係

表4-3-1　炎症時の対応

1. 動脈側からの新たな浮腫液の漏出を防ぐ
   → 冷やす

2. 溜まっている浮腫を減らす＝リンパ浮腫の治療
   → 静脈・リンパ管に送り込む
   → 患肢の挙上／薬剤（利尿薬）／弾性着衣
   　炎症を刺激しないように，リンパドレナージや運動療法（特に激しい動き）は避ける

3. 抗菌薬

## 蜂窩織炎の経過と治療の流れ

筆者は図4-3-5のような経過図を提示して蜂窩織炎の経過と治療の流れを患者に説明している。患者には現在の状態を「今はここ」と指し示して説明する。

典型的な蜂窩織炎を例として，急に腕や脚が真っ赤になって高熱が出たらどうするか，と考えるとわかりやすい。多くの場合発症は急で，患肢に赤いポツポツが出てきたり，真っ赤になったり，時にふるえから始まることもある。たとえば，夕方に「何か変だな」と思ったら，夜には真っ赤になり高熱をみるようになる。その意味では，「何か変だから明日すぐに病院に行こう」というのでは遅いので，そのときにすぐに服用できるように抗菌薬を備えておいてもらうほうがよい。

このような典型的な蜂窩織炎の場合，おそらく入院して安静をとり，真っ赤になって熱をもった腕や脚を冷やし，抗菌薬を強力に点滴で投与する，さらに浮腫をとるために利尿薬を投与する，というのがわかりやすい治療法である（図4-3-5，理想的な治療）。CRPもかなり上昇するが，多くの場合ピークは1～2日で，その後解熱傾向がみられるのであわてずに対応したほうがよい。体力低下の場合などで，1～2日

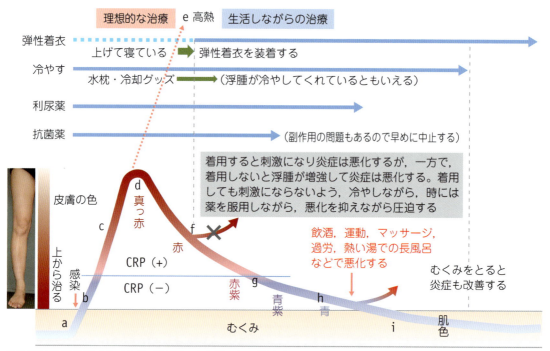

急性期は比較的早くよくなる感じがしますが，ある程度よくなってからはゆっくり（月単位で）しかよくなりません。なお，リンパ浮腫における蜂窩織炎の治療では，一般的には，抗菌薬を長期に使用するようになることが多いようです。炎症で赤くなった部分を冷やすことはあるようですが，むくみをとることで炎症を改善しようとする考え方はあまり一般的ではありません。

**図4-3-5** 蜂窩織炎の経過と治療（実際に患者に渡している資料）

で解熱傾向がみられない場合は，稀に敗血症に移行する場合もある．とはいえ多くの場合，1日もしくは2日目がピークなので，注意はしながらもあえて入院せずに自宅で加療することも可能である．電話で相談を受けた際，落ち着いた対応ができていれば多くの場合大丈夫で，自宅で様子をみてもよいことが多い．基本的に，患肢が問題なのであり，それ以外は抵抗力が保たれているためか，改善は意外と急激でかつ早い．

初めの段階であわてて病院に行くと，その状況から入院を勧められることが多いが，全身状態の低下さえなければ結局1～2日で解熱するため，その後，患者自身は早く退院したくてもできない状態になることが多い．1日目に39℃あっても，2日目に38℃くらいになれば，多くの場合ピークは過ぎたと考えて，落ち着いて対応してよいと思われる．

蜂窩織炎の典型的な経過を詳細にみると，初めは真っ赤（図4-3-5d）であると考えると，1～5日で急速に赤味の鮮やかさが引いてきて（図4-3-5f），どす黒さが増してくる（図4-3-5g）．10日～1カ月で赤味が一見なくなったように見えても，炎症がない部分（多くの場合反対側）と比較すると赤味はほんのりと残っており，その部位の皮膚はまだパーンと緊満した感じで硬い（図4-3-5g～i）．この時期のCRPはほぼ正常のため，「蜂窩織炎は治ったので，マッサージなどリンパ浮腫の治療を開始するように」と言われることが多いが，これは誤りである．CRPは正常化してもまだ炎症が持続しているものとして加療が必要な時期である．同時にこの時期は，見た目は発赤が見えないが，立ち上がったり入浴などで温まったりすると赤くなる時期である．"炎症は上から治る"と考えてもよいので，脚では特に足先に赤味が残ることが多い．

しかしながら，抗菌薬を長期にわたって服用することは好ましくないので，よほど重症でない限り，筆者は10日程度で中止し，あとは患肢発赤部の冷却，および少々赤味や火照る感じが引いてきたら，できるだけ早めに圧迫を開始し浮腫を減少させることを中心に治療を行う．基本的には，安静から日常生活に戻った時点で，熱っぽさが悪化しないように注意しながら弾性着衣着用による圧迫を行わなくてはならない．抗菌薬を10日ほどで中止するのは，繰り返し述べている通り，患肢に炎症があってもそれ以外の全身は健康であるため，意外と改善は早いことと，逆にそれ以上継続しても完治につながらないためである．いたずらに長期間使用すると副作用のおそれも増してくる．

足先の炎症はきわめて長期（数カ月の単位）にわたることが多いので，根気よく治療することが必要となる．この間，抗菌薬を続けても治癒が早くなることはないので，ひたすら冷やすことを続けると徐々に赤味は引いてくる．同時に赤味が引くとパーンと張った感じは軽減してきて浮腫も減少してくる．逆に，炎症がないと思っていても足先だけがふっくら丸みを帯びて浮腫が改善しない場合は，慢性的に軽い炎症が内在していることを疑い，冷やすようにするとよい．

### 冷却の方法

　発赤部の冷却において，硬い冷却材（アイスノン®など）をポイント，ポイントに置くのはよくない。軟らかいジェルタイプの製品を使い，発赤部全体をひんやりさせる（急性期で手元にない場合は，ゴミ袋などの大きなポリ袋に濡れタオルを広げて入れて代用する方法も紹介している）。

　急性期にはこうした冷却グッズを用いるが，その後，日常生活に戻ったならばこれら（冷却ジェルなど）を使用することは不可能であるので，筆者は冷湿布（例：アドフィード®パップ）を用いることもある。湿布は通常このような目的では用いないが，これ以外に活動時に患肢を冷却する方法はなく，基本的には明確な炎症は認められない時期なので使用は可能と考え，その旨を患者にも承知・納得の上で注意して使用してもらう。湿布を貼付する際，すき間を空けて貼付するとどうも効果が十分でないので，すき間なく貼付する。急性期を除けば，元来かぶれやすい患者以外はほとんどかぶれないが，本来は行わない使用法であるので，基本的には筒状ガーゼ（トリコフィックスなど）を装着した上から（または市販のストッキングを履いた上から）湿布を貼付してもらうようにし，患者本人が可能と考えれば直接皮膚に貼付することも可，とする。それでも万一かぶれた場合は即座に中止するよう説明しておく。ポツポツとしたごく軽度のかぶれであれば中止することで改善することが多い。ただし，くれぐれも急性期はかぶれやすいので皮膚に直に貼付してはならない。

　いずれにしても，炎症の場合は何らかの方法で四六時中患肢を冷やし続ける。少なくともヌクヌクと温めた状態は避けるようにしないと改善しない。

　就寝時も"ひんやりした状態"を続けるのがよいが，強烈に冷たいのを我慢してまで冷やしてはならない。その意味では，布団から患肢を投げ出しておくだけでも十分なこともある。なお，濡れタオルを肌に直接乗せて用いると悪化してこじれることが多いので禁忌である（図4-3-6）。冷却についても，弾性着衣による圧迫と同様，ほ

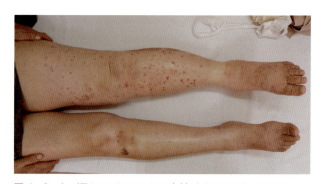

**図4-3-6**　濡れタオルによる直接冷却で悪化した例

## MEMO 冷湿布（アドフィード®パップ）の適用外使用について

本文で紹介している冷湿布（アドフィード®パップ）について，蜂窩織炎における使用は効能・効果には含まれていないため，あくまで医師としての判断のもとでの使用となることをお断りしておく。同時に，当然ながら，本書に記したような使用方法では保険請求はできないため，留意されたい。参考までに，以下に本剤の添付文書4)（抜粋）を提示する。また，医師以外の医療者は，冷湿布はあくまで「医師の指示・処方のもとでのみ」使用可能であることを銘記すること。

---

【効能・効果】下記疾患並びに症状の鎮痛・消炎
変形性関節症，肩関節周囲炎，腱・腱鞘炎，腱周囲炎，上腕骨上顆炎（テニス肘等），筋肉痛，外傷後の腫脹・疼痛
【用法・用量】1日2回，患部に貼付する。
【使用上の注意】
1. 慎重投与（次の患者には慎重に使用すること）：気管支喘息のある患者
2. 重要な基本的注意
   (1) 消炎鎮痛剤による治療は原因療法ではなく対症療法であることに留意すること。
   (2) 皮膚の感染症を不顕性化するおそれがあるので，感染を伴う炎症に対して用いる場合には適切な抗菌剤又は抗真菌剤を併用し，観察を十分に行い，慎重に使用すること。
   (3) 慢性疾患（変形性関節症等）に対し本剤を用いる場合には薬物療法以外の療法も考慮すること。また，患者の状態を十分観察し，副作用の発現に留意すること。
3. 副作用：総症例18,764例中，副作用が認められたのは326例（1.74%）556件で，その主なものはそう痒218件（1.16%），発赤210件（1.12%），発疹102件（0.54%）等であった。（アドフィード再審査結果時）
   (1) 重大な副作用
   1) ショック，アナフィラキシー：ショック，アナフィラキシー（頻度不明*1）があらわれることがあるので，観察を十分に行い，胸内苦悶，悪寒，冷汗，呼吸困難，四肢しびれ感，血圧低下，血管浮腫，蕁麻疹等があらわれた場合には使用を中止し，適切な処置を行うこと。
   2) 喘息発作の誘発（アスピリン喘息）：喘息発作（頻度不明*1）を誘発することがあるので，乾性ラ音，喘鳴，呼吸困難感等の初期症状が発現した場合は使用を中止すること。なお，本剤による喘息発作の誘発は，貼付後数時間で発現している。
   (2) その他の副作用：そう痒，発赤，発疹，かぶれ，ヒリヒリ感*2
   *1：自発報告により認められている副作用のため頻度不明。*2：これらの症状が強い場合は使用を中止すること。
4. 高齢者への使用：高齢者では貼付部の皮膚の状態に注意しながら慎重に使用すること。
5. 妊婦，産婦，授乳婦等への使用：妊婦に対する安全性は確立していない。
6. 小児等への使用：小児等に対する安全性は確立していない（使用経験が少ない）。
7. 適用上の注意：使用部位：(1) 損傷皮膚及び粘膜に使用しないこと。(2) 湿疹又は発疹の部位に使用しないこと。
【臨床成績】
二重盲検比較試験を含む国内143施設，414例について実施された1枚中フルルビプロフェン40mg含有貼付剤の臨床試験の概要は次のとおりである。なお，投与方法は，1日2回であり，投与期間は3日～4週間である。
1. 変形性関節症：変形性関節症に対しては有効率57.8%（52/90）であった。また，二重盲検比較試験によって，有用性が認められている。
2. 肩関節周囲炎：肩関節周囲炎に対しては有効率64.0%（48/75）であった。また，二重盲検比較試験によって，有用性が認められている。
3. 腱・腱鞘炎，腱周囲炎：腱・腱鞘炎，腱周囲炎に対しては有効率64.7%（44/68）であった。
4. 上腕骨上顆炎（テニス肘等）：上腕骨上顆炎に対しては有効率59.3%（32/54）であった。
5. 筋肉痛：筋肉痛に対しては二重盲検比較試験によって，有効率75.0%（33/44）で，有用性が認められている。
6. 外傷後の腫脹・疼痛：外傷後の腫脹・疼痛に対しては有効率80.7%（67/83）であった。また，二重盲検比較試験によって，有用性が認められている。
【薬効薬理】疼痛，急性炎症・慢性炎症に対し，優れた鎮痛・抗炎症作用を示す。
1. 鎮痛作用：ランダルセリット法（ラット），尿酸滑膜炎（イヌ）での疼痛反応に対して，基剤より有意に強い抑制作用を示した。
2. 抗炎症作用：
   (1) 急性炎症に対する作用
   カラゲニンによる足浮腫（ラット），抗ラット家兎血清による背部浮腫（ラット），紫外線紅斑（モルモット）に対して，基剤より有意に強い抑制作用を示す。
   カラゲニンによる背部浮腫（ラット），抗ラット家兎血清による背部浮腫（ラット），紫外線紅斑（モルモット）に対しては，インドメタシン1%含有軟膏，副腎エキス含有軟膏及びサリチル酸メチル含有貼付剤と同等かそれ以上の抑制作用を示した。
   (2) 慢性炎症に対する作用：
   ホルマリン浸漬濾紙法による肉芽形成（ラット），アジュバント関節炎（ラット）に対して，基剤より有意に強い抑制作用を示した。
   ペーパーディスク法による肉芽形成（モルモット）に対しては，インドメタシン1%含有軟膏，副腎エキス含有軟膏及びサリチル酸メチル含有貼付剤とほぼ同等かそれ以上の抑制作用を示した。

（2014年3月改訂第9版より）

んのわずかな時間(1〜2時間)でも空いてしまうと効果が得られないことが多い。

## 弾性着衣使用のタイミング(図4-3-5)

　本章の冒頭(概説——治療の基本的な考え方)で，リンパ浮腫の治療には，「上げる」か，もしくは「押さえる(弾性着衣)」かの圧が必要である，と述べた。炎症の場合もその基本は変わらない。すなわち，急性期安静の時期から日常生活に戻る時点で圧迫をしなくてはならない。そうしないと，せっかく寝ていてよくなった浮腫も簡単に悪化してしまう。しかし，その時点でまだ発赤があるのが問題であって，下手に圧迫すると簡単に炎症は再度増悪してしまう。ここで炎症を悪化させないように圧迫する方法が，冷やしながら圧迫する方法である。

　安静臥床から日常生活を開始し，日常の食事の支度やちょっとした用事を始めるようになった時点で弾性着衣の着用を開始することが必要である。これは**図4-3-5g**のあたりから可能である。圧迫し，サイズダウンを図るとむくみは減少するので，これは炎症の軽減(改善)を意味する。この時期に圧迫を始めないと患肢周径の縮小は期待できず，したがって炎症も改善しない。こうすることにより，赤味が改善し，その後患肢が軟らかくなり，ついで圧迫にしたがって細くなることになる。

　炎症が強い時期(**図4-3-5b〜f**)から弾性着衣の使用を開始すると刺激になり，炎症が悪化するので，この時期は冷やして(患部を上げて)寝ているしかない。**図4-3-5g**くらいの時期でも炎症が悪化する可能性は強いため，一般的には赤味が引くまで弾性ストッキングの着用は禁止されるが，着用せずに生活を始めると患肢の周径が著明に増大し，炎症も悪化ないし改善しないので，日常生活に戻る段階で，炎症が悪化しないようにだましだまし弾性着衣の着用を開始する。炎症が悪化しないことを確認しながら，できるだけ早い時期から弾性スリーブ・ストッキング(弾性着衣)を着用・圧迫し，患肢周径の縮小を図る。

　涼しい〜寒い時季ならあえて冷やさず弾性着衣を着用しても大丈夫な場合もある。大丈夫か否かは，着用した結果，患肢が軟らかくかつ細くなるかどうか，である。着用によって硬く，太くなったら炎症は悪化している。その際は何らかの方法で冷やしながら圧迫するようにするか，もしくは再度安静の生活に戻る必要がある。

　基本的には圧迫により患肢が"カッカ"せず，赤味(真っ赤〜赤〜赤紫)が冷めて(青紫)くる傾向がみえてくれば圧迫してもよいと思われる。そのためには"注意しながら冷湿布で冷やしながら弾性着衣を着用する"ことで，炎症の悪化は防がれ，併せて患肢周径の縮小が得られるので，炎症も改善傾向となることが多い。逆に，皮膚に発赤がみられる段階でも，炎症が悪化しないようなら，必ずしも冷やさずに圧迫することで，患肢が細くなりさえすればよいともいえる。

### 経過中の冷却・圧迫および再発について

　経過中（図4-3-5g, h）に再燃することもあるが，冷却などによって早めにもとの経過ラインに戻ることが多いので，再発したと思って再度強力な抗菌薬を投与する必要はないことが多い．図4-3-5hの時期は，見た目は赤くないが入浴などで温めたり，もしくは起立位で赤くなることが多い．

　下肢の場合，大腿部に発赤が残ることもあるが，多くの場合，赤味は徐々に患肢下方に落ちてくる．「菌の入ったむくみの液は比重が重い」と考えるとわかりやすい．そのため，下腿を中心に冷やす．同時に，姿勢の関係で大腿内側の後側にも残りやすく（☞図4-2-16, p.134），膝で止まり，大腿内側に流れる．大腿外側は特に発赤が強い場合は別であるが，そうでない場合はあえて冷やさなくても大丈夫である．大腿内側は熱がこもりやすく，外側は外気に触れるので，外気が冷やしてくれると考えてもよい．

　同時に下腿は十分に加療し，炎症を軽減させると，その部位の緊満感は軽減してくるので，その分，より上部の大腿部の"菌の入ったむくみの液"がだるま落しのように順に下に落ちてきてくれると考えるとよい．そのため，下腿と大腿内側を十分に冷やすことで徐々に患肢全体の炎症が軽減してくる．

　上肢の場合も基本的には同様の考え方で，浮腫および炎症は前腕や手のほうに落ちてくる．日常生活では意外と手をダラーッと下げていることはなく，机やテーブルの上にあることが多いためか，肘周囲～前腕に溜まることが多い．手部にも現れることがあるが，手は日常的に使うため非常に治療しにくい部位である．普通に日常生活をしながら炎症を治療することは不可能と思ってもよい．そのため，炎症が手の甲のみに残る場合は，短期間（1～3日）でもいったん手を上げ続けておくようにして加療する必要がある．いつまでも上げ続けることはできないので，急性期を過ぎたらほかの部位と同様に冷やしながら圧迫して生活をするようにする．

　このようにして炎症が軽減してくると，その分"炎症による緊満感"は軽減し，患肢が軟らかく感じられてくるが，太さはそれほど減少しない．周径のサイズダウンは次の段階で，炎症が軽減した分周径は小さくはなるが，まだ，それほど急速には減少はしない（図4-3-5g, h）．それでも引き続き冷やして圧迫し続けると，1～2カ月単位で少しずつ赤味が消退してきて同時に周径も縮小してくる．安定するまでは数カ月～半年はかかると思ったほうがよい．"炎症は上から治る"ので，足先にはさらに長期間，わずかに赤味が残ることが多い．

### 抗菌薬の種類と使い方

　蜂窩織炎の原因菌はほとんどがA群β溶血性レンサ球菌であるので，抗菌薬はセ

> **COLUMN**
>
> **蜂窩織炎の経過**
>
> 　蜂窩織炎の経過は火事にたとえるとわかりやすい（以下，アルファベットは**図4-3-5**と対応）。ちょっと火がついて（b：少し赤くなって），家が燃えて（c, d：さらに発赤部が広がり），大火事になってしまった（e：高熱が出た）。大きな炎が見えて野次馬にも「火事だ！（蜂窩織炎だ！）」とわかる時期である。このときはまず火元（細菌）を消火器（抗菌薬）でたたくと同時に，全体には水をかけて（発赤部を冷やして）消火していく。徐々に炎は小さくなり（f：赤味が引いてきて），チョロ火（h）からくすぶった状態（i：見た目は炎症がない）となる。この，ほぼ消えた状態（h, i）の時期は，炎（赤味）は見えないが奥に火がこもっている状態であり，ちょっと棒でつついたり（過労，動きすぎ）するとまた軽く炎が上がる。この時はすぐに対応（消火器，水＝抗菌薬，冷却）すれば比較的早くに火は消える（発赤は消失する）。火事の際の初期消火である。この時期にガソリン（アルコールの摂取）をかけると，一気に火の勢いは強くなる（炎症は強く再燃する）。
>
> 　この時期の生活上の注意として，普通に生活してよいか，運動はしてよいか，アルコールはどうか，などと聞かれることは多い。見た目にはほとんど炎症と感じられず，また，治療は長期にわたるため，注意し続けることはかなり大変ではある。そのような場合，火傷の皮膚ならどうするか，と考えて頂くとわかりやすい。激しく動かしたり，マッサージ（リンパドレナージ）もその部位にはよくないし，温めることもよくない。アルコールは残念ながら厳禁である。入浴に関しては，治療が長期にわたることを勘案し，患部を湯船から出しておくことでよしとする。

フェム系抗菌薬（もしくはペニシリン系抗菌薬）が第一選択である。なお，足や爪白癬に起因する蜂窩織炎が疑われる場合も，セフェム系抗菌薬が有効なことが多い。一般的には抗菌薬投与が蜂窩織炎治療の主体と考えられてしまうが，リンパ浮腫における蜂窩織炎では，患肢冷却および患肢浮腫容量の減少がきわめて重要であり，これらの処置も併せて行わないと改善は得られない。抗菌薬はほとんどの場合セフェム系（第一世代）で十分であり，効かない場合は，冷却や浮腫液減少がうまくできていないと考えたほうがよい。少なくとも，効かないからといって次々より強い抗菌薬を，より大量に，長期間使用することは避ける。抗菌薬のみを長期間服用しても完治することはないので，短期間（約10日間）で切り上げ，その後は冷却と患肢周径の減少を図ることで，炎症の改善をめざす。

### 採血等による悪化とその予防・スキンケア

　リンパ浮腫では患肢・患部の皮膚の障害およびリンパ系障害に起因する免疫機能低下のために，皮膚疾患をきたしやすい状態となっている。そのため，様々な合併症としての皮膚疾患を発症する。このような合併症をきたさないためにスキンケアが行わ

れる。最大のスキンケアはむくみを減らすことである。まずこれを行わないと，いかなる効果も期待できない。

採血後のリンパ浮腫発症や増悪または蜂窩織炎発症も多い。そのため，採血は患側上肢からは行わず，必ず反対側ないし下肢で行う。ただ意外と，たとえばリンパ浮腫の脚の骨折や膝の手術などの侵襲に伴う発症は少ない。おそらく十分な消毒と手術に伴う抗菌薬の投与が功を奏しているのではないかと思われる。スキンケアとして患肢の清潔および皮膚の乾燥を避けるため弱酸性ローションや尿素製剤などが用いられる。

## 蜂窩織炎の治療効果──症例提示

蜂窩織炎の症例と治療の効果を**図4-3-7**〜**4-3-11**に提示する。

**図4-3-8**は，複合的理学療法として週2〜4回の用手的リンパドレナージ（MLD）および弾性包帯法を4カ月間施行するが改善せず当院を受診した例である。蜂窩織炎と診断して加療し，約2週間で写真の通り改善した。炎症を見逃し安易に複合的理学療法を行うと，改善しないばかりか悪化するので，十分な注意が必要である。

**図4-3-9**は乳房の蜂窩織炎の例である。**図4-3-9b**の症例においては，冷却・圧迫のみによって約5カ月後に写真の通りの改善が得られた。

**図4-3-10**は陰部の蜂窩織炎（男性，女性）の例である。**図4-3-10a**においては冷却・圧迫によって，約1週間後に写真のように改善し，その後も順調に回復が続いた。**図4-3-10b**においては，蜂窩織炎の治療に加え，局所には冷却および陰部サポーターによる圧迫にて加療し，およそ1カ月後には写真の通りの改善を得た。

a. 治療前　　　　　b. 治療開始4カ月後

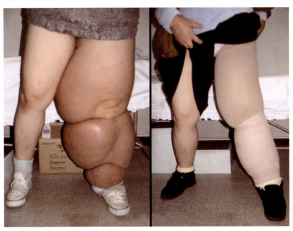

**図4-3-7　蜂窩織炎の治療例**
蜂窩織炎ではこのように劇的な改善を期待できる。

a. 当院受診時　　　b. 加療開始2週間後

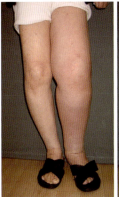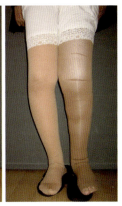

**図4-3-8　蜂窩織炎（急性炎症性発症）としての下肢治療例**

a

b

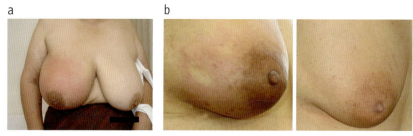

冷却・圧迫により約5カ月後に改善がみられた。

**図4-3-9** 乳房の蜂窩織炎の例

a．男性の例

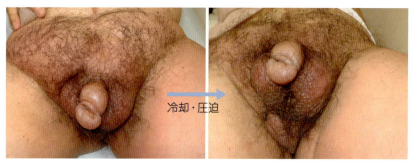

冷却・圧迫

b．女性の例

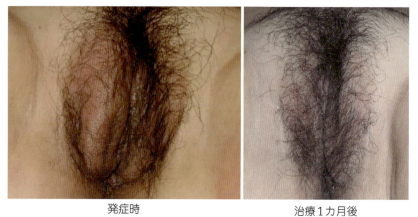

発症時　　　　　　　　　　治療1カ月後

**図4-3-10** 陰部の蜂窩織炎治療例

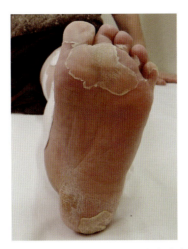

**図4-3-11　高度な蜂窩織炎治療後の症状**
高度な蜂窩織炎では，治癒後に文字通り"一皮むける"ことが多いが心配はない。

図4-3-11に示す通り，高度な蜂窩織炎ではいわゆる"一皮むける"ことがあるが，経過とともに自然に回復する。

### ● 文献

1) 原　尚子，他：リンパ浮腫に伴うリンパ小胞および蜂窩織炎についての病理学的，免疫学的検討．リンパ学．2016；39（Suppl）：25．
2) 山本一彦，他：血液・免疫．カラー図解　人体の正常構造と機能．全10巻縮刷版，改訂第3版．日本医事新報社，2017, p509．
3) 山本一彦，他：血液・免疫．カラー図解　人体の正常構造と機能．全10巻縮刷版，改訂第3版．日本医事新報社，2017, p508．
4) 科研製薬：アドフィード®パップ添付文書．2014年3月改訂（第9版）．
［http://www.kaken.co.jp/medical/tenbun/adofeed/pdf/adofeed_201403.pdf］

# 4 その他の治療法

## 手術療法

　現状では，手術療法はリンパ浮腫治療の第一選択ではない。しかし昨今，多くの医師が様々な外科的処置を行っており，筆者にはそのすべての検証はできないことをまず率直に申し上げる。この中からいずれ内科的・保存的治療ではかなわなかった治療法が生まれることは大変喜ばしいことである。同時に，長年内科医として保存的治療に携わってきた筆者の限界を感じるものでもある。内科医としての筆者にできることは保存的治療の限界を見きわめ，どこで外科的処置に移行すべきかを判断することであろうかと思う。ただ，少なくとも十分な保存的治療を行うことなく"手術ありき"の治療方針であってはならない。以下，一般的な外科手術の動向についてのみ記載したい。

### リンパ管細静脈吻合術（LVA）ほか

　リンパ浮腫の外科的治療としては，以前はリンパ浮腫組織切除術（Charles法など），リンパ誘導術（Kondoleon法，Thompson法など）が行われていたが，長期間改善を持続することの困難性や侵襲の大きさ，合併症などの問題があり，現在ではほとんど行われていない。

　近年では0.5～0.3mmの血管吻合技術（supermicrosurgery）を用いたリンパ管細静脈吻合術（lymphatico-venular anastomosis：LVA）が行われるようになった[1]。第一選択として手術を提示する医療機関もあるようであるが，リンパ浮腫の治療は保存的治療が優先されるべきであるので好ましいことではない。

　LVAの手技として，端々または側端に吻合する方法や，リンパ管を静脈に差し込む方法などがある。しかし，本法の効果は周径で数％ともされ[2]，また6～12カ月での開存率は40％[3]との報告もあり，その効果は決して劇的なものではなく[4]，挫滅した皮下組織を回復するものではないので，当然完治するものでもない。十分に効果の確立された治療法ではないこと，また，術後も弾性着衣の着用など複合的理学療法を継続する必要があることなどを考慮すると，適応となる症例には制限があると思われ

る。筆者は主に圧迫治療の難しい部位である陰部リンパ浮腫，頻回の蜂窩織炎発症例[5]などでは効果が期待できると考えている。

リンパ浮腫の治療は，その病因から考えると，現時点ではやはり保存的治療が主体であり，LVAでも完治は期待できず，あくまで補助的な位置づけであると思われる。リンパ節移植術[6)7]も行われてはいるが，同じく確立されたものではない。

婦人科手術において，後腹膜を縫合せず開放とすると，リンパ嚢胞の出現頻度が減少し，リンパ浮腫発症頻度が低下すること，また転移がない場合に最も末梢の外腸骨リンパ節である大腿鼠径上リンパ節を温存すると，リンパ浮腫の発症頻度が低下することを報告した研究もある[8]。

### 脂肪吸引術

脂肪吸引術は高度肥満に対して行われることもあるが，日本ではほとんど行われてこなかった。本法はリンパ管を含んだ皮下組織の挫滅をまねくことから，医原性リンパ浮腫の原因のひとつとされており[9]，安易に施行するものではない。しかしながら，脂肪自体がリンパ管を圧迫している場合には，その部位の脂肪を排除することは有用であろう。すなわち，リンパ系を挫滅させることなく脂肪を除去できるならば有効ではあろうと考える。近年，日本でも本法が盛んに施行されてきているようであるが，筆者にはコメントできない。

## 低出力レーザー療法（LLLT）

低出力レーザー療法（low-level laser therapy：LLLT）においては，リンパ系の再生と運動促進，マクロファージへの影響が浮腫治療に適しているという報告がある。

## 食事療法

リンパ浮腫の治療において減量は必須である。減量できなければ改善しないといっても過言ではない。患者はよく「むくんだから体重が増えた」と訴えるが，「太ったからむくみが増えた」と考えたほうがよい。適正体重を維持するために，肥満者に対してはエネルギー摂取量の制限と適切な指導下での運動療法を行う。動かないとむくみは増強する。また，ほかの浮腫と同様に，塩分・水分の過剰摂取を控えるよう指導する。

しかし，現実には減量が成功する率は大変低く，多くの人が失敗し，もしくはリバウンドしてしまう。1～2kgの増減でも明らかに差となって出てくる。診療時，患肢周径の増大や減少で体重の変動が予測できるほどである。下肢の場合，まず脚の付け

根が太くなる。例えば2～3kgの増加で鼠径部周径が2～3cm増大する。外科的に減量を試みる方法もあるが，筆者には経験がない。

## 鍼灸

リンパ浮腫に対する有効性は特に示されていない。特に患肢への直接の施行は患肢皮膚を傷つけるおそれがあるので好ましくない。

## 遺伝子治療

リンパ管新生に関して，血管内皮細胞増殖因子-C（vascular endothelial growth factor C：VEGF-C），アンジオポエチン-1（Ang-1）などが知られているが，肝細胞増殖因子（hepatocyto growth factor：HGF）を用いた研究も進められている[10]。一次性（原発性）リンパ浮腫に対しては現在治験［コラテジェン®（HGF遺伝子治療薬）］が行われている。

### ●文 献

1) 光嶋 勲, 他：リンパ浮腫に対するリンパ管細静脈吻合術. 日外会誌. 1999；100(9)：551-6.
2) Mihara M, et al：Multisite lymphaticovenular bypass using supermicrosurgery technique for lymphedema management in lower lymphedema cases. Plast Reconstr Surg. 2016；138(1)：262-72.
3) Maegawa J, et al：Outcomes of lymphaticovenous side-to-end anastomosis in peripheral lymphedema. J Vasc Surg. 2012；55(3)：753-60.
4) Maegawa J, et al：Net effect of lymphaticovenous anastomosis on volume reduction of peripheral lymphoedema after complex decongestive physiotherapy. Eur J Vasc Endovasc Surg. 2012；43(5)：602-8.
5) Mihara M, et al：Combined conservative treatment and lymphatic venous anastomosis for severe lower limb lymphedema with recurrent cellulitis. Ann Vasc Surg. 2015；29(6)：1318.e11-5.
6) Lin CH, et al：Vascularized groin lymph node transfer using the wrist as a recipient site for management of postmastectomy upper extremity lymphedema. Plast Reconstr Surg. 2009；123(4)：1265-75.
7) Althubaiti GA, et al：Vascularized supraclavicular lymph node transfer for lower extremity lymphedema treatment. Plast Reconstr Surg. 2013；131(1)：133e-5e.
8) 佐々木 寛：婦人科がん術後下肢リンパ浮腫を予防する鍵は後腹膜開放と大腿ソケイ上リンパ節温存. リンパ学. 2010；33(2)：131-2.
9) Strößenreuther RHK：Lipödem und Cellulitis. Viavital, 2001.
10) 齊藤幸裕, 他：リンパ浮腫に対する遺伝子治療法の開発. 脈管学. 2011；51(4)：447-52.

# 5 保存的治療のまとめ

　リンパ浮腫の治療により，順調にいくと経過は図4-5-1のようになる。すなわち，治療開始約1カ月で比較的急速に改善し，その後はゆっくりしかよくならない。したがって，初めの1カ月で改善しない場合は何らか方法が誤っているので，その原

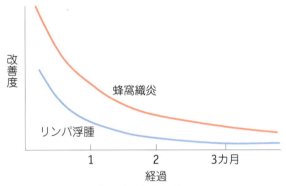

**図4-5-1　リンパ浮腫の治療経過**
早期に急速に改善し，その後は緩徐となる。炎症があるとさらにその傾向は顕著となる。

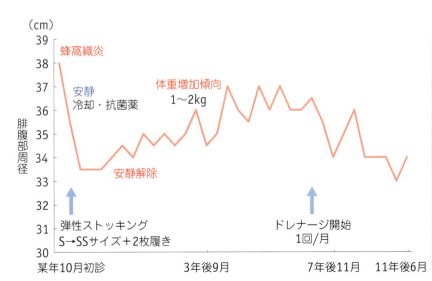

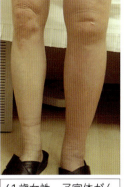

初診時所見

41歳女性，子宮体がん術後およそ1年経過頃から左脚が腫脹

**図4-5-2　子宮体がん手術後のリンパ浮腫で炎症があると判断して治療を開始した例**

> **COLUMN**
>
> **乳房切除後疼痛症候群（PMPS）**
>
> 　乳がん術後のリンパ浮腫において，浮腫（むくみ）と同時に腕の痛みやしびれを伴うことがある。時には浮腫より，疼痛やしびれ，あるいは運動障害が主訴のこともある。これらの症状は手術による腋窩の知覚・運動神経障害である。これを乳房切除後疼痛症候群（postmastectomy pain syndrome：PMPS）と呼ぶこともある。最近では，2009年にGärtnerらが，乳がん術後，約半数で2～3年以内に疼痛症状を認めると報告している[1]。
>
> 　乳がん術後の後遺症として，リンパ浮腫は見ればわかり，また，最近比較的注目されてきたためもあってか，このような症状をリンパ浮腫と思い込んで受診される人が結構多いが，これは，リンパ浮腫による症状ではない。動かせないのでむくみが増強することも多い。リンパ浮腫以上に術後から発症までに要する期間が長いことも多い。
>
> 　治療は知覚・運動神経障害の改善であるので，大変難しいことが多く，むしろ進行性で徐々に悪化することが多い。基本的にはリハビリテーション，抗不安薬の投与，時に神経ブロックが適応となる。リンパ浮腫の治療を行っても基本的には改善しないが，それでもリンパドレナージを行うと症状が軽減することが多いことは興味深い。

因を探る。多いのは弾性着衣の選択と着用法の間違いである。特に上下肢の付け根で食い込んでいる場合は治療効果は得られない。改めて炎症の有無を確認することも必要である。

　図4-5-2の症例は，保存的治療の各要素の効果を適切に示していると思われるので，提示する。下肢のリンパ浮腫であり，下腿最大径をみるとわかりやすいので縦軸に示す。

　初診時，それほど発赤は顕著ではないが，ほんのり全体に赤味が認められ急性皮膚炎（蜂窩織炎の軽い状態）と判断して，炎症の治療を開始した。比較的安静の上，抗菌薬および患肢冷却（冷湿布）を行い，加えて弾性ストッキング（シリコン付き弾性ストッキングのSサイズ）を着用して頂いたところ，下腿周径は38cmから急速に33cm近くまで改善した。そのため，さらに弾性ストッキングをSSサイズとし維持を図った。その後，安定しているので少々生活の幅を広げて頂いたところ，少しずつサイズが大きくなりはじめ，さらに体重も増加傾向になり悪化し，周径は36～37cmで経過するようになった。初診時よりはよく，なんとか維持されている状態とも思われたが，それ以上の改善をみないため，月1回ではあるが用手的リンパドレナージ（MLD）に通って頂いたところ，グラフのように徐々に改善し，34cm前後で維持できている。この間，約10年を経過している。

　すなわち，①炎症がある場合は安静にした上での炎症の治療により劇的に改善す

る，②炎症があっても炎症を刺激しないように注意さえできれば弾性ストッキングを着用したほうがよい，③体重増加は悪化要因である，④リンパドレナージは，もう一息サイズダウンを図りたい場合には有効な手段である，ということが如実に示されている。特に，初診時それほど赤くなくても炎症として診断し，治療を開始した点に注目して頂きたい。

　ここまで述べてきたように，筆者の治療法の特徴は，リンパ浮腫としての診断を厳密に行うこと，そして，少しでも疑わしければ炎症所見を念頭に置くことかと思う。

## ●文　献

1) Gärtner R, et al：Prevalence of and factors associated with persistent pain following breast cancer surgery. JAMA. 2009；302(18)：1985-92.

# 6 緩和ケアにおける浮腫治療の考え方

　昨今，がん終末期などの緩和ケア主体の時期における浮腫がリンパ浮腫として治療されている傾向があるが，断じてあってはならないことである．リンパ管細静脈吻合術の適応とされていることすらあるが，行うべきではない．緩和ケアや高齢者の浮腫をリンパ浮腫にしてしまうと，膨大なリンパ浮腫患者が発生し，患者は多大な迷惑をこうむる．

　緩和ケア主体の時期における浮腫は，低蛋白性浮腫（図4-6-1），廃用性浮腫や循環不全などが基本にあることが多いため，浮腫は患肢のみではなく全身に及ぶことが多く，リンパ浮腫として積極的な治療の対象となるものではなく，むしろ自覚症状の軽減に主眼が置かれるべきである．そのためには軽い圧迫療法により浮腫の軽減を図ることが中心となる．さらに圧迫自体が困難な場合は，同様の考えで軽いリンパドレナージを行うなどの配慮が必要となることもある．また，進行するとリンパ漏やさらには蜂窩織炎が加わることも多い．担がん状態や進行がんの時期によっても対応は異なる．

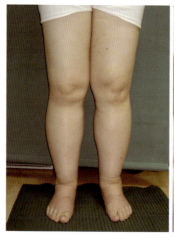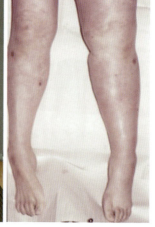

**図4-6-1　低蛋白性浮腫**
両脚に均等に軟らかい浮腫が出る．

## 低蛋白性浮腫における圧迫の考え方（図4-6-2）

　健康な人では血管内蛋白濃度は高く，血管外の蛋白濃度が低いので，大きな膠質浸透圧差が生じ，水分は血管内に引きつけられ，むくみは発生しない。リンパ浮腫ではリンパ流障害のため血管外に蛋白が溜まり，その分膠質浸透圧が上がり血管外に水分が溜まる。

　一方，低蛋白血症では血管外に蛋白は溜まらなくても，血管内の蛋白濃度（特にアルブミン濃度）が低下するため，その分水分を血管内に引きつける力が弱くなり，血管外に水分が溜まることになる（☞図1-3-16，p.29）。このむくみは当然全身に発生するため全身が水で軟らかくむくむことになる（図4-6-2a）。しかし，人間は立ち上がるので，結果的に水分は両下肢や下腹部，特に下腿に溜まることになる（図4-6-2b）。したがって，圧迫はリンパ浮腫では患肢のみ強圧で圧迫し（図4-6-2c），低蛋白性浮腫では両下肢全体を弱圧で圧迫する（図4-6-2d, 4-6-3）。

　低蛋白性浮腫では，浮腫液は体の下半分に落ちてきているので，弾性パンティストッキングが一般的な適応となるが，蛋白濃度は特に濃くない水分が主体であるため，起立時には顕著に下方に落ち，初期・軽度の時期は下腿中心のむくみであることも多いので，より手軽な弾性ハイソックスを使用することも多い（☞p.138）。弾性着衣（弾性ストッキング）が食い込みやすい場合は筒状包帯，パッティング包帯，ガーゼ包帯，コットンやウレタン包帯などで保護した上で弾性包帯を使用する場合もあるが，圧はリンパ浮腫より一段弱めとなる。

　低蛋白性浮腫のむくみは軟らかいので，弾性ストッキング（多くの場合classⅡ）で圧迫すると即効果が現れる。「弾性着衣着用上の注意」の項（☞p.130）で述べたと同様，

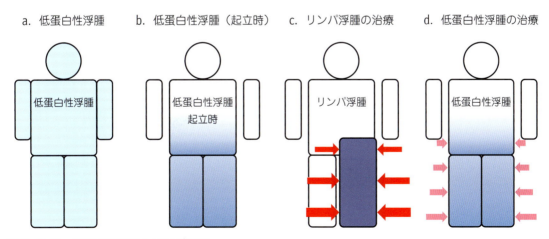

図4-6-2　低蛋白性浮腫とリンパ浮腫

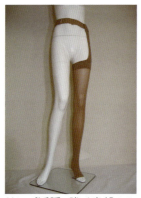 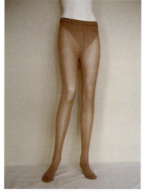

リンパ浮腫：強く患部のみ　　低蛋白性浮腫：全体を包む
を圧迫する。　　　　　　　　ように軽く抑える。

**図4-6-3** リンパ浮腫と低蛋白性浮腫の弾性ストッキング着用法の違い

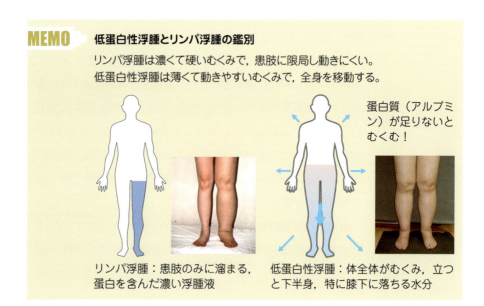

**MEMO　低蛋白性浮腫とリンパ浮腫の鑑別**

リンパ浮腫は濃くて硬いむくみで，患肢に限局し動きにくい。
低蛋白性浮腫は薄くて動きやすいむくみで，全身を移動する。

蛋白質（アルブミン）が足りないとむくむ！

リンパ浮腫：患肢のみに溜まる，蛋白を含んだ濃い浮腫液

低蛋白性浮腫：体全体がむくみ，立つと下半身，特に膝下に落ちる水分

　診察室に入るときは両脚が重い感じであったのに，弾性ストッキングを履くとその場で「軽くなった」と感じる。同時に，それをひとつの基準として弾性ストッキングの選択および正しく履けているかを確認するとよいと思われる。

## 廃用性浮腫・低蛋白性浮腫でリンパ漏および蜂窩織炎を伴った場合の対処法

　低蛋白性浮腫や廃用性浮腫における浮腫では，軟らかい水分が下のほう（下腿）まで落ちてきていると考える。そのため，文字通り下腿が浮腫でパンパンに張ってしま

い，ついには皮膚の弱い部分から水分が漏れ出る（リンパ漏）。さらにそこから雑菌が侵入し，浮腫液は絶好の菌の培養地であるため，容易に炎症（蜂窩織炎）を発症する。両下腿にリンパ漏があり，タオルなどを精一杯巻きつけて来院される患者も多い。

本疾患の浮腫は重力によって下腿に集中しているので，重力の影響を排することで劇的に改善する。対応としては，基本となっている浮腫を排除することである。きわめて軟らかい浮腫液が下腿に落ちてきていると考えると，逆に脚を上げておくと浮腫は必ず，そして急速に改善する（**図4-6-4**）。

このような患者が来院した際，まずは一通りの説明の後，ベッド上に高さ10cmほどの足台を設置し下腿を挙上する。30分〜1時間ほど足台に足を乗せ臥床安静とすると，リンパ漏のある場合は液漏れが止まるので，リンパドレナージが可能ならば

a．リンパ漏を呈した低蛋白性浮腫の例

治療前　　　約1時間半後　　　治療前（拡大）　　　約1時間半後

左下肢と比較すると，右下腿浮腫が患肢挙上およびリンパドレナージによって約1時間半で著明に改善，リンパ漏も治まっていることがわかる。この後弾性包帯で維持，1週間後に弾性ハイソックスに変更して維持されており，順調であればあえて再診も不要である。

b．低蛋白性浮腫にリンパ漏，蜂窩織炎を合併した例

治療前　　　治療後（1週間後）

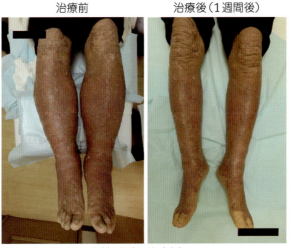

低蛋白性浮腫でリンパ漏があり，両下肢に蜂窩織炎がみられた。治療1週間後に来院され，よい状態が維持されている。

**図4-6-4**　低蛋白性浮腫の治療例

施行し，さらに軽く弾性包帯で圧迫することで，一気に下腿から浮腫液を排除することができることが多い。

リンパドレナージ後，下腿はシワシワな状態となり，リンパ漏はほぼ止まっているはずなので，筒状ガーゼで清潔に覆い（皮膚の状態によりコットンなどを加えてもよい），上から粘着（自着）性弾性包帯（幅8cm，太い場合は10cm）を足先から膝下まで1本で巻き上げる。発赤（蜂窩織炎，急性期の真っ赤な場合は不可）がある場合は，発赤部を軟らかい冷却グッズで覆い，その上から弾性包帯で軽く圧迫してもよい。

この時点で，浮腫液は重力で下腿に落ちることはなくなり，その状態で維持される。既に浮腫は軽減しているので，あえて圧を強く巻く必要はない。リンパ浮腫の場合より圧は弱く，起立位になったときに再度太くならないように，患肢の太さにぴったりフィットするように巻きつけるだけでよい。足首関節部は特にゆるやかにふわっと軟らかく巻いておく。

その後立ち上がって帰宅して頂くが，就寝前には包帯を取ってもすでに細い状態であるので，そのまま足を上げて就寝してもらう。そして翌朝には再び自分で包帯を巻くということを繰り返すと，そのままリンパ漏のない，細い状態は維持される。必要に応じて抗菌薬，利尿薬を短期間（10日間弱）投与してもよい。

弾性包帯による圧迫は朝起床時に行い，夜間就寝前に除去し，就寝時は脚を上げておくことを繰り返す。1週間～10日ほどで安定した状態となるので再来して頂き，弾性ストッキング（弾性ハイソックス）に移行する。その圧は多くの場合classⅡで十分であり，サイズは測定周径より一段大きめがよい。小さすぎると快適でなく，また，食い込むことが多い。なお，弾性ハイソックスは，上端がすぼまっていない，医療用の比較的圧も弾力も強い製品が必要である。患者の希望で弾性包帯を継続することも可能である。もちろん様々な状況があるので一概には言えないが，参考にして頂ければ幸いである。

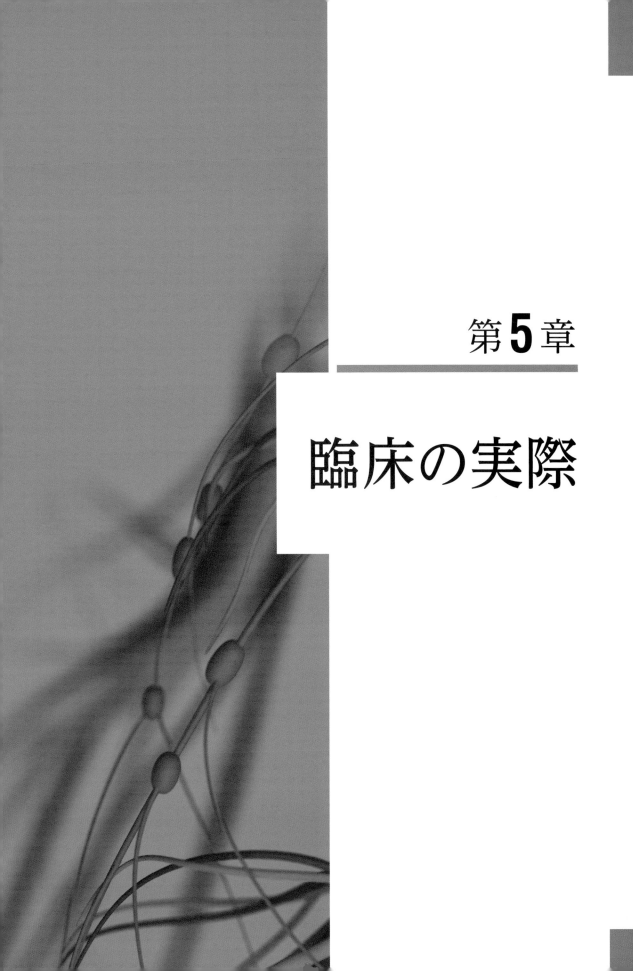

# 第5章

# 臨床の実際

# 1 予防と初期治療の考え方

　本章では，リンパ浮腫の診療を実際の診察の流れに沿って改めてみていきたい。ここまでの「まとめ」としての要素を含むため，一部はすでに述べたことの繰り返しでもあるが，より具体的な診察方法や患者指導の要点とともに述べているので，確認のつもりでお読み頂きたい。また，下肢・上肢それぞれにわけて診察の流れを記したので，普段の多忙な診察の中では，本章を参照して頂ければ手早く各々の診療の要点を押さえられるものと考えている。

　まずはその前提として，リンパ浮腫の予防と初期治療の考え方について以下に述べる。

## 予防の基本と生活上の増悪因子

　リンパ浮腫の予防は，まずはむくみが溜まらないようにむくみをとってしまうこと，1日のスパンでいったんむくみをリセットしてしまうことが基本である（**図5-1-1**）。万一むくんだ場合は，翌日は1日無理をせずに休息し，いったんむくみをとってしまう。それでもとれなければ，早めに弾性スリーブ・ストッキングを用いて

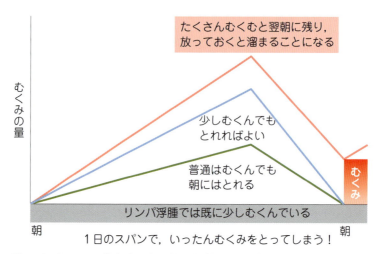

図5-1-1　リンパ浮腫予防の考え方（実際に患者に渡している資料）

押さえること，これが予防と初期治療の基本となる。予防と同時に早めに治療を始めることで，その時点の状況よりは悪化させないようにすることが可能である。

では，むくみを溜めこんでしまう原因（浮腫増悪の誘因）は何かというと，経験的に，**表5-1-1**に示すようなことがあり，その共通点は「無理ができない」ということである。重い物を持ったり，単調な作業の繰り返しで，しかも自分の意思では途中で止めることができないようなことである。これを逆に考えると，リンパ浮腫の増悪を防ぐために必要なのは，「明るく楽しく，重いものは持たない，汚れることはしない，単調でつまらないことはしない，嫌になったら止める，頑張らない」ことが予防に大切である。すなわち，「自分勝手に生きる」「無理をしない」ことがポイントとなる。

また，減量は最も基本となる注意事項である。リンパ浮腫は体重増加とともに発症することが多く，また経過中は体重のコントロールができなければ悪化する。とはいえ，減量できないことを責めるべきではない。本当は，減量できなくても改善させられるような手段を提示できることが理想である。また，術後リンパ浮腫を念頭に置くと，最大の予防法は，がんにならないことである。

### 旅行は増悪因子か

旅行に関しては，医療者はつい否定しがちになるが，患者自身にとって楽しいことであるためか，旅行中に悪化したり蜂窩織炎を発症した人の経験はほとんどなく，多くの場合大丈夫である。海外旅行など長時間の飛行機利用を伴う場合もまず問題はない。腕や脚を下垂し続けないよう，脚なら患肢を通路側に出して軽く上げるようにし，可能なら少し動かすようにしているとよい。ただし，無理なスケジュールは負担となるので避けるようにし，疲れたと思ったら適宜休息をとるように指導しておく。逆に，帰国後に蜂窩織炎を発症したりすることは意外と多い。

**表5-1-1** リンパ浮腫増悪の誘因と対処法（実際に患者に渡している資料）

①世話，介護 ｝他人のため
②葬儀への参列 ｝責任感，暗め
③引越し，草むしり：重い物，土
④パソコン，編み物（腕）
　長時間立ちつくす（脚）｝単調な作業

｝中途で止められない ➡ 増悪

→飽きたら止める，嫌になったら止める，頑張らない，自分の体調を優先する，根をつめない

**「自分勝手に生きる！」（無理しない）＋減量**

### その他の悪化因子

　既存の成書では,「冠婚葬祭は避ける」と書かれていることが多いが,「冠婚」は多くの場合大丈夫である。筆者は結婚式への参列で悪化した患者をみたことがない。逆に「葬祭」では多くの患者が増悪する。親の介護をし,葬儀を執り行い,実家の片づけや草むしりをするなど「葬祭」にまつわる一連の行動を行うと,てき面である。孫の世話はうれしいことではあるが,責任が伴い,他人に合わせて動かざるをえないためか,相当な負担になることが多い。

　下肢のリンパ浮腫では,立ち仕事,比較的若く活発に動き回っている人など,上肢のリンパ浮腫では,仕事でパソコンを使う人,ピアノ伴奏を仕事にしているなど細かい手作業をする人で,コントロールが難しいことが多い。

　セルフリンパドレナージは時に患者の負担となるので,強いてはならない。経過中に悪化すると,よく「マッサージをしなかったから」と結び付けて考えてしまうことが多いが,リンパドレナージは必須の治療ではない。日常生活の中で,ほどよく体を動かすよう心がける運動療法がより大切である。特に初期(stage 0〜Ⅰ)にセルフリンパドレナージを無理に勧めないよう注意したい。万一むくんでしまった場合(stage Ⅱ),自分の努力が足りなかったからだと,患者は自分を責めることになってしまう。この予防や初期の時期には,弾性着衣についても,上肢では弾性スリーブ,特に「ミトンなし弾性スリーブ＋弾性グローブ」の組み合わせは,多くの場合手の甲がむくむ結果となり,失敗する。また,手の甲のむくみを避けるためのミトン付き弾性スリーブは,この時期の患者ではまずほとんどのケースで敬遠されるので使用できない。したがって,少なくとも予防の意味で弾性スリーブは用いない。ただし,下肢では当然ながら足の甲まで覆うので,予防的に弾性パンティストッキングを使用することもありうる。

> **MEMO　弾性着衣はいつ外せるか**
> 　弾性着衣(弾性スリーブ・ストッキング)は皮下組織の修復を促すものではないので,いったんむくんでしまったら基本的には外すことはできない。なお腕では,うまく「上げる」という"圧"を加え続けることができれば,弾性スリーブを外すことができることもある。また,治療の目的はいろいろで,少しくらい太くても腕や脚が使えればよいという人もいるし,少しのむくみでも気になるという人もいる。また,蜂窩織炎などの合併症を防ぐために細くしておくことが重要な場合もあるので,それらに合わせて対応することが必要となる。

## 治療の成否を決める要素

　　当院の初診患者は，そのほとんどが大学病院や大病院からの紹介で，いわゆる「逆紹介」と呼ばれるケースがほとんどである。手術施行後に発症したリンパ浮腫患者をご紹介頂いている。多くの医療機関で後遺症としてのリンパ浮腫に対応しきれない状況の現れとも思われるが，最近では，2008年，2016年とリンパ浮腫に関連する事項が保険収載されるたびに，徐々に各医療機関でリンパ浮腫外来が立ち上げられ，対応されはじめつつある。

　　これまで述べてきた通り，リンパ浮腫治療の主体はセルフケアである。そのため，患者本人にリンパ浮腫の病態や治療の考え方を理解して頂けないと，治療は困難である。詳細に理解したい患者には詳細に，そうでない患者にはそれなりに簡潔に，それぞれ自分なりに納得して頂いた上で治療に入らないと治療は進まない。まずセルフケアに必要な内容を理解して頂き，その上でさらにそれを実行に移して頂かなくてはならない。

　　一方で，理解して頂けない，もしくは自分で弾性着衣を身に付けることなどができない場合は，介助が必要となる。そのため，そのような患者でかつ独居の場合は，治療はほぼ困難である。このような場合は，入院加療が唯一の方法となる。どのような状況であっても，入院して安静臥床を維持できる環境であれば改善が期待できる。極端にいえば，寝てさえいればかなりよくなることが期待できる。

　　リンパ浮腫の治療では，エビデンスがない分，医師が自信と責任をもって治療の方法を説明し，かつ行うことが重要であると考える。「よくわからないから」と説明や治療を看護師や理学療法士などに丸投げしてはならない。指示を受ける側は最終的な決定権はもたないため，エビデンスがない分，妥当な安全策でとどめざるをえなくなる。その結果，治療は不十分な効果しか生み出さない。たとえば，下肢のある程度太くなった(stage II 以上)リンパ浮腫では，class II ではなく class III の弾性ストッキングを使用しないと十分な効果は期待できないが，曖昧な指示の下では，往々に安全を優先して圧の弱いものを選択することになる。また逆に，指示を受ける側の医療者が誤った過信をもって治療行為を行ってしまうことは厳に戒めなくてはならない。

# 2 下肢治療の実際

## 初診における治療の実際

### 視診・触診の要点

　初診時は，ズボンまたはスカート類を脱いで頂き，下肢全体を視診する。診察時，ズボンを膝までめくり上げるだけの患者もあるが，その時点で下肢全体ではなく，膝下だけのむくみであることを示すことも多く，リンパ浮腫ではないことを示唆している場合が多い。

　「脂肪浮腫」の項（☞p.23）で述べたように，皮下脂肪が多いとリンパ（浮腫液，皮下組織液，組織液，リンパ液）は皮下組織内を動きにくい。そのため，リンパは患肢に貯留しリンパ浮腫になりやすいともいえる。リンパが患肢から体幹部に抜けにくいのと同時に，下方（足先方向）にも落ちにくい。そのため，鼠径部リンパ節切除を伴う二次性リンパ浮腫で肥満傾向（肥満でなくとも脂肪浮腫のように下半身に脂肪がつきやすいタイプ）の人は，脚の付け根に浮腫が溜まりやすい傾向にある。このようなタイプの浮腫は治療に抵抗性を示す。その部分に軽い炎症などを伴った場合などは，いつまでも改善しない。一方でやせ型の人はリンパは鼠径部から下方に落ちやすく，いわゆる脚（下腿から足部を含む）がむくんだ状態になることが多い。ただし，当然ながら肥満傾向の人でも経過とともにリンパは下方に落ちる。このような点も注意して診る。

　再診時もそうであるが，患者が診察室に入ってきた時点で，ほぼ全身や患肢の状況が伝わってくることが多い。極端にいうと，診察や検査はその確認であるともいえる。本来は先入観にとらわれない客観的な診察があるべき姿勢ではあるが，データがとれない疾患である分，来室直後からの注意深い観察と感覚は大切である。

### 弾性着衣の着用状態の観察

　他院受診中で既に強圧の弾性ストッキングを着用している場合は，まず着用した状態で視診する。弾性ストッキングの種類，圧迫圧，サイズやメーカーを確認する。履き方では大腿の付け根や膝での食い込みに注意して観察する。不適切な弾性ストッキ

ングを引っ張り上げすぎて食い込んでいるケースは大変多い。

その後に弾性ストッキングを脱いで頂き，診察に移行する。

### 左右下肢の色の違い，静脈怒張，発赤の観察

リンパ浮腫の患肢は，基本的に健常肢よりむくみのある分だけ色は白く，また，むくみのために静脈は見えにくくなっている。術直後の二次性リンパ浮腫では，大腿内側上部のみにむくみがみられることも多い（**図5-2-1**）。逆に，健常肢より静脈が見えやすかったりうっ血を伴っている場合は，何らかの静脈性の影響を考える。発赤が認められるなら蜂窩織炎（もしくは急性皮膚炎）を考慮する。ほんのりと全体がピンク色っぽい場合もある。この場合，血液所見ではCRPは多くの場合陰性であるが，それでもやはり「炎症あり」と判断しないと治療効果は得られない。「自分では何となく赤くて熱っぽく感じていたけれど，検査をしてみたらCRPが陰性だったので，マッサージ（リンパドレナージ）を一生懸命するように言われて毎日やっていた」と話す患者は多く，そのような場合には全体に炎症が広がってしまって患肢全体がほんのり赤いことが多い。

なお，炎症が最も強い部位は多くの場合，大腿内側後部，特に膝上である。そのため診察の際は，臥位でカエルのように脚を広げて頂き，当該部を指で圧迫し左右差を診ると発赤がわかることが多い（**図5-2-2**）。疑った場合は確認する。さらに，立位になって頂くと発赤は明らかになり，膝下に発赤が顕著となる。足先が最も赤く，ついで下腿，大腿はその程度により発赤があったりなかったりするが，やはり大腿内側に認めやすい。浮腫液の中で菌が繁殖するので，むくみが多いと菌も多いと考え，同時に「菌の入っているむくみは比重が重い」と考えるとわかりやすい。

発赤が限局していて全体に及んでいない場合は，その部位のみの発赤となる。大腿

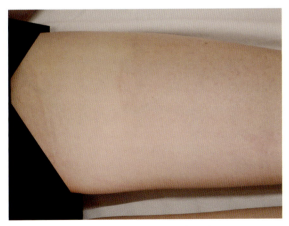

**図5-2-1　術直後の二次性リンパ浮腫**
大腿鼠径下の皮膚色が白く，浮腫の存在を示す。

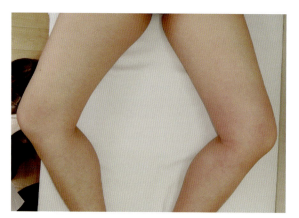

**図 5-2-2** 大腿内側後部（膝上）の発赤
炎症は大腿内側後部に出やすい。当該部を指で圧迫し左右差を診ると発赤がわかることが多い。

外側〜殿部のみに認める場合もある。

### 腹部の浮腫の確認

　下腹部や外陰部は訴えのある場合もしくは必要時に診察を行う。陰部は男性では患者自身が訴えるが，女性では自分で見えない部分であり，また羞恥心もあって訴えることはほとんどない。しかし，夕方に重圧感を訴える場合はむくんでいる可能性が強いので十分な注意が必要である。むくんでいる段階であれば圧迫で改善するが，放置しリンパ漏，疣贅を発症したり，さらには炎症を合併すると保存的治療では改善が困難となるので，初期に気づき対応することはきわめて重要である。

### 患肢の計測

　診察の最後に，各ポイントで周径を測定する。力を入れず，メジャーを皮膚にフィットさせて測定する。測定部位は，足背部，足首，下腿最大径，大腿（膝蓋骨上縁上10cm），鼠径部（大腿の付け根は外陰部近くではむしろ食い込みがちで径が小さくなるので，その直下の太い部分で測定する）とする。わずかなズレでも誤差は出てしまうので，筆者の場合，記録は5mm単位で行っている。腹部などでは周径測定は不可能なので，記録が必要な場合は写真撮影しておくと，次回診察時に役立つことが多い。

## 検査

　診察の後，筆者は高精度体成分分析装置（インボディ®），超音波装置による皮下組織圧測定を施行している。

　インボディ®による全体内水分量は全身性浮腫の存在を確認するのにきわめて有用であり，また，患側肢/健側肢の水分量比は最も客観的なデータであるので貴重であ

る。細胞外液量はリンパ浮腫では多くの場合大きく増加することはなく，その増加は他の原因による全身の浮腫液量増加を示すことが多く，心不全や腎疾患など他の浮腫疾患を否定できれば，多くの場合，低蛋白性浮腫の存在を疑わせるので確認する。低蛋白血症は，高齢者やがん手術直後，原疾患の治療中などに多くみられる。

インボディ®では，体重や体脂肪も同時に記録できるが，服装による増減には注意が必要であり，経過をみるためにはできるだけ毎回ほぼ同様の服装で測定しないと意味がなくなる。

超音波装置による皮下組織の厚さは，プローブを当てる部位や方向により容易に異なった数値となるので，左右測定部位はできるだけ同じにし，かつ同じ条件下で行うことが望まれる。よほど測定部位を一定にできない限り，少なくとも経時的なデータをとる意味はない。また，本法は皮下組織の状態をみるものであり，リンパ管自体をみているわけではないので，本法を以てリンパ浮腫の確定診断を行うことはできない。併せてドップラー検査を行い静脈疾患の存在を除外しておく。

## 再診における治療の実際

治療効果がみられる時期に再診日を設定する。筆者の場合，初診後の再診は約1カ月後，その後は弾性着衣の保険適用に合わせて多くの場合約半年後である。蜂窩織炎などの場合，再診は約1週間〜10日後とし，その後は状況による。肥満があり減量を期待する場合はおおむね2カ月以上を要する。

再診では弾性ストッキングの着用状態を観察するのが最も重要であるので，弾性着衣を着用したままでベッド上臥位（必要に応じて立位）にて診察を行う。再診時も来室した時点で衣服の上から患肢の状態を観察することで，概略を把握するよう心がける。

リンパ浮腫は，放っておいても大きな不都合はないことが多いため，つい治療上の注意を忘れてしまうことは多い。たとえば，弾性ストッキングは引っ張りすぎると食い込むので，引っ張りすぎないように注意する必要があるが，半年もすると忘れてしまい，毎回同じ注意をすることは大変多い。日常生活の中に治療が埋没してしまうのはある程度しかたがないと考えたほうがよい。

### 弾性着衣の着用状態の観察

#### 適切な着用状態

着用方法が適切であれば脚は細くなっており，緊満感はなく，本人も脚が軽く感じ，楽であり，触診によっても脚が軟らかく感じられる。視触診にて確認の上，基本的に周径測定を行う。周径測定で軽減していなくても，軟らかくなっていれば改善し

たと判断してよい。あとは正しく食い込みなく圧迫を加えていくと細くなってくる。

ただし，繰り返し述べている通り，肥満があると効果は思うようには得られない。特に体重が2kg前後以上増加していると，ほとんど効果は望めない。体重が増加すると，患肢はまず鼠径部から周径が増大し，その後患肢全体に及ぶ。

### 脚の形・食い込みの有無の確認

使用頻度の高い強圧のclass Ⅲを使用している場合，まず形がよいかどうかを確認する。素直な脚の形で，軟らかいのがよい状態である。鼠径，膝，足首で凹み（食い込み），大腿，下腿，足部が丸く膨らんだ状態になっているのはよくない。この場合，脚全体にパーンとした緊満感があり，自覚的には重い。

適切な弾性ストッキングを食い込まないように適切に履いていれば必ず改善している。付け根付近で食い込んでいるとちょうど空気をパンパンに入れて風船の口を締めたように硬い感じになる。逆に，付け根部分を見なくても，下腿の緊満感があれば付け根で食い込んでいることを疑わせる。

class Ⅱの弾性パンティストッキングタイプでは，食い込むことは比較的少ないが，それでも引っ張り上げすぎて食い込んでいることはある。その場合は少し引きずり下げて食い込みをなくす。class Ⅱではストッキングタイプはあまり使用しないが，滑り止めとなるシリコンのない弾性ストッキングは，ずり落ちを防ぐためほとんどの場合引っ張りすぎて付け根で食い込んでいる。シリコンにかぶれて着用できない場合以外は，せめてシリコン付きの弾性ストッキングに変更したほうがよい場合が多い。また，食い込み部分にタオルなどを当てるとかえってその部位の凹みが強くなり圧迫することになる場合が多いので，基本的には使用しない。

### 足首が太めで硬くなっている場合

朝起床後，弾性ストッキングを着用せずに1～2時間ほど動いてしまった場合，下腿に浮腫が溜まり，触れると硬いことが多い。足首が太めで，触れて硬い場合は，朝起床後すぐに着用していないことを疑う。その場合は，起床直後に着用するように伝えると改善する。起床直後に着用しているのに硬い場合は，動きすぎのこともある。特に若い人で仕事を精力的にこなしている場合にみられる。弾性ストッキングで抑えきれないのである。

「今日は病院に行くから」と，弾性ストッキングを着用しないで来院する患者も多いが，この場合もその分脚全体が太くなっている。次回は着用してきて頂くよう伝える。

### 患肢全体が太めになっている場合

患肢全体が太めになっている場合，その原因として，多くは，①体重増加，②弾性ストッキングが古い，③朝，夜などに履いていない時間帯がある，などである。

体重が増えた場合は脚の付け根部分が最も顕著に太くなり，程度に応じて下腿や足

首に及ぶこともある。約2kgの増加では鼠径部で2cm前後，その下方ではそれに伴ってわずかな増大を認めることが多い。逆に，測定法さえ安定していれば，その間に何らかの別な事情がない限りは，患肢の各部位での周径増大はまず体重増加を疑わせる。

夜入浴後，弾性ストッキングを2～3時間着用せずに生活していた場合は，患肢全体が太めになることが多い。1時間でも履かずに過ごすとむくむ。このような場合は一晩寝てもむくみは十分にとりきれない。1～2日でも影響が出る。そのため，朝早く（起床直後）に着用しても細くはならない。逆にいえば，安定している時期では弾性ストッキングはそれ以上患肢を細くする力は少なく，安定した状態の維持が主体である。

## 弾性着衣の着用方法の指導

### 着用のコツ

弾性ストッキングが食い込んでいる部分には，弾性繊維がよれて溜まっていたり，そこまでいかなくても繊維が密になっている。このようなときは，その密になった繊維をつまみ上げ，太くて膨らんだ部分まで持っていく（**図5-2-3**）。太くて薄くなった部分に強く圧を加えたいので，その部分をゴム手袋などでつまみ，上と下から繊維を引き寄せ，その部分に繊維を集めて圧を強くする。すると，結果として太い部位の周径が小さくなり，脚全体としての形が整う。つまり，弾性繊維が多いほうが圧は強くなるので，太い部位に繊維を集めるようにする。

弾性ストッキングを引っ張り上げすぎて付け根に繊維が溜まり込み，輪ゴムで締めたように食い込んで，同時に大腿や特に下腿の太い部分の繊維がつっぱって薄くなっている患者は非常に多くみられる。パンティストッキングタイプでは，弾性繊維部分と付け根より上の圧のかからない部分との切り替え部位で圧が強いと考えてよく，この部分で食い込むことも多い。このように弾性ストッキングを引っ張り上げてしまう

a. 修正前

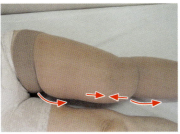

b. 修正後

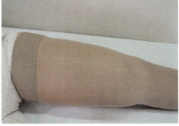

**図5-2-3 弾性ストッキングの圧の修正**
密になった繊維をつまみ上げて，太く膨らみのある部位へ下ろしていく。

のは本能に近いとも思う．ほとんど全員が同様であるし，注意してもまた次回には同じように引っ張り上げて食い込んでいることが多い．弾性ストッキングが新品のときは力いっぱい引っ張り上げないと上がってこないが，3～4カ月から6カ月もすると弱くなるため，強く引っ張り上げる癖ができてしまっていると，つい引っ張りすぎてしまう結果になるのかとも思う．ストッキングが楽に上がるようになったため，履き方がうまくなったと勘違いしていることも多い．2本購入し交互に使用していたとしても，6カ月でそのような傾向が出てくると考えてよく，したがって弾性ストッキングは6カ月ごとに交換したほうがよいことにもなる．むくみがそれほど強くない場合は，弾性ストッキングの傷みが少なく，もっと長い期間交換が不要のこともある．

### サイズの調整

患肢が十分に軟らかければ，弾性ストッキングのサイズをメーカーのサイズ表より一段小さなサイズに変更することも可能である．たとえば，下腿周径が38.5cmで，サイズ表通りでいけばMサイズであっても，Sサイズの着用が可能である．ただし，この場合も「履けますよ」と伝えるだけでなく，実際に診察室でSサイズを履かせ，着用が可能であることを実践しなくてはならない．医療者が履かせることができない場合は，当然ながら患者自身も履けない．

弾性着衣のサイズは，同サイズであってもメーカーによって多少異なり，2016年12月現在で国内に取り扱いがある主なブランドの中では，メディの製品が最も圧が強くかつ弾性もある．縦方向の弾性も同様に考えてよく，メディの製品が最も縦方向の調整がしやすい．ただし，逆に患者は伸ばしてしまい「弾性ストッキングが長すぎる」と感じてしまい，そのためもあって鼠径部で食い込むことも多い．

class II でもほぼ同様の傾向がみられるが，基本的に class II では履けない（もしくは履かせにくい）ことはまずない．万一履けない場合は，サイズが小さすぎるか，履き方を失敗している．特に弾性ストッキングを束ねてつかんでしまうと圧は極端に強くなってしまう．

### 弾性ストッキングの圧が足りないとき

食い込みなどがないにもかかわらずいつもより下腿周径が太くなっている場合は，先にも述べた通り，①弾性ストッキングが古く，圧が弱くなっている，②活発に動いているため，浮腫が下方に落ちてくるのを抑えきれない，などが考えられる．①では新しい弾性ストッキングに交換すればよいが，②では生活自体をセーブしなくてはならないため難しい．セーブできないのなら，さらに強く圧迫して浮腫液が落ちてくるのを抑えなくてはならないので，弾性ストッキングを2枚履きにする，もしくは，古い弾性ストッキングを輪切りにしてリング状にし，サポーターのように太い部分に巻いて圧を加えることも行う（**図5-2-4a**）．

なお，同じ位置に2枚履きにすると，弾性ストッキングの製品の癖が強調されてし

a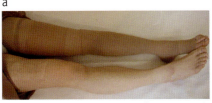
大腿，下腿〜足背にかけて古いストッキングを輪切りにしたリングを加え，脚としての形を整えている。

b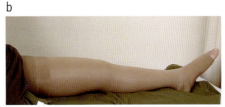
シリコン付き弾性ストッキングを2枚重ねている。この際，2枚は少しずつ下方にずらしたほうが食い込みを防げる。

c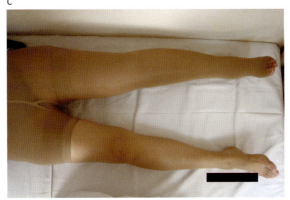
片脚タイプの弾性パンティストッキングにシリコン付き弾性ストッキングを重ね，全体の圧を強くしている。

d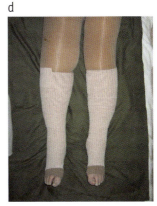
弾性ストッキングの上から下腿に粘着性包帯を巻いて圧を加えている。

**図5-2-4** 弾性ストッキングの圧が足りない場合の調整例

まい，足首や膝裏部で食い込み，また，足先は痛くなることが多いので，2枚目はわずかに下方にずらして着用するとよい。シリコン付き弾性ストッキングでは，シリコンを2つ上下に並べるようにすると付け根部分はまっすぐになる（図5-2-4b）。

弾性パンティストッキングにシリコン付き弾性ストッキングを重ねる場合は，弾性パンティストッキングの弾性繊維部分のすぐ上にシリコン部をもってくると，弾性パンティストッキングの弱点（殿部が外方に膨らむ）をカバーできるのでよい組み合わせである。この際，外方の膨らみ具合に合わせてシリコン部を外方だけ上方に持ち上げ，シリコン部が大腿内側から外側に向かって斜めになるように着用すると形が整いやすい（図5-2-4c）。

## 体重コントロールの重要性

体重が増加すると，リンパ浮腫の患者では，まず大腿の付け根付近から太くなりはじめ，その後下腿に浮腫が出るようになる。約1.5〜2kg増えると影響が出はじめ，2kg程度増加すると鼠径，大腿周径も増大し，ついで下腿周径もそれなりに増大す

る。先にも述べた通りであるが，逆に両側付け根付近が周径で1～2cm，下腿，足首も0.5cm単位で太めになっていると，体重増加を疑うことができる。ちなみに上肢も同様で，先に腕の付け根や上腕が太くなる。

　特に，術後体を大事にし，活動量が減るためもあって，体重が増加する患者は大変多い。ステロイドやホルモン剤などの薬剤服用なども減量を妨げる。また，「脚が太いので運動できない。だから減量できない」という患者は多い。炎症を伴っている場合も動けない理由になる。その意味で，減量は大変難しいことが多いが，安定期であれば食事の種類や量など本人の努力次第であることも確かで，何らかのきっかけで急に減量できる場合もある。

### 炎症への対応

　リンパ浮腫の治療は，治療開始直後は急速に改善するが，その後の改善はきわめて緩徐であるので，ある程度経ってからは，蜂窩織炎などの大きな変化がなく維持できて，少しずつでも改善傾向にあればよい，と考えたほうがよい。とはいえ，蜂窩織炎などの炎症症状は，リンパ浮腫において頻度の高い合併症でもあり，再診の際にその徴候を見逃さないことが重要である。

　弾性ストッキングの着用状況が良好で，脚の形がよい場合でも，触診で患肢が硬い場合は蜂窩織炎（もしくは軽い炎症）が潜んでいる可能性を疑わせる。患者からの情報なども参考に，疑いがある場合は弾性ストッキングを脱いで頂き，確認する。

　正面から見ても左右差がはっきりしない場合，初診時と同様に臥位でカエルの脚のように膝を開いて頂き，大腿内側後部を比べるとわかることが多い。「菌の入ったむくみの液は比重が重い」ことをイメージすれば，炎症があっても下方に落ちてきて膝でいったん止まり，内側に流れてきて，さらに日常生活で座っているときに裏面（後側）になる部位に流れていくことが想像できる。さらに起立位では膝を通り過ぎて足部へ落ちていくので，足首～足部に最も炎症が強く残る。この部位は，臥位で視診してもわかりにくいことがあり，その場合は立って頂くとわかりやすくなる。逆にいうと，起立位で足首部～足部に発赤をみる場合は，やはり炎症が存在していると考えたほうがよい。この場合，前述の通りCRPはほぼ陰性であることが多い。CRPが陰性でも赤ければ毛細血管壁の透過性はその分亢進しており，水分は漏れ出ているはずであるので，それを押さえないとリンパ浮腫の治療は進まない。足背は丸味を帯びる傾向にあるが，この状態のときにリンパドレナージなどを行うとやはり悪化するか，少なくとも改善は得られない。

### 炎症の再発に対する考え方

　蜂窩織炎は一度発症すると，過労など何らかのきっかけで比較的容易に再発する可能性がきわめて高くなる。そのため，再発に備えることが重要である。感冒などの何

らかの体力低下がきっかけになることも多い。その際の考え方は，火事の際の初期消火と同様，早期治療である。早くに対応すれば大火事（高熱を伴う蜂窩織炎）にはならない。また，よほど体力の低下がある場合や，浮腫が高度で炎症自体がよほど強力でない限りは，ピークは1〜2日である。1〜2日を自宅で安静にし，抗菌薬の服用および患肢冷却を行うことで，ほとんどの場合落ち着いてくる。その旨を，具体的に自信をもって患者に説明する。再発は必ずあるものと考えられるので，再発すること自体はしかたなく，1回目の蜂窩織炎よりは軽ければよいと考える。

　肥満（もしくは体脂肪が多い，いわゆるポッチャリ体型）の患者では，脂肪浮腫の考えと同様に皮下組織内でのリンパの流れが悪いため，いったん蜂窩織炎（炎症）をきたした場合は皮膚の赤味は大変治りにくい。急性期の真っ赤な状態は改善できるが，その後に残る赤味はいつまでも消えない。基本的にまず減量が大前提であり，減量できなければ改善はない。あとはひたすら冷やして圧迫することが必要となる。改善が思わしくなければリンパ管細静脈吻合術（LVA）を考慮することもある。LVAは蜂窩織炎を改善しやすくする傾向があるとされる[1]。

### ●文 献

1) Mihara M, et al：Lymphaticovenular anastomosis to prevent cellulitis associated with lymphedema. Br J Surg. 2014;101(11):1391-6.

# 3 上肢治療の実際

## 初診における治療の実際

### 視診・触診の要点

　上肢のリンパ浮腫の場合，術後は腋窩～上腕からむくみはじめるが，むくみは下方に落ちるので肘内側周囲にみられることが多い。さらに落ちて前腕～手の甲まで及ぶこともある。この違いはある程度生活の仕方に影響されるものと思われる。患者は，上腕や肘部はあまり気にならないが，むくみが手の甲や手首まで及ぶと気になり受診することが多い。

　初診では腕全体を診るため，両上肢を診察机に載せるように出して頂く（上腕部が十分に見えない場合は上着を脱いで頂く）。下肢同様，左右を比較しながら全体を視触診する。

　上腕の裏側（いわゆる振袖部分）は周径測定で確認するが，左右を触れて軽くつまむようにすると，浮腫がある場合は健側より皮下組織が厚めであることがわかる。肘から先，前腕部は浮腫があると硬い感じになる。

　下肢と同様に，肥満傾向の患者は腕の付け根や肩の周囲に浮腫が溜まりやすい傾向にある。このようなタイプの浮腫は治療に抵抗性を示す（下肢では「脂肪浮腫」のタイプと述べたが，脂肪浮腫は下半身に脂肪が溜まりやすいのが特徴であり，上半身には貯留していないので，上肢に関してはあくまで「肥満傾向」の人である）。一方で，やせ型の人はリンパ（浮腫液）は素直に前腕部や手の先のほうに落ちやすい。ただし，当然ながら肥満傾向の人でも経過とともにリンパは手の先のほうへ落ちる。このような点も注意して診る。

　下肢同様，患者が診察室に入室して来た時点で，ほぼ全身や患肢の状況が伝わってくることが多い。衣服の窮屈さ加減の左右差や，特に上肢の場合は手や前腕部が一部見えるので，手を下垂しているときの状態を知ることができる。術後の運動神経障害で麻痺肢の場合は見えている手背部が浮腫で膨隆して丸く，腕全体がダラーッと垂れた状態であるのが感じられる。上肢も下肢同様，データがとれない分，入室直後から

の注意深い観察と感覚を大切にしたい。再診時も同様である。

　リンパ浮腫は放っておいても大きな不都合がないことが多いため，患者が治療上の注意をつい忘れてしまうことは多い。たとえば，弾性スリーブは引っ張りすぎると食い込むので引っ張りすぎないように注意する必要があるが，患者は半年もすると忘れてしまい，毎回同じ注意をすることは大変多い。下肢同様，日常生活の中に治療が埋没してしまうのはある程度しかたがないと考えたほうがよい。

### 弾性着衣の着用状態の観察

　他院受診中で既に弾性スリーブを着用している場合は，まず着用した状態で視診する。可能な限り製品を特定し，特に，上腕の付け根および手首での食い込みに注意する。「弾性スリーブを着用していてもよくならない」と訴える際に，食い込みがあればそれが原因であることが多い。それほどむくみが強くないのに平編みの製品を使用していたり，また，スリーブとグローブの組み合わせにしている場合は，それが原因となって失敗している場合が多い。

### 左右上肢の色の違いおよび静脈怒張の観察

　リンパ浮腫の患肢は，基本的に健常肢よりむくみのある分だけ色は白く，また，むくみのために静脈は見えにくくなっている。健常肢より静脈が見えやすかったりうっ血を伴っている場合は，下肢の場合と同様，何らかの静脈性の影響を考える。手術の影響で静脈に影響が及んでいると思われるケースは意外と多い（☞図3-3-11, p.83）。

### 胸部の観察

　腕以外については，腋や肩の状況を確認する。腋では，腕を腋につけるとはばったいような違和感を訴えることが多い。腋や肩部に静脈怒張をみることもある（☞図3-3-11, p.83）。場合によっては背中や乳房もむくんでいる場合があるが，通常，本人からの訴えがない限り，上半身裸になって頂いて胸部を視診することはしない。

### 炎症の観察

　発赤が認められるなら蜂窩織炎（もしくは急性皮膚炎）を考慮する。ほんのりと全体がピンク色っぽく見える場合もある。患者自身が赤味や熱感，硬い感じを訴えることも多い。下肢と同様，このような場合の血液所見（CRP）は陰性であることも多いが，赤味がある以上「炎症あり」と判断して治療を行う。赤くはなくても，全体が何となく硬く張っていることから疑う場合もある。この際は，その部分を両側均等に指で圧迫し，圧痕が戻ってくる状態を観察する。指で圧迫した跡の周囲の赤味に左右差があれば炎症を示すものと考える。診察時にはみられなくとも，入浴などで患肢が温まった場合に赤くなることに気づいている患者もいる。このような隠れた炎症は意外と多いと思われる。本来，リンパ浮腫の腕は白いはずなので，「赤いのはなぜか？」と考えることがポイントと思われる。

### 患肢の計測

最後に，各ポイントで周径を測定する．力を入れずメジャーを皮膚にフィットさせて測定する．測定部位は，手首，前腕最大径（肘関節の下5cm）と，上腕（肘関節の上10cm），および必要なら腋窩部および手背部周径を測定する．記録は脚同様5mm単位でよいと思われる．周径である程度状態を把握することができるが，腕は脚より数値自体が小さいので変化をとらえにくい．また，手の甲や肩，腋，背中は数字では表現できないので，必要に応じて写真で画像を残すと再診時の参考になる．

### 検査

診察のあと，筆者は上肢でも高精度体成分分析装置（インボディ®），および超音波装置による皮下組織の厚さ測定を実施している．インボディ®による全体内水分量は全身性浮腫の存在を確認するのにきわめて有用であり，また下肢同様，患側肢／健側肢の水分量比は最も客観的なデータであり貴重である．細胞外液量は，リンパ浮腫，特に腕のリンパ浮腫では多くの場合増加することはなく，その増加は他の原因による全身の浮腫液量増加を示す可能性が強く，心不全や腎疾患など他の浮腫疾患を否定できれば，多くの場合，低蛋白性浮腫を示すことが多い．低蛋白血症は，高齢者やがん手術直後，原疾患の治療中などに多くみられる．体水分量とともに，体重や体脂肪も同時に記録する．腕の場合は脚より変化が小さいので，服装による増減には特に注意を要する．

超音波装置によって測定される皮下組織の厚さは，プローブを当てる部位や方向により容易に異なった数値となる．上肢においても，左右測定部位をできるだけ同じ位置とし，条件をそろえて行うことが望ましい．よほど測定部位を一定にできない限り，少なくとも経時的なデータをとる意味はない．また，本法によりリンパ浮腫の確定診断を行うことはできない．なお，当院では上肢ではあえて静脈ドップラー法は行っていない．

## 再診における治療の実際

治療効果がみられる時期に再診日を設定する．上肢の場合も，初診後の再診は約1カ月後，その後は弾性着衣の保険適用に合わせて約半年後で十分である．手の甲の浮腫は治療に専念して頂くと3週間ほどで効果が期待できるが，同時に1カ月以上治療に専念することは困難であることから，おおむね1カ月弱で再診とする．蜂窩織炎などの場合は約1週間〜10日後とし，その後は状況による．肥満があり減量を期待する場合はおおむね2カ月以上を要する．

再診では，まず弾性スリーブおよび弾性グローブを着用した状態で観察する．その

状態で，圧迫療法がうまくいっているか否か，同時に弾性着衣を日頃から着用しているかどうかをほぼ知ることができる。「今日は診察があるから外してきた」という患者があるが，次回からは着用して来院するよう指示する。

手の甲の浮腫の場合，初診時と比較して改善しているか否かを判断することは大変難しいことが多い。筆者は，手の甲の訴えが主の場合は初診時に写真撮影を行っておき，再診時に患者と共に確認することで判断し，納得して頂く。炎症時のわずかな発赤についても同様に写真が参考になることが多い。

## 弾性着衣の着用状態の観察

手を自然に前方に差し出して頂いた時点で，弾性スリーブの上端の食い込みがあるか否かがほぼわかる。手部や前腕部が何となく全体的にパーンと張り気味で丸く感じられる場合は，肘部や上端で弾性スリーブが食い込んでいることが多い。

ついで手部や前腕部を触れて張り具合を確認する。全体に丸みを帯び緊満感がある場合は，肘部や弾性スリーブの上端の食い込みを確認し，もしあれば修正する。この場合，手首部や肘部，上端には弾性繊維が集中し濃くなっており，前腕や上腕中央部の弾性繊維が伸ばされて薄くなっているので，各々前腕および上腕中央部の布地をつまみ，肘部および手首部や上端の繊維を中央部に引き込み集め，布地の繊維を均等にし，丸みを帯びた全体の形が，食い込みのないまっすぐな形になるように修正する。患者はこれだけで腕がかなり軽く感じられることが多い。弾性スリーブに弾性グローブを加えている場合は手首の食い込みにも注意する。

患肢全体が硬い場合は炎症を示すこともあるので，疑いがある場合は弾性スリーブを外して確認する。弾性スリーブ着用開始による刺激で炎症を発症してしまうことは意外とありうる。手掌を上にして両腕を伸ばしてもらい，前腕上面から主に内側肘周囲に注意して観察する。

炎症などの経過をみるのに，周径のみでは硬さや軟らかさも含めて表現しきれないので，写真撮影は有力な手段となる。特に腕は周径自体が脚より小さいために数値の変化を検知できないことも多く，写真は有効な手段となる。写真に残す場合には，常に同じ条件で撮影するように心がける。

日常生活で弾性スリーブをあまり着用していない場合は，前腕部，主に手首近くがむくんだ感じになり，健側に比して静脈が見えにくくなっている。上肢でも肥満のある場合は改善が遅い。

## 弾性着衣の選択と日常生活の指導

上肢の浮腫では，手を下ろして生活すると浮腫は手のほうに落ち，手の甲を中心にむくむ。しかし，日常生活では肘をついて生活することが多く，その場合の最下部は

肘周囲，主にその外側である．そのため，どの部位に浮腫があるかによって生活状況もほぼ判断できる．もし手の甲がむくむ傾向にあるならなるべく手を上に上げるよう心がけて頂く．それができないなら弾性グローブも適応となるが，手はどうしても頻繁に使うため，弾性グローブ着用のみによって手の甲の浮腫をとることはきわめて難しい．こうしたことから，指の治療はできないが，ミトン付き弾性スリーブを使用するほうが実際的な方法である．

夜間就寝時は手を使わないので手の甲の治療には最適な時間帯である．就寝中はしっかり上げ，可能ならスポンジなどで手を覆い，包帯で軽く圧迫して休むと翌朝は改善している．

なお上肢の場合は下肢と異なり，治療中，腕を上げるという"圧"を十分にかけることができれば，弾性スリーブを着用しなくても済むこともある．

# 4 評価

　間違えてはならないことは，日常診療において臨床的にリンパ系の機能を評価する方法はないということである．したがって，"エビデンス"といってもリンパ管に関する真のエビデンスは得られない．多くの場合，周径測定によりむくみの増減をみるが，むくみとはあくまでリンパ管機能を含んだ様々な因子（血管内静水圧，血漿膠質浸透圧，皮下組織圧，皮下組織液膠質浸透圧，血管壁透過性，皮膚の緊張度，体位など）の組み合わせの結果をみているにすぎない．したがって，「周径減少」がイコール「リンパ浮腫の改善」ではないことをまず念頭に置かねば誤った評価をすることになる．周径が減少したからといって，リンパ浮腫がよくなったということはできない．同時に，周径が変わらなくても軟らかくなっていれば浮腫液は減少している．しかし，これは数字では表現できない．

　浮腫の増減に関しては，体位による重力の影響がきわめて大きいことも念頭に置かねばならない．極端にいうと，多くの浮腫は寝ていると改善する．重症なリンパ浮腫でも，ほかの疾患，たとえば肺炎などで入院することで，劇的に改善してしまうことは多い．これは，ほとんど日常生活活動をすることなくベッドで寝ているからである．ただし，寝ていればよくなるからといって，中途半端に自宅で食事の準備をしたり，細々した用事をしながら寝ていても劇的な改善は得られない．1〜2時間弱であっても，弾性着衣で押さえないで立ち上がって生活していると，浮腫液はまた重力で下方に落ちてしまうためである．

　同じ機序で，むくみの部位は体位により自由に変わりうるものなので，むくみの部位による判断も注意すべきである．朝起床時は大腿にあったむくみも，夕方には足元に落ちてきている．この際，患肢全体としてのむくみの量が変わったか否かは別問題である．時に脚を細くしたいためにサイズの小さな弾性ストッキングを着用し続けていると，気がつくといつの間にか大腿上部や付け根部分が太くなってしまっていることがある．重力によるむくみの重さに耐えることのできない皮膚の軟らかい外陰部などは，夕方にはずっしりと重く感じるようになってくるが，一晩寝たあとの翌朝には消失する．これは治ったのではなく，単にむくみが重力によって移動しているだけともいえる．

　したがって，繰り返しになるが，入院中における治療効果の判定はきわめて注意深

く行わなくてはならない。入院した上で，たとえば手術をしてよくなる，リンパドレナージをしてよくなるなどの場合も，ベッド上安静にしている影響を排除した上での効果判定でないと本当の効果をみていることにならない。

　日常のセルフケアの一環で患肢周径測定をする場合も，朝と夕では当然条件が異なる。また，周径測定できるのは，あくまで腕や脚の部分であり，上肢では腋や肩，下肢では下腹部や陰部などは当然ながら測定できない。このような部位は，同じ条件下で写真に残すことが唯一の手段であろうと思う。最近はスマートフォンなどの普及により，患者自身が写真を撮り，診察時に提示されることも多い。

　臨床的な明確な評価が難しい分，患者の話す内容や持参のデータ，診察時の視触診所見やわずかな検査データなどを注意深く，丁寧に考え合わせることで適切な診断を下し，そして，日常生活の中で無理なく継続できるような対処法を示すようにしたい。

第 **6** 章

# 社会的状況と資料
── 日本におけるリンパ浮腫診療の経緯

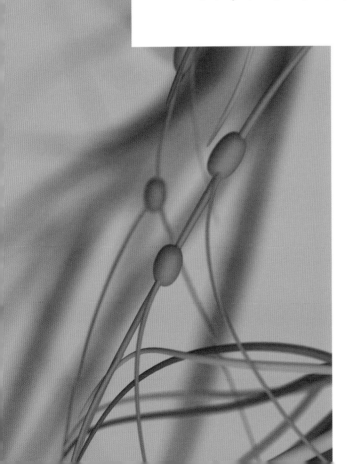

# 1 治療の基本である弾性着衣の観点から

　最終章では，筆者の目線でリンパ浮腫診療の歴史を考えてみる。1972年，筆者は東邦大学循環器内科の関清教授に師事した。1970年代，リンパ浮腫の内科的治療というと，エスベリベン®（メリロートエキス・ルチン水和物）という薬くらいであった。弾性スリーブ・ストッキングなどは流通しておらず，筆者は診察室の机の下に商品を潜ませ，患者に卸値でそのまま手渡していた時代である。当時，医療現場ではほとんど知られていなかったリンパ浮腫は，エスベリベン®の販売元であるフナイ薬品工業（当時）や弾性スリーブ・ストッキングの輸入元であるシグバリスやジョブストの業者，そしてマッサージ機器メーカーなど，業者の協力なくしては対応できない状況であった。

　1984年，恩師の関清先生が教授を退任し，東京労災病院院長に就任されたため，筆者は4年後の1988年に循環器内科部長として出向，病院売店にて弾性ストッキング類を割安で扱って頂いた。一方で1989年，当時のリンパ浮腫入院患者とともに患者会「リンパの会」を立ち上げ，情報発信を試み，患者会総会では講演なども頻回に行うようになった。これは，患者同士の交流を図るのに，医師サイドからお互いを紹介することを避けるためでもあった。患者会では業者に弾性着衣を割引価格で提供して頂き，さらに総会では2割引での販売もお願いした。これは当時の保険のきかない状況下で業者の方々にお願いしたものであり，弾性着衣に保険適用がなされた現在ではその役割は終わっていると考える。

## 弾性着衣に関する課題

　弾性着衣は，かつては雑貨扱いであったが，2007年に医療機器のクラス分類でclass Iとなり，翌2008年には「術後リンパ浮腫」に対してのみ保険適用となった。しかし，これで済んだわけではない。術後リンパ浮腫には適用になったが，放射線照射後などの手術以外の治療後に生じる二次性リンパ浮腫や一次性リンパ浮腫には適用されない。手術という明らかな原因がないため致し方ない面もあるが，今後の課題である。

　弾性着衣の購入に関しては進歩したが，実際面では種々問題がある。たとえば，病

院で医師が弾性着衣の着用を指示した場合，患者は売店でそれを購入する。その際，診察室で医師が選択した弾性着衣をその場で実際に着用させるわけではないので，適切な選択であったか，適切に履けるか，は確認できない。残念ながら，不適切な選択および着用状態であることは多いように思われる。しかし，現在の保険診療のシステムでは対応しきれないのが実情でもある。薬剤における処方箋と薬局の関係同様，弾性着衣の装着指示書を発行する医療機関と弾性着衣を販売する業者が別であることが求められることも含め，保険医療機関においては窓口で弾性着衣を扱いにくいという問題もある。

## リンパ浮腫診療にあたる医師の立場と課題

また，リンパ浮腫診療にあたる医師の立場も微妙である。筆者の経緯が参考になるかとも思われるので，個人的なことではあるが以下に記す。

筆者は東邦大学では循環器内科に所属し，東京労災病院およびその後1991年より勤務した東京専売病院（現 国際医療福祉大学三田病院）では循環器内科部長であり，2002年からは開業し自由診療を行っている。この間，「リンパ浮腫専門」を標榜したことはなく，常に循環器専門医として経過している。これは，リンパ浮腫専門では保険医療機関で勤務することが困難なためであり，また，科として標榜もできないためである。また，1991年に東京労災病院への出向を終えたとき，当時の教授から医局に戻る条件として，リンパ学ではなく心臓を研究分野とするよう指示されたため，結果的に医局を離れ東京専売病院に勤務した経緯がある。これはリンパ浮腫を専門とする医師の宿命と思う。リンパ浮腫は医療機関側からみると，学問的な業績面からも，経営的な面からも魅力のあるものではない。そのためもあって，現状でリンパ浮腫診療のみを生業としている医師はほぼいないと思われる。あくまで，別の分野で基盤を成り立たせ，その上でリンパ浮腫を扱っているのが実状と思われる。

## 2 社会的な観点から

### リンパ浮腫治療の歴史（図6-2-1）

　筆者が恩師である関清先生に師事したのは1972年のことである。1977年には関先生が中心となり「日本リンパ系研究会」が発足し，リンパ浮腫は研究会の主要なテーマであった。当時のリンパ浮腫の治療はリンパ浮腫組織切除術やリンパ誘導術などが主流であり，その意味で，日本のリンパ浮腫診療の始まりは脈管外科医が中心であったといえる。その後，外科的方法の限界がみえはじめ，研究会が「日本リンパ学会」となった1988年頃から徐々に内科的保存的治療へと治療の中心が移行していった*。当時，リンパ浮腫はほとんど知られていなかったため，小冊子『リンパ浮腫の治療』（初版，1987年）を発行したのもこの頃である。

　2000年頃からは，あん摩マッサージ指圧師などが，リンパドレナージを通して医療の対象であるリンパ浮腫に参入しはじめたことなどもあり，複合的理学療法が少しずつ知られるようになる。このように，リンパ浮腫診療の中心は脈管外科医から徐々に保存的治療を行う様々な分野の医療従事者へと移行していく。筆者の講演などの対象も，患者会ではなく，医療従事者としての医師，看護師，理学療法士やあん摩マッサージ指圧師などへと移行していった。リンパ浮腫が広く知られはじめたのはよいことであろうが，反面，治療上リンパドレナージが必須であるかのような風潮がつくり出されはじめたのは好ましいことではない。

　内科的保存的治療を推進すべく，2002年，日本リンパ学会が主導する「リンパ浮腫治療研究会」が発足した。これは脈管外科医である上山武史先生が提起されたものである。上山先生は，脂肪吸引なども含め様々な外科治療を行ってこられた上で，外科治療はリンパ浮腫には馴染まないと熱く主張された。2005年には北村薫先生が患者会「リンパ浮腫に対する弾性着衣の保険適用を実現する会―関の会」を立ち上げ，その活動は2008年の弾性着衣の保険適用として結実した。他学会からも保険収載の申請がなされたが，採用されたのは北村先生率いる日本乳癌学会からの申請であった

---

＊　余談になるが，日本リンパ学会は筆者も2014年まで常任理事を務めさせて頂いた経緯があり，最も思い入れの強い学会である。現在，基礎医学系を中心とした学会として確固たる地位にあるが，当初の経緯を思うに，日本リンパ学会こそが基礎および臨床としてのリンパ浮腫研究の中心であるべきと考える。

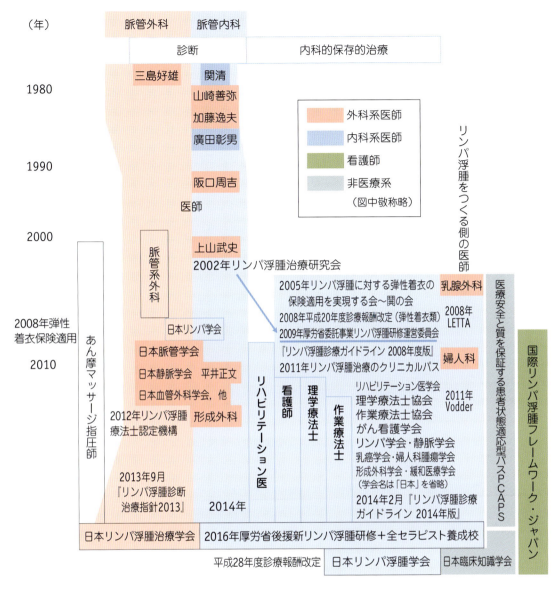

**図6-2-1** 脈管内科医の立場からみたリンパ浮腫治療の歴史
筆者の主観に基づく簡潔な図であることを了承願いたい。

ことを銘記したい。筆者がリンパ浮腫に関わりはじめて30年ほどを経て実現した，信じられない出来事であった。

　これを機に，リンパ浮腫は急速に多くの医療従事者に関心をもたれるようになる。さらに2009年には，リハビリテーション科の医師である辻哲也先生が中心となり，厚生労働省委託事業リンパ浮腫研修運営委員会（以下「リンパ浮腫研修運営委員会」と記す。2012年からは厚生労働省後援リンパ浮腫研修運営委員会となっている）が発足し，リンパ浮腫治療研究会は発展的に解消・吸収される形となった。2011年には四国がんセンターの河村進先生が中心となり，リンパ浮腫のクリニカルパスが作成さ

れ，内科的保存的治療は広く，脈管外科医も含めた各分野の医師，看護師，理学療法士，作業療法士などへと広がった。

複合的理学療法は，弾性着衣による圧迫，圧迫下の運動，リンパドレナージおよびスキンケアを柱とするので，専門科はあえていうとリハビリテーション科であろうが，いかなる専門分野の医師も，他分野の医療従事者との連携なくしては治療を完結できないことは大きな特徴である。

特に包帯法を含めたリンパドレナージは，これまでの医療には含まれない特殊な手技であり，その習得および質の担保はきわめて重要であり，それを前提としてのリンパ浮腫診療の診療報酬を望む機運が高まってきた。リンパ浮腫研修運営委員会は，発足後からリンパ浮腫診療に関する座学および実技研修を行うことでリンパ浮腫診療に携わる医療従事者の養成に努めてきたが，実技面での充実を図るため，さらに民間のリンパドレナージスト養成校との連携を行った。一方で，2012年には日本脈管学会が中心となり，リンパ浮腫療法士認定機構が発足し，資格を発行しはじめた(後述)。

## リンパ浮腫治療の特殊性（図6-2-2）

リンパ浮腫治療の黎明期，筆者がリンパ浮腫に関わりはじめてから現在の状況に至るまで，約40年が経過している。しかし，いまだ十分な診療体制にあるとはいえない。リンパ浮腫診療がこのようになかなか進展しない背景には，リンパ浮腫という疾患の特殊性がある。すなわち，リンパ浮腫はがん術後の後遺症としての側面が圧倒的に強く，生死には関係のない脇役的な存在であり，学問としてみた場合にも，臨床的

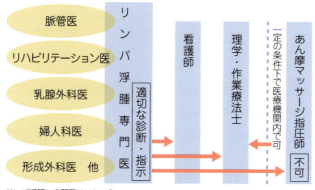

図6-2-2 リンパ浮腫診療に携わる職種
平成28年度診療報酬改定において，リンパ浮腫の診療行為は医師の指導監視の下，医療機関内でのみ行われることが明記された。

にリンパ管の機能をみることはほとんど不可能であって，医学論文としてまとめることも困難で業績にもならない。このことは同時に検査法もないことを意味し，また，治療自体がリハビリテーションに近いため，治療効果をデータとして確認しにくいことと同時に，医療機関としては経営的にも不利な面が多い。また，データがとりにくくエビデンスが得られにくいために幅広いグレーゾーンが生まれ，誤った治療が多く入り込む余地ができていることも否めない。

　術後リンパ浮腫は，腕や脚の付け根付近のリンパ節を切除しないと基本的に発症しないが，がん術後の浮腫に広く「リンパ浮腫」という病名を与えて複合的理学療法を行ってしまうことが多くなされている現状がある。がん術後や緩和ケア主体の時期における浮腫はほとんどが低蛋白性浮腫や廃用性浮腫である。これらの浮腫を原発性リンパ浮腫に含める動きもあるが，本来原発性（一次性）リンパ浮腫は早発性（35歳以下で発症するリンパ浮腫）がほとんどであり，高齢になってからの緩和ケア主体の時期の浮腫を晩発性のリンパ浮腫とするのは医学的に誤りである。

　リンパ浮腫をビジネスとして成り立たせようとしてはならない。リンパ浮腫は，治療対象となる患者数自体が少なく，検査や積極的な治療もないため，つい対象範囲を広げ，上記のような疾患をリンパ浮腫として扱ってしまう傾向が多々みられる。このようなリンパ浮腫以外の浮腫を取り込むと対象患者は一気に増え，日常の診療体制に組み込みやすいためでもあろう。しかし，これらの浮腫をリンパ浮腫に加えることは医学的に大きな誤りであり，また，リンパ浮腫とは治療法が異なるので，患者にはきわめて迷惑な話であり，厳に戒めるべきである。この意味も含めて，リンパ浮腫診療はチーム医療として位置づけられてはいるが，まず重要なのは責任ある医師の正しい診断および診療方針の判断である。

　むやみにリンパ浮腫や，それ以外の浮腫疾患を治療の対象とするなどして，患者に無用な負担をかけてはならない。リンパ浮腫は脇役であることが多いので，身体的・精神的また経済的にも大きな負担にならない，必要最小限かつ十分な診療体系に基づいて治療が行われることが望まれる。

　マイナーな立場であるリンパ浮腫診療が身の丈に合った発展を遂げ，患者に不要な負担をかけない診療体制ができることを期待する。

# 3 リンパ浮腫治療に携わる医療従事者育成の観点から

## リンパ浮腫研修運営委員会とリンパ浮腫療法士認定機構（表6-3-1）

　厚生労働省委託事業「がんのリハビリテーション 実践セミナー」の一環として，前述の通り2009年にリンパ浮腫研修運営委員会が設置された。現在では本委員会が日本のリンパ浮腫治療の中心になっていると考えてよい。また，日本におけるリンパ浮腫治療の標準化に関しては，国立がん研究センター がん対策情報センターによるクリニカルパスがある。

　一方でリンパ浮腫療法士認定機構による「リンパ浮腫療法士資格」が存在するが，その関係性がわかりにくいと思われるので解説する。

　かつてはリンパ浮腫は手術が治療の主体であり，その意味では外科的疾患であった。しかしその後，内科的保存的治療が主体となり，リンパ浮腫研修運営委員会が中心となり，幅広い医療従事者が参加し，リンパ浮腫研修が行われていることは前述の通りである。リンパ浮腫研修は，厚生労働省委託事業ゆえ，資格を発行すればすなわち公的資格となるため，研修後の修了証や資格はあえて出せない形態であった。厚生労働省後援「新リンパ浮腫研修」となった後の2015（平成27）年以降は「合格証明書」が発行され，これはそのまま2016（平成28）年度診療報酬改定で保険請求の条件を満たす研修となった。すなわち本証明書が保険請求における資格である。正式な名称はないが，「認定リンパ浮腫セラピスト」と称されることもある。

　一方，日本脈管学会が中心となって設立したリンパ浮腫療法士認定機構（以下，認定機構）は，リンパ浮腫療法士（lymphedema therapist：LT）の資格を発行したが，平成28年度の保険収載の内容では，特に保険請求の要件には含まれていない。ちなみに，当初リンパ浮腫研修運営委員会に参加していた日本脈管学会と日本血管外科学会は，2015年の段階で厚生労働省後援「新リンパ浮腫研修」から離脱し，一方，これまで認定機構のみに所属していた日本医療リンパドレナージ協会および東京医療専門学校は，診療報酬改定が行われた2016（平成28）年度から「新リンパ浮腫研修」に加わった。

表6-3-1 厚生労働省後援「新リンパ浮腫研修」とリンパ浮腫療法士認定機構の相違

| | | 厚労省後援「新リンパ浮腫研修」 | リンパ浮腫療法士認定機構 |
|---|---|---|---|
| 構成団体 | | 日本リハビリテーション医学会，日本理学療法士協会，日本作業療法士協会，日本がん看護学会，日本緩和医療学会，日本乳癌学会，日本婦人科腫瘍学会，日本形成外科学会，日本静脈学会，日本リンパ学会 | 日本脈管学会，日本血管外科学会，日本静脈学会，日本リンパ学会，日本フットケア学会，日本リンパ浮腫治療学会 |
| 参加資格 | | 「がん医療に関わる」医師，看護師，理学療法士，作業療法士，あん摩マッサージ指圧師（平成28年度〜） | 医師，看護師，理学療法士，作業療法士，あん摩マッサージ指圧師，柔道整復師 |
| 研修内容 | 座学 | 45時限 | なし |
| | 実技 | 民間リンパドレナージスト養成校との連携で実技90時限 | なし |
| | 試験前座学 | なし | あり |
| リンパドレナージスト養成校 | | がん研究会有明病院リンパ浮腫セラピスト養成講習会，リンパ浮腫指導技能者養成協会（LETTA），オリエンタルアロマセラピーカレッジ（OAC），日本DLM技術者会，ジャパン・エコール・デ・アロマセラピー，日本リンパドレナージスト協会，フランシラナチュラルセラピストスクール日本校，ICAA「リンパドレナージセラピスト養成講座」，日本医療リンパドレナージ協会，東京医療専門学校，日本浮腫緩和療法協会 | 日本医療リンパドレナージ協会，東京医療専門学校，フランシラナチュラルセラピストスクール日本校，ICAA「リンパドレナージセラピスト養成講座」 |
| 主な費用 | | 講習会　40,000円／4日間 | リンパ浮腫療法士教育セミナー受講料約10,000円／日<br>受験料　15,000円<br>認定登録料　20,000円<br>更新審査料　20,000円 |
| 資格 | | 厚生労働省後援「新リンパ浮腫研修」合格証明書 | リンパ浮腫療法士（LT） |
| 修了後何ができるか | | 座学修了後，養成校での座学免除。平成28年度診療報酬において，本研修の課程を経た場合，保険請求が可能 | |

いずれも，修了後に医療の幅が広がるものではない。

2016年2月には日本リンパ浮腫学会が設立されたが，同時期に認定機構を基盤として日本リンパ浮腫治療学会も設立されている。

# 4 診療行為と医療資格の観点から

　目立たない疾患であったリンパ浮腫が徐々に知られるようになり，前述の通り2008年4月には弾性着衣の購入費用が療養費の対象となった。そして，それと同時に，リンパ浮腫の術後発症予防に対する指導についても医療保険適用となった。すなわち「特定がん手術前後にリンパ浮腫に対する適切な指導を個別に実施した場合の管理料を新設する」とされ，弾性着衣の購入費用のみでなく，リンパ浮腫の重症化等を抑制するための指導に係る費用が，診療報酬の新設項目として認められたのである（☞p.227）。

　これらの決定は大変画期的ではあったが，大きな問題点も含まれている。1つは，先にも述べた通り，弾性着衣購入の対象疾患に放射線照射によるリンパ浮腫や一次性リンパ浮腫が含まれていないことである。一次性リンパ浮腫の患者には若年者が多く，経済的な負担感は大きい。そしてもう1つは，このとき保険適用となったのは，「患者への指導」および複合的理学療法のうちの「圧迫（弾性着衣）」のみであって，リンパドレナージや診療自体は含まれないことであった［その後，2016（平成28）年度の診療報酬改定では，一部認められることとなったが，この点については後述する］。

　こうした状況下において，関連する法律・法令規則をもとに，各医療従事者がリンパ浮腫治療の「何を，どこまで」できるかを考えてみたい。理解しやすいよう，リンパ浮腫における医療行為を①診断，②スキンケア（炎症の治療），③弾性包帯巻き（弾性着衣の選択を含む），④運動療法，⑤リンパドレナージにわけ，法的に実施可能な範囲を考えてみる（**図6-4-1**）。

　まず，医師は上記のすべてをできるはずであるが，実際には診断と炎症の治療くらいしかできない。看護師もまた，すべてできるように思われるが，診断および治療の指示を医師に仰がなくてはならない。理学療法士・作業療法士は運動療法が主体であるが，マッサージなどの手技を治療として用いることが公的に認められた職種であり，リンパドレナージも可能であろう。

　なお，リンパ浮腫診療に関わる医師については，リンパ浮腫をつくり出してしまう側の医師とリンパ浮腫ができてから診る医師にわけると理解しやすい。

　以前はリンパ浮腫自体が知られておらず診療報酬もつかなかったため，リンパ浮腫を大病院で扱うことはなく，症状が悪化してから後者の医師が診ていた。後者とは主

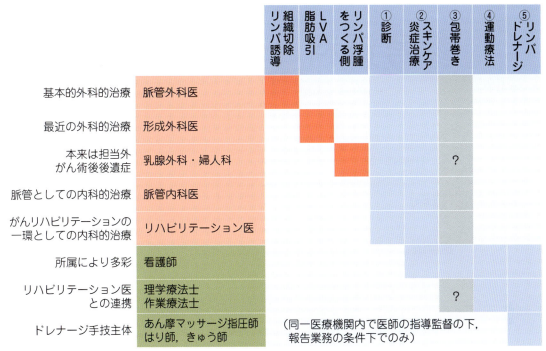

**図6-4-1** 各医療従事者によるリンパ浮腫治療の内容

脈管外科医・形成外科医はリンパ浮腫治療を外科的に行い，乳腺外科・婦人科医は本来リンパ浮腫治療は担当外である。内科的治療を行うことを専門とするのは脈管内科医およびリハビリテーション医である。
LVA：リンパ管細静脈吻合術

に脈管外科医や内科医（筆者はここに入る）であり，大病院では居場所がないため，主に開業して診療を行っている場合も多い。一方で，最近はリンパ浮腫が手術の後遺症として知られてきたため，前者の，手術を行いリンパ浮腫をつくり出してしまう側の医師や医療機関が動きはじめ，組織内で看護師，リハビリテーション科などと協力して対応するようになってきた。

ちなみに，2016（平成28）年度に改定された診療報酬は，後者の立場を中心にチーム医療としてつくられているように考えられる（後述）。リンパ浮腫の早期治療を考慮すると，そのほうが好ましいと思われるが，先に述べたように，まずは責任ある医師の診断と指示・指導が重要と考える。

# 5 参考資料とその解説

## 関係法規(抜粋)

### 医師法

第17条 医師でなければ,医業をなしてはならない。

第20条 医師は,自ら診察しないで治療をし,若しくは診断書若しくは処方せんを交付し,自ら出産に立ち会わないで出生証明書若しくは死産証書を交付し,又は自ら検案をしないで検案書を交付してはならない。

### 医療法

第1条 この法律は,医療を受ける者による医療に関する適切な選択を支援するために必要な事項,医療の安全を確保するために必要な事項,病院,診療所及び助産所の開設及び管理に関し必要な事項並びにこれらの施設の整備並びに医療提供施設相互間の機能の分担及び業務の連携を推進するために必要な事項を定めること等により,医療を受ける者の利益の保護及び良質かつ適切な医療を効率的に提供する体制の確保を図り,もって国民の健康の保持に寄与することを目的とする。

### 保険医療機関及び保険医療養担当規則

(施術の同意)
第17条 保険医は,患者の疾病又は負傷が自己の専門外にわたるものであるという理由によって,みだりに,施術業者の施術を受けさせることに同意を与えてはならない。

　※(厚労省の回答より)医師が専門外であることを理由に,診察を行わずに同意を行う,いわゆる無診察同意を禁じたものである。医師の診察の上で適切に同意書の交付を行うことが求められる[1]。

(特殊療法等の禁止)
第18条　保険医は，特殊な療法又は新しい療法等については，厚生労働大臣の定めるもののほか行ってはならない。

> **MEMO　混合診療**
> 厚生労働省は，「混合診療」を日本国内での「保険診療と保険外診療の併用」としている。日本医師会によれば『保険診療と保険診療外の診療行為自体の混在ではなく，日本の国民皆保険体制の公的医療保険制度の主幹システムである「医療の現物給付」の中での「費用の混在」（一部負担金を含む保険給付と保険外の患者負担との混合）を指す』とされる[2]。

## 保健師助産師看護師法

第5条　この法律において「看護師」とは，厚生労働大臣の免許を受けて，傷病者若しくはじょく婦に対する療養上の世話又は診療の補助を行うことを業とする者をいう。

## 理学療法士及び作業療法士法

第2条　この法律で「理学療法」とは，身体に障害のある者に対し，主としてその基本的動作能力の回復を図るため，治療体操その他の運動を行なわせ，及び電気刺激，マッサージ，温熱その他の物理的手段を加えることをいう。(筆者注：「理学療法士」)
2　この法律で「作業療法」とは，身体又は精神に障害のある者に対し，主としてその応用的動作能力又は社会的適応能力の回復を図るため，手芸，工作その他の作業を行なわせることをいう(筆者注：「作業療法士」)

## あん摩マッサージ指圧師，はり師，きゅう師等に関する法律

第1条　医師以外の者で，あん摩，マッサージ若しくは指圧，はり又はきゅうを業としようとする者は，それぞれ，あん摩マッサージ指圧師免許，はり師免許又はきゅう師免許(以下免許という。)を受けなければならない。

第7条　あん摩業，マッサージ業，指圧業，はり業若しくはきゅう業又はこれらの施術所に関しては，何人も，いかなる方法によるを問わず，左に掲げる事項以外の事項について，広告をしてはならない。
1．施術者である旨並びに施術者の氏名及び住所
2．第1条に規定する業務の種類
3．施術所の名称，電話番号及び所在の場所を表示する事項
4．施術日又は施術時間

5．その他厚生労働大臣が指定する事項

2　前項第1号乃至第3号に掲げる事項について広告をする場合にも，その内容は，施術者の技能，施術方法又は経歴に関する事項にわたってはならない。

第12条　何人も，第1条に掲げるものを除く外，医業類似行為を業としてはならない。ただし，柔道整復を業とする場合については，柔道整復師法（昭和45年法律第19号）の定めるところによる。

## 柔道整復師法

（業務の禁止）
第15条　医師である場合を除き，柔道整復師でなければ，業として柔道整復を行なってはならない。

（外科手術，薬品投与等の禁止）
第16条　柔道整復師は，外科手術を行ない，又は薬品を投与し，若しくはその指示をする等の行為をしてはならない。

（施術の制限）
第17条　柔道整復師は，医師の同意を得た場合のほか，脱臼又は骨折の患部に施術をしてはならない。ただし，応急手当をする場合は，この限りでない。

> **MEMO**　**あん摩マッサージ指圧師，柔道整復師の施術内容**
>
> あん摩マッサージ指圧師の施術内容は，手技（なでる，押す，揉む，叩くなどのあらゆる行為）であり，基本的に器具は使用しない。柔道整復師は骨折，脱臼，打撲，捻挫，挫傷の5つのけがの治療のみである。
>
> **医行為と医業類似行為**[3]
>
> 療術師の行う業務は，広義には社会通念上医療行為とされるが，法律上は「医行為」と「医業類似行為」に分類される。「医行為」は医師の行う医療行為，「医業類似行為」はさらに
> ①あん摩マッサージ指圧師，はり師，きゅう師，柔道整復師によるものと
> ②療術：カイロプラクティック，整体，リフレクソロジー，アロマセラピー
> 　などに分類される。
> 　なお，国家資格を有しないあん摩師やマッサージ師は医療行為であるリンパ浮腫の治療は行えない。

# リンパ浮腫治療の保険適用に関する資料

## リンパ浮腫治療における弾性着衣の保険導入（療養費払い）

### 2008年の診療報酬改定における決定

- 特定がん手術前後にリンパ浮腫に対する適切な指導を個別に実施した場合の管理料を新設する。

  →リンパ浮腫指導管理料　　100点（入院中1回）

- 四肢リンパ浮腫に対する弾性着衣（ストッキング等）が療養費対象となる。

  （いずれも2008年4月1日より適用）

### 2010年に追加された決定

- 当該保険医療機関入院中にリンパ浮腫指導管理料を算定した患者であって，当該保険医療機関を退院したものに対して，当該保険医療機関において，退院した日の属する月またはその翌月にリンパ浮腫の重症化等を抑制するための指導を再度実施した場合に，1回に限り算定する（中医協　総-6-1 H22.2.5）。

### 資料（抜粋）

---

**平成20年度診療報酬改定における主要改定項目について（案）**

中医協総-1　平成20年2月13日

【Ⅲ-1（がん医療の推進について）-⑤】
リンパ浮腫に関する指導の評価

骨子【Ⅲ-1-(8)】

第1　基本的な考え方
　リンパ節郭清の範囲が大きい乳がん，子宮がん，卵巣がん，前立腺がんの手術後にしばしば発症する四肢のリンパ浮腫について，その発症防止のための指導について評価を行う。

第2　具体的な内容
　リンパ浮腫の治療・指導の経験を有する医師又は医師の指示に基づき看護師，理学療法士が，子宮悪性腫瘍，子宮附属器悪性腫瘍，前立腺悪性腫瘍又は腋窩部郭清（腋窩リンパ節郭清術）を伴う乳腺悪性腫瘍に対する手術を行った患者に対し，手術前後にリンパ浮腫に対する適切な指導を個別に実施した場合の管理料を新設する。

㊟　リンパ浮腫指導管理料　　100点（入院中1回）

［算定要件］
　保険医療機関に入院中の患者であって，子宮悪性腫瘍，子宮附属器悪性腫瘍，前立腺悪性腫瘍又は腋窩部郭清を伴う乳腺悪性腫瘍に対する手術を行ったものに対して，医師又は医師の指示に基づき看護師等（准看護師を除く。）が当該手術を行った日の属する月又は当該手術を行った日の属する月の前月若しくはその翌月のいずれかにリンパ浮腫の重症化等を抑制するための指導を実施した場合に，入院中1回に限り算定する

［参考］
　四肢リンパ浮腫の重篤化予防を目的とした弾性着衣（ストッキング等）の購入費用については，医療技術評価分科会における検討結果を踏まえ，保険導入（療養費払い）の対象とする

**診療報酬の算定方法の制定等に伴う実施上の留意事項について**
保医発第0305001号　平成20年3月5日　厚生労働省保険局医療課長

B001－7リンパ浮腫指導管理料
（1） リンパ浮腫指導管理料は，手術前又は手術後において，以下に示す事項について個別に説明及び指導管理を行った場合に算定する。
　ア　リンパ浮腫の病因と病態
　イ　リンパ浮腫の治療方法の概要
　ウ　セルフケアの重要性と局所へのリンパ液の停滞を予防及び改善するための具体的実施方法
　（イ）　リンパドレナージに関すること
　（ロ）　弾性着衣又は弾性包帯による圧迫に関すること
　（ハ）　弾性着衣又は弾性包帯を着用した状態での運動に関すること
　（ニ）　保湿及び清潔の維持等のスキンケアに関すること
　エ　生活上の具体的注意事項
　　　リンパ浮腫を発症又は増悪させる感染症又は肥満の予防に関すること
　オ　感染症の発症等増悪時の対処方法
　　　感染症の発症等による増悪時における診察及び投薬の必要性に関すること
（2） 指導内容の要点を診療録に記載する。
（3） 手術前においてリンパ浮腫に関する指導を行った場合であって，結果的に手術が行われなかった場合にはリンパ浮腫指導管理料は算定できない。


**四肢のリンパ浮腫治療のための弾性着衣等に係る療養費の支給について**
保発第0321002号　平成20年3月21日　厚生労働省保険局長

　標記については，今般，中央社会保険医療協議会において，新たな技術として保険適用（療養費として支給）することが承認されたことから，四肢のリンパ浮腫治療のための弾性ストッキング，弾性スリーブ，弾性グローブ及び弾性包帯（以下「弾性着衣等」と言う。）に係る療養費の取扱いを下記のとおりとするので，関係者に対し周知を図るとともに，その実施に遺憾のないようご配慮いただきたい。

記

1　目的
腋窩，骨盤内の広範なリンパ節郭清術を伴う悪性腫瘍の術後に発生する四肢のリンパ浮腫の重篤化予防を目的とした弾性着衣等の購入費用について，療養費として支給する。

2　支給対象
上記悪性腫瘍術後の四肢のリンパ浮腫の治療のために，医師の指示に基づき購入する弾性着衣等について，療養費の支給対象とする。
なお，弾性包帯については，弾性ストッキング，弾性スリーブ及び弾性グローブを使用できないと認められる場合に限り療養費の支給対象とする。

3　適用年月日
本通知による取扱いは，平成20年4月1日から適用する。

## 四肢のリンパ浮腫治療のための弾性着衣等に係る療養費の支給における留意事項について
保医発第0321001号　平成20年3月21日　厚生労働省保険局医療課長

　四肢のリンパ浮腫治療のために使用される弾性ストッキング，弾性スリーブ，弾性グローブ及び弾性包帯（以下「弾性着衣等」と言う。）にかかる療養費の支給については，「四肢のリンパ浮腫治療のための弾性着衣等に係る療養費の支給について」（平成20年3月21日保発第0321002号）により通知されたところであるが，支給に当たっての留意事項は以下のとおりであるので，周知を図られたい。

記

### 1　支給対象となる疾病
リンパ節郭清術を伴う悪性腫瘍（悪性黒色腫，乳腺をはじめとする腋窩部のリンパ節郭清を伴う悪性腫瘍，子宮悪性腫瘍，子宮附属器悪性腫瘍，前立腺悪性腫瘍及び膀胱をはじめとする泌尿器系の骨盤内のリンパ節郭清を伴う悪性腫瘍）の術後に発生する四肢のリンパ浮腫

### 2　弾性着衣（弾性ストッキング，弾性スリーブ及び弾性グローブ）の支給
（1）製品の着圧
30mmHg以上の弾性着衣を支給の対象とする。ただし，関節炎や腱鞘炎により強い着圧では明らかに装着に支障をきたす場合など，医師の判断により特別の指示がある場合は20mmHg以上の着圧であっても支給して差し支えない。
（2）支給回数
1度に購入する弾性着衣は，洗い替えを考慮し，装着部位毎に2着を限度とする。（パンティストッキングタイプの弾性ストッキングについては，両下肢で1着となることから，両下肢に必要な場合であっても2着を限度とする。また，例えば①乳がん，子宮がん等複数部位の手術を受けた者で，上肢及び下肢に必要な場合，②左右の乳がんの手術を受けた者で，左右の上肢に必要な場合及び③右上肢で弾性スリーブと弾性グローブの両方が必要な場合などは，医師による指示があればそれぞれ2着を限度として支給して差し支えない。）
また，弾性着衣の着圧は経年劣化することから，前回の購入後6カ月経過後において再度購入された場合は，療養費として支給して差し支えない。
（3）支給申請費用
療養費として支給する額は，1着あたり弾性ストッキングについては28,000円（片足用の場合は25,000円），弾性スリーブについては16,000円，弾性グローブについては15,000円を上限とし，弾性着衣の購入に要した費用の範囲内とすること。

### 3　弾性包帯の支給
（1）支給対象
弾性包帯については，医師の判断により弾性着衣を使用できないとの指示がある場合に限り療養費の支給対象とする。
（2）支給回数
1度に購入する弾性包帯は，洗い替えを考慮し，装着部位毎に2組を限度とする。
また，弾性包帯は経年劣化することから，前回の購入後6カ月経過後において再度購入された場合は，療養費として支給して差し支えない。
（3）支給申請費用
療養費として支給する額は，弾性包帯については装着に必要な製品（筒状包帯，パッティング包帯，ガーゼ指包帯，粘着テープ等を含む）1組がそれぞれ上肢7,000円，下肢14,000円を上限とし，弾性包帯の購入に要した費用の範囲内とすること。

### 4　療養費の支給申請書には，次の書類を添付させ，治療用として必要がある旨を確認した上で，適正な療養費の支給に努められたいこと。
（1）療養担当に当たる医師の弾性着衣等の装着指示書（装着部位，手術日等が明記されていること。別紙様式を参照のこと。）
（2）弾性着衣等を購入した際の領収書又は費用の額を証する書類。

## 2016（平成28）年度診療報酬改定におけるリンパ浮腫診療の新設項目

2016年（平成28）年4月には，リンパ浮腫診療に新たな診療報酬が適用となった。内容は以下の通りである。

---

**質の高いリハビリテーションの評価等⑧　リンパ浮腫の複合的治療等**

リンパ浮腫に対する治療を充実するため，リンパ浮腫に対する複合的治療について項目を新設し，またリンパ浮腫指導管理料の実施職種に作業療法士を追加する。

（新）リンパ浮腫複合的治療料
1. 重症の場合　　　（1日につき）200点
2. 1以外の場合　　（1日につき）100点

[算定要件]

| | |
|---|---|
| 対象 | 乳がん等に続発したリンパ浮腫で，国際リンパ学会による病期分類Ⅰ期以降の患者。Ⅱ後期以降を重症とする。 |
| 回数 | 重症の場合は治療を開始した月とその翌月は2月合わせて11回，治療を開始した月の翌々月からは月1回。重症以外の場合は，6月に1回。 |
| 実施職種 | 専任の医師が直接行うもの，又は専任の医師の指導監督の下，専任の看護師，理学療法士又は作業療法士が行うものについて算定。あん摩マッサージ指圧師（当該保険医療機関に勤務する者で，資格を取得後，2年以上業務に従事（うち6月以上は保険医療機関において従事）し，適切な研修を修了した者に限る。）が行う場合は，専任の医師，看護師，理学療法士又は作業療法士が事前に指示し，かつ事後に報告を受ける場合に限り算定。 |
| 内容 | 弾性着衣又は弾性包帯による圧迫，圧迫下の運動，用手的リンパドレナージ，患肢のスキンケア，体重管理等のセルフケア指導等を適切に組み合わせ，重症については1回40分以上，それ以外の場合は1回20分以上行った場合に算定。一連の治療において，患肢のスキンケア，体重管理等のセルフケア指導は必ず行う。また，重症の場合は，毎回の治療において弾性着衣又は弾性包帯による圧迫を行う。 |

[施設基準]
（1）当該保険医療機関に，次の要件を全て満たす専任の常勤医師1名及び専任の常勤看護師，常勤理学療法士又は常勤作業療法士1名が勤務
　①それぞれの資格を取得後2年以上経過していること。
　②直近2年以内にリンパ浮腫を5例以上経験していること。
　③リンパ浮腫の複合的治療について適切な研修（医師については座学33時間，医師以外の職種については加えて実技67時間）を修了していること。
（2）当該保険医療機関又は連携する別の保険医療機関において，直近1年間にリンパ浮腫指導管理料を50回以上算定していること。
（3）当該保険医療機関又は連携する別の保険医療機関において，入院施設を有し，内科，外科又は皮膚科を標榜し，蜂窩織炎に対する診療を適切に行うことができる。

## H007-4 リンパ浮腫複合的治療料

1. 重症の場合　　　200点
2. 1以外の場合　　100点

注1　別に厚生労働大臣が定める施設基準に適合しているものとして地方厚生局長等に届け出た保険医療機関において，リンパ浮腫の患者に複合的治療を実施した場合に，患者1人1日につき1回算定する。
2　1の場合は月1回（当該治療を開始した日の属する月から起算して2月以内は計11回）を限度として，2の場合は6月に1回を限度として，それぞれ所定点数を算定する。

【診療報酬の算定方法の一部改正に伴う実施上の留意事項について】
（1）リンパ浮腫複合的治療料は，区分番号「B001-7」リンパ浮腫指導管理料の対象となる腫瘍に対する手術等の後にリンパ浮腫に罹患した患者であって，国際リンパ学会による病期分類Ⅰ期以降のものに対し，複合的治療を実施した場合に算定する。なお，この場合において，病期分類Ⅱ期後期以降の患者が「1」の「重症の場合」の対象患者となる。
（2）リンパ浮腫複合的治療料は，専任の医師が直接行うもの又は専任の医師の指導監督の下，専任の看護師，理学療法士若しくは作業療法士が行うものについて算定する。あん摩マッサージ指圧師（当該保険医療機関に勤務する者であって，あん摩マッサージ指圧師の資格を取得後，2年以上業務に従事（うち6月以上は当該保険医療機関において従事）し，施設基準に定める適切な研修を修了したものに限る。）が行う場合は，専任の医師，看護師，理学療法士又は作業療法士が事前に指示し，かつ事後に報告を受ける場合に限り算定できる。いずれの場合も，患者1名に対し従事者1名以上の割合で実施する。
（3）リンパ浮腫複合的治療料は，弾性着衣又は弾性包帯による圧迫，圧迫下の運動，用手的リンパドレナージ，患肢のスキンケア及び体重管理等のセルフケア指導等を適切に組み合わせ，「1」の「重症の場合」は1回40分以上，「2」の「1以外の場合」は1回20分以上行った場合に算定する。なお，一連の治療において，患肢のスキンケア，体重管理等のセルフケア指導は必ず行うこと。また，重症の場合は，毎回の治療において弾性着衣又は弾性包帯による圧迫を行うこと（圧迫を行わない医学的理由がある場合を除く。）。
（4）当該保険医療機関において，直近1年間にリンパ浮腫指導管理料を50回以上算定していない場合は，リンパ浮腫の診断等に係る連携先として届け出た保険医療機関（直近1年間にリンパ浮腫指導管理料を50回以上算定しているものに限る。）においてリンパ浮腫と診断され，リンパ浮腫の複合的治療を依頼する旨とともに紹介されたもの（B009 診療情報提供料（Ⅰ）を算定するものに限る。）についてのみ算定できる。

【施設基準】
第47の3の2　リンパ浮腫複合的治療料
1　リンパ浮腫複合的治療料に関する施設基準
（1）当該保険医療機関に，次の要件を全て満たす専任の常勤医師1名以上及び専任の常勤看護師，常勤理学療法士又は常勤作業療法士1名以上が勤務していること。
　ア　それぞれの資格を取得後2年以上経過していること。
　イ　直近2年以内にリンパ浮腫を5例以上経験していること。
　ウ　リンパ浮腫の複合的治療について下記（イ）から（ハ）までの要件を全て満たす研修を修了していること。なお，座学の研修を実施した主体と実技を伴う研修を実施した主体が異なっても，それぞれが下記（イ）から（ハ）までの要件を全て満たしていれば差し支えない。
　　（イ）　国，関係学会，医療関係団体等で，過去概ね3年以上にわたり医師，看護師，理学療法士又は作業療法士を対象とした教育・研修の実績があるものが主催し，修了証が交付されるものであること。
　　（ロ）　内容，実施時間等について「専門的なリンパ浮腫研修に関する教育要綱」（厚生労働省委託事業「がんのリハビリテーション研修」リンパ浮腫研修運営委員会）に沿った

ものであること。ただし、医師（専らリンパ浮腫複合的治療に携わる他の従事者の監督を行い、自身では直接治療を行わないものに限る。）については、座学の研修のみを修了すればよい。

（ハ）研修の修了に当たっては原則として試験を実施し、理解が不十分な者については再度の受講等を求めるものであること。

（2）当該保険医療機関が、直近1年間にリンパ浮腫指導管理料を50回以上算定していること。又は、リンパ浮腫の診断等に係る連携先として届け出た保険医療機関において、直近1年間にリンパ浮腫指導管理料を50回以上算定していること。

（3）当該保険医療機関又は合併症治療に係る連携先として届け出た別の保険医療機関において、入院施設を有し、内科、外科又は皮膚科を標榜し、蜂窩織炎等のリンパ浮腫に係る合併症に対する診療を適切に行うことができること。

（4）治療を行うために必要な施設及び器械・器具として以下のものを具備していること。
歩行補助具、治療台、各種測定用器具（巻尺等）

（5）治療に関する記録（医師の指示、実施時間、実施内容、担当者等）は患者ごとに一元的に保管され、常に医療従事者により閲覧が可能である。

2　届出に関する事項
リンパ浮腫複合的治療料の施設基準に係る届出は、様式43の7を用いること。

様式43の7

## リンパ浮腫複合的治療料の施設基準に係る届出書添付書類

1. 専任常勤従事者の配置状況

|  | 氏名 | 資格取得年 | 経験症例数 | 修了した研修名・主催者名 |
|---|---|---|---|---|
| 専任常勤医師 |  |  |  |  |
| 専任常勤看護師<br>　常勤理学療法士<br>　常勤作業療法士<br>（該当するものに○） |  |  |  |  |

2. その他の従事者の状況

| 氏名 | 資格取得年 | 資格取得後に業務に従事した保険医療機関の名称 | 修了した研修名・主催者名 |
|---|---|---|---|
|  |  |  |  |

3. 届出医療機関の状況
　リンパ浮腫指導管理料の算定回数（　　　　）回（対象期間 平成　年　月〜平成　年　月）
　標榜科：内科，外科，皮膚科
　　　　　（リンパ浮腫にかかる合併症の治療を主として行う診療科に○）

4. 他の保険医療機関との連携の状況

| 保険医療機関名 | リンパ浮腫指導管理料算定回数 | 対象期間 | 診断等に係る連携 | 合併症治療に係る連携 |
|---|---|---|---|---|
|  |  |  | □ | □（　　　　） |
|  |  |  |  |  |

5. 器械・器具等の状況
　□歩行補助具　　□治療台，□各種測定用器具（巻尺等）

［記載上の注意］
1. 「1」「2」及び「4」については，必要に応じて行を追加して記入すること。
2. □には該当する場合にレを記入すること。
3. 「4」の「リンパ浮腫指導管理料算定回数」及び「対象期間」は，診断等に係る連携に該当しない場合は記入を要さない。
4. 「4」の「合併症治療に係る連携」の括弧内には，リンパ浮腫にかかる合併症の治療を主として行う診療科（内科，外科，皮膚科のいずれかであって，当該保険医療機関が標榜しているものに限る。）を記入すること。
5. 別途，研修の内容及び修了の事実が確認できる書類（修了証，プログラム等）を添付すること。

**疑義解釈資料の送付について（その4）**
事務連絡　平成28年6月14日　厚生労働省保険局医療課

【リンパ浮腫複合的治療料】
（問23）リンパ浮腫複合的治療料に関する施設基準の（1）ウについて，以下の研修を修了した者は，「専門的なリンパ浮腫研修に関する教育要綱」にかかる要件を満たすものと考えてよいか。

（答）よい。

（座学部分のみ要件を満たす研修として）
・厚生労働省委託事業として実施された「新リンパ浮腫研修」（平成25年度に実施のもの）
・一般社団法人ライフ・プランニング・センターにより実施された「新リンパ浮腫研修」（平成26年度から28年度に実施のもの。）
・日本DLM技術者会による「DVTM研修」（平成22年度から24年度に実施のもの）

（実習部分のみ要件を満たす研修として）
・フランシラ セラピストスクール 日本校による「リンパ浮腫セラピスト」認定コース（平成26年度から28年度に実施のもの）
・一般社団法人ICAAによる「リンパドレナージセラピスト育成講座」（平成26年度から28年度に実施のもの）
・一般社団法人日本浮腫緩和療法協会による「上級コース（リンパ浮腫コース）」（平成26年度から28年度に実施のもの）
・特定非営利活動法人日本リンパドレナージスト協会による「リンパ浮腫セラピスト実技研修 コースB 基礎講習+基礎補完」（平成26年度に実施のもの）

（座学部分，実習とも要件を満たす研修として）
・フランシラ セラピストスクール 日本校による「リンパ浮腫セラピスト」認定コース（平成22年度から25年度に実施のもの）
・公益財団法人がん研究会有明病院によるリンパ浮腫セラピスト養成講習会（平成23年度から28年度に実施のもの）
・日本DLM技術者会による「DVTM研修」（平成25年度から28年度に実施のもの）
・特定非営利活動法人日本リンパドレナージスト協会による「MLD/CDT技能者（リンパ浮腫）養成講座」（平成24年度又は25年度に実施のもの），「リンパ浮腫セラピスト養成講座」（平成26年度から28年度に実施のもの）
・一般社団法人ICAAによる「リンパドレナージセラピスト育成講座」（平成24年度に実施のもの）
・東京医療専門学校による「リンパ浮腫療法士・資格取得講習会」（平成25年度から28年度に実施のもの）
・特定非営利活動法人日本医療リンパドレナージ協会による「養成講習会」（平成11年度から28年度の間に実施のもの）
・一般社団法人リンパ浮腫指導技能者養成協会による「リンパ浮腫指導技能者養成講座」（平成20年度から平成25年度に実施のもの）

　これらの内容は，がん拠点病院におけるリハビリテーションとしてのチーム医療が前提となっているものと思われる。作業療法士が加わったことと，あん摩マッサージ指圧師に関して明記されたことは画期的なことであるが，その内容はあくまで「保険医療機関」内で，「医師の指導監督の下」での施術について認められたものである。これは，これまでグレーゾーンとしてあん摩マッサージ指圧師・柔道整復師によって開業治療院で行われてきた医療行為を否定するものと考える。

適切な研修（医師については座学33時間，医師以外の職種については加えて実技67時間）は，"「専門的なリンパ浮腫研修に関する教育要綱」（厚生労働省委託事業「がんのリハビリテーション研修」リンパ浮腫研修運営委員会）に沿ったものであること"とされ，その「合格証明書」がそのまま保険請求の要件となっている。座学に関してはこれ以外の資格は必要とされていない。

　保険点数が重症40分以上で200点，それ以外は20分以上100点であることを考慮すると，費用的にいわゆるリンパドレナージを十分に行える内容ではなく，むしろ，経過観察およびセルフケアの指導に重点を置いた内容と考える。筆者は現在自由診療を行っているが，リンパドレナージを目的とした患者に対しては今回の診療報酬は時間的に十分ではないものと考えている。

　同時に，リンパ浮腫の治療はリンパドレナージが主体ではなく，弾性着衣の着用および日常生活上の注意が本態であることを考慮すると十分な点数であり，むしろこの決定は"リンパドレナージ信仰"から脱却するよい機会であると考える。

## リンパ浮腫研修運営委員会における合意事項，用語の統一

**リンパ浮腫研修　委員会における合意事項**

　リンパ浮腫治療においては各施設でいろいろな方式がとられていることと思いますが，予防・治療における重要な事柄および用語の統一について各委員の間で下記のような合意が得られました。（2010.1）

**1）リンパ浮腫の予防におけるリンパドレナージ，弾性ストッキング・スリーブの扱い**

　現在のところ「リンパドレナージと弾性ストッキング・スリーブなどの圧迫療法が予防に有用」というエビデンスはない。

　乳がんや子宮がんなど婦人科がんの手術後にリンパ浮腫の予防に必要だからという理由で，リンパドレナージや弾性ストッキング・スリーブをすべての患者に指導し，施行を義務づけている施設がある。しかし，強制されている患者には大きな苦痛となるためこれは行うべきではない。

**2）リンパ浮腫治療における日常生活指導の重要性**

　従来，リンパ浮腫治療においては「複合的理学療法」が有用とされてきたが，これのみでは不十分であり，長時間の立ち仕事を避ける，時に患肢を挙上するなどの日常生活指導を加えることが重要である。したがって，「複合的理学療法」に日常生活指導を加えた「複合的治療」（または「複合的理学療法を中心とする保存的療法」）がリンパ浮腫に対する標準的治療である。

**3）リンパ浮腫治療におけるシンプルリンパドレナージの扱い**

　通院治療が主体であり，用手的リンパドレナージを実施できる医療施設が少ない日本では，患者が自ら実施するシンプルリンパドレナージ（＝セルフリンパドレナージ）や家族・介助者が実施するシンプルリンパドレナージが一般的に行われているのが現状である。しかし，その効果についてはエビデンスが不十分であり，意義，どのような患者・病態に必要か，などの適応や具体的内容，禁忌などを今後確立していく必要がある。

### 4）リンパ浮腫治療における薬物療法

現時点ではリンパ浮腫単独に対する効果的な薬剤はない。進行再発期と緩和医療期では全身浮腫に対して，その病態に応じて種々の薬剤を使用する。

### 5）用語の統一

本研修委員会においてリンパ浮腫治療に関する用語を統一した（これまで用いられてきた単語に併記も可）。

| 一般的に用いられている用語 | 統一した用語 |
|---|---|
| 複合的理学療法，複合的治療，CDT，CDP，CPT | 複合的治療または複合的理学療法を中心とする保存的治療<br>※正確には「複合的理学療法」と同一の概念ではない（上記2参照） |
| 徒手リンパドレナージ，用手的リンパドレナージ，リンパ誘導マッサージ，マニュアルリンパドレナージ，MLD，DLM | 用手的リンパドレナージ（MLDの和訳） |
| セルフマッサージ，セルフリンパドレナージ，セルフドレナージ | セルフリンパドレナージ |
| シンプルリンパドレナージ | シンプルリンパドレナージ（SLDの和訳） |
| 圧迫療法，圧迫 | 圧迫療法 |
| 弾性着衣，圧迫着衣 | 弾性着衣 |
| バンデージ，弾性包帯 | 弾性包帯 |
| バンデージ療法，リンパバンデージ，バンデージ，bandaging | 多層包帯法（MLLBの和訳），包帯法 |
| 圧迫下での運動，リンパエキササイズ | 圧迫下での運動 |
| 間欠的空気圧迫ポンプ，空気波動マッサージ器 | 間欠的空気圧迫装置 |
| 間欠的空気圧迫療法，IPC | 間欠的空気圧迫法（IPCの和訳） |
| 麦穂帯，8（の）字帯，8の字巻き，タケノコ巻き | 8の字帯（麦穂帯） |

付記：「マッサージ」という用語は患者に誤解を招きやすいので，「ドレナージ」と表現する。

## 日本におけるリンパ浮腫診療の現状における注意点

### 現時点の治療の基本

リンパ浮腫の治療に関しては，国立がん研究センター がん対策情報センターが公開しているクリニカルパス[4]が基本と考えてよい（☞p.238）。

インターネットや各種書籍を見ると，つい積極的な治療を考えがちになるが，リンパ浮腫の治療，特に予防や初期治療は日常生活における注意が最も重要であり，見てわかるほどにむくんだ場合には弾性着衣の着用が重要となる。

少なくとも，術後まだ浮腫が出ていない段階やほんのわずかにむくんだ段階で，リ

ンパドレナージ(マッサージ)をしないといけない，とか，弾性包帯を巻かなければいけない，などということは，多くの場合まずない。特に術後間もないときにリンパドレナージに頻回に通ったり，弾性包帯(弾性着衣)をしないとむくむ，という強迫観念は決してもたないようにすべきである。初期に日常生活上の注意を行えば，それ以上の進行は十分に抑えられる。

### 複合的理学療法について

　複合的理学療法は，明らかにむくんだ場合の治療法である。すなわち①リンパドレナージ，②圧迫，③圧迫下の運動，④スキンケアとして知られているが，ここには最も基本となる患肢の挙上や日常生活上の注意が含まれていない(国際リンパ学会の原典では記載はされており，治療に含まれていないわけではない)。そのため，「リンパ浮腫の治療＝複合的理学療法」の図式が広がり，日常生活上の注意がおろそかになりがちになる風潮がみられてきたため，リンパ浮腫研修運営委員会では前述の合意事項にあるように，日常生活上の注意を含めた治療を「複合的理学療法を中心とする保存的治療(複合的治療)」と呼ぶこととし，そのような風潮に注意を促した。

　したがって，「複合的理学療法」と「複合的治療」はそれぞれ別の考え方を指しているが，一部では複合的理学療法と複合的治療とが混同して使用されており，成書にもみられるので，十分な注意が必要である。

> **MEMO　複合的理学療法と複合的治療**
> 複合的理学療法＝①リンパドレナージ，②圧迫，③圧迫下の運動，④スキンケア
> 複合的治療＝複合的理学療法＋患肢の挙上などの日常生活上の注意
> なお，「複合的理学療法」は英語のcomplex physical therapyの訳であるが，「複合的治療」はもともとは日本の官報の記載から来ているため，適切な英訳はない。

# リンパ浮腫のクリニカルパス

## リンパ浮腫　保存的治療基本パス（医療者用）

| 病期 | がん治療前 | 有リスク期（がん治療後予防期） | I期 |
|---|---|---|---|
| 症状 |  | 還流障害はあるがリンパ浮腫は顕在化していない | 夕方になるとむくむ程度，患肢挙上で浮腫改善，部位により圧迫痕が残りやすくなる（圧迫痕は下肢に現れやすいが上肢では現れることが少ない） |
| 目標 | リンパ浮腫の病態（リスク）が説明ができる<br>予防のための日常生活の注意点が説明ができる<br>ケアの方法が説明ができる<br>早期発見の方法が説明ができる | リンパ浮腫の病態（リスク）が説明ができる<br>予防のための日常生活の注意点が説明ができる<br>セルフケアの方法が説明ができる<br>早期発見の方法が説明ができる | リンパ浮腫の病態が説明ができる<br>日常生活の注意点が理解でき実行できるように指導ができる<br>セルフケアの方法が理解でき実行できるように指導ができる<br>進行をおさえ浮腫が改善できるように指導ができる |
| 指導説明 | リンパ浮腫指導管理料の算定要件に沿った説明指導<br>・リンパ浮腫の病因と病態<br>・リンパ浮腫の治療方法の概要<br>・セルフケアの重要性と局所へのリンパ液の停滞を予防および改善するための具体的実施方法<br>・生活上の具体的注意事項<br>・感染症の発症等増悪時の対処方法 | リンパ浮腫の病態の説明<br>複合的治療の主に下記について<br>・日常生活上の注意点<br>・スキンケア指導（浮腫の増悪と蜂窩織炎の予防）<br>早期発見の方法 | リンパ浮腫の病態，病期の説明<br>複合的治療の主に下記について<br>・日常生活上の注意点の説明<br>・スキンケア指導（浮腫の増悪と蜂窩織炎誘発の予防）<br>・セルフリンパドレナージ指導（本人または家族による）<br>・圧迫療法（弾性着衣）の説明<br>・圧迫下の運動療法の説明<br>弾性着衣などの療養費申請方法（6カ月に一度は可能） |
| 観察確認 | 周径計測（左右）術前・術後<br>・上肢（腋窩・上腕・前腕・手首・手部）<br>・下肢（鼠径・大腿・下腿・足首・足部）<br>体重測定<br>患者の理解度の確認<br><br>リンパ浮腫指導管理料100点算定（入院中1回に限る） | 周径計測（左右）<br>・上肢（腋窩・上腕・前腕・手首・手部）<br>・下肢（鼠径・大腿・下腿・足首・足部）<br>浮腫の有無<br>体重測定（1回／週）<br>患者の理解度とセルフケアの実施状況の確認<br>・入院時手術前説明の内容<br>皮膚を指腹で10秒程度圧迫することによる圧迫痕の有無（左右の比較）<br><br>リンパ浮腫指導管理料100点算定（退院後1回に限る） | 周径計測（左右）<br>・上肢（腋窩，上腕，前腕，手首，手部）<br>・下肢（鼠径，大腿，下腿，足首，足部）<br>表在静脈の見えにくさの確認（健側との比較）<br>皮膚乾燥の有無<br>皮膚を指腹で10秒程度圧迫することによる圧迫痕の有無（健側との比較）手背，下腿前面など<br>皮膚がつまみあげにくい部位の確認<br>炎症症状の有無<br>体重測定（1回／週）<br>患者の理解度とセルフケアの実施状況の確認（2回目の受診以降）<br><br>リンパ浮腫指導管理料100点算定（退院後1回に限る） |
| 処置治療 |  |  | 複合的治療<br>・患肢挙上<br>・スキンケア<br>・セルフリンパドレナージ<br>・弾性着衣の選定と着用指導（必要時）<br>・圧迫下の運動療法（必要時） |
| 薬物治療 |  | リンパ浮腫単独に対する効果的な薬剤はない | リンパ浮腫単独に対する効果的な薬剤はない |
| 検査 | 特になし | 特になし | 血液生化学一般検査<br>胸部X線 ／ DVTや全身性浮腫との鑑別診断として実施する（必要に応じて実施する）<br>心電図<br>超音波<br>血管超音波<br>CT検査 ／ リンパ浮腫の確定診断として（必要に応じて実施する）<br>MRI検査<br>リンパシンチグラフィ<br>蛍光リンパ管造影 ／ 考慮されることもある |
| 活動／清潔／食事 |  | （日常生活上の注意点に則っていれば），特に制限なし | （日常生活上の注意点に則っていれば），特に制限なし |
| 受診時期と間隔 |  | 症状出現時には早めの受診 | セルフケアを習得するまでは頻回（必要により入院）に，習得後は3〜6カ月ごと（弾性着衣の療養費支給も考慮）<br>外来初回受診日 |

| Ⅱ期早期 | Ⅱ期晩期 | Ⅲ期 |
|---|---|---|
| 安静臥床や患肢挙上でも浮腫改善しない<br>皮膚は硬くなるが圧迫痕は残る | 安静臥床や患肢挙上でも浮腫改善しない<br>皮膚が硬くなり圧迫痕が残りにくくなる | 皮膚が硬くなり圧迫痕は残らなくなる<br>乳頭腫、リンパ小疱、リンパ漏、象皮症などの合併症が出現する |
| リンパ浮腫の病態が説明ができる<br>日常生活の注意点が理解でき実行できるように指導ができる<br>セルフケアの方法が理解でき実行できるように指導ができる<br>進行をおさえ浮腫が改善できるように指導ができる<br>弾性包帯の施術と指導ができる | リンパ浮腫の病態が説明ができる<br>日常生活の注意点が理解でき実行できるように説明ができる<br>セルフケアの方法が理解でき実行できるように指導ができる<br>進行をおさえ浮腫が改善できるように指導ができる<br>弾性包帯の施術と指導ができる | リンパ浮腫の病態が説明ができる<br>日常生活の注意点が理解でき実行できるように説明ができる<br>セルフケアの方法が理解でき実行できるように指導ができる<br>進行をおさえ浮腫が改善できるように指導ができる<br>弾性包帯の施術と指導ができる |
| リンパ浮腫の病態、病期の説明<br>複合的治療の主に下記について<br>・日常生活上の注意点の説明<br>・スキンケア指導（浮腫の増悪と蜂窩織炎誘発の予防）<br>・セルフリンパドレナージ指導（本人または家族による）<br>・圧迫療法（弾性着衣または圧迫包帯）の説明<br>・圧迫下の運動療法の説明<br>弾性着衣などの療養費申請方法（6カ月に一度は可能） | リンパ浮腫の病態、病期の説明<br>複合的治療の主に下記について<br>・日常生活上の注意点の説明<br>・スキンケア指導（浮腫の増悪と蜂窩織炎誘発の予防）<br>・セルフリンパドレナージ指導（本人または家族による）<br>・圧迫療法（弾性着衣または圧迫包帯）の説明<br>・圧迫下の運動療法の説明<br>弾性着衣などの療養費申請方法（6カ月に一度は可能） | リンパ浮腫の病態、病期の説明<br>複合的治療の主に下記について<br>・日常生活上の注意点の説明<br>・スキンケア指導（浮腫の増悪と蜂窩織炎誘発の予防）<br>・セルフリンパドレナージ指導（本人または家族による）<br>・圧迫療法（弾性着衣または圧迫包帯）の説明<br>・圧迫下の運動療法の説明<br>弾性着衣などの療養費申請方法（6カ月に一度は可能）<br>合併症の治療の説明 |
| 周径計測（左右）<br>・上肢（腋窩、上腕、前腕、手首、手部）<br>・下肢（鼠径、大腿、下腿、足首、足部）<br>表在静脈の見えにくさの確認（健側との比較）<br>皮膚乾燥の有無<br>皮膚を指腹で10秒程度圧迫することによる圧迫痕の有無（健側との比較）手背、下腿前面など<br>皮膚がつまみあげにくい部位の確認<br>炎症症状の有無<br>体重測定（1回／週）<br>患者の理解度とセルフケアの実施状況の確認（2回目の受診以降） | 周径計測（左右）<br>・上肢（腋窩、上腕、前腕、手首、手部）<br>・下肢（鼠径、大腿、下腿、足首、足部）<br>表在静脈の見えにくさの確認（健側との比較）<br>皮膚乾燥の有無<br>皮膚を指腹で10秒程度圧迫することによる圧迫痕の有無（健側との比較）手背、下腿前面など<br>皮膚がつまみあげにくい部位の確認<br>炎症症状の有無<br>皮膚硬化の有無<br>体重測定（1回／週）<br>患者の理解度とセルフケアの実施状況の確認（2回目の受診以降） | 周径計測（左右）<br>・上肢（腋窩、上腕、前腕、手首、手部）<br>・下肢（鼠径、大腿、下腿、足首、足部）<br>表在静脈の見えにくさの確認（健側との比較）<br>皮膚乾燥の有無<br>皮膚を指腹で10秒程度圧迫することによる圧迫痕の有無（健側との比較）手背、下腿前面など<br>皮膚がつまみあげにくい部位の確認<br>炎症症状の有無<br>皮膚硬化の有無<br>合併症（乳頭腫、リンパ小疱、リンパ漏）の有無<br>患者の理解度とセルフケアの実施状況の確認（2回目の受診以降） |
| 複合的治療<br>・患肢挙上<br>・スキンケア<br>・用手的リンパドレナージ（セルフ＋専門的な知識・技術を要する医療者による指導と施術を推奨）<br>・圧迫療法<br>　①弾性着衣の選定と着用指導<br>　②必要に応じて弾性包帯の施術と指導（専門的な知識・技術を要する医療者による指導と施術を推奨）<br>・圧迫下の運動療法 | 複合的治療<br>・患肢挙上<br>・スキンケア<br>・用手的リンパドレナージ（セルフ＋専門的な知識・技術を要する医療者による指導と施術を推奨）<br>・圧迫療法<br>　①必要に応じて弾性包帯の施術と指導<br>　②弾性着衣の選定と着用指導（専門的な知識・技術を要する医療者による指導と施術を推奨）<br>・圧迫下の運動療法<br>入院治療を推奨（専門的な知識・技術を要する医療者による指導と施術を推奨） | 複合的治療<br>・患肢挙上<br>・スキンケア（象皮症には皮膚軟化剤を使用）<br>尿素製剤など<br>・用手的リンパドレナージ（セルフ＋専門的な知識・技術を要する医療者による指導と施術を推奨）<br>・圧迫療法<br>　①必要に応じて弾性包帯の施術と指導<br>　②弾性着衣の選定と着用指導（専門的な知識・技術を要する医療者による指導と施術を推奨）<br>・圧迫下の運動療法<br>合併症の治療<br>入院治療を推奨（専門的な知識・技術を要する医療者による指導と施術を推奨） |
| リンパ浮腫単独に対する効果的な薬剤はない | リンパ浮腫単独に対する効果的な薬剤はない | リンパ浮腫単独に対する効果的な薬剤はない |
| 血液生化学一般検査<br>胸部X線<br>心電図<br>超音波<br>血管超音波<br>CT検査<br>MRI検査<br>リンパシンチグラフィ<br>蛍光リンパ管造影 | DVTや全身性浮腫との鑑別診断として実施する（必要に応じて実施する）<br><br>リンパ浮腫の確定診断として（必要に応じて実施する）<br><br>考慮されることもある | 血液生化学一般検査<br>胸部X線<br>心電図<br>超音波<br>血管超音波<br>CT検査<br>MRI検査<br>リンパシンチグラフィ<br>蛍光リンパ管造影 | DVTや全身性浮腫との鑑別診断として実施する（必要に応じて実施する）<br><br>リンパ浮腫の確定診断として（必要に応じて実施する）<br><br>考慮されることもある | 血液生化学一般検査<br>胸部X線<br>心電図<br>超音波<br>血管超音波<br>CT検査<br>MRI検査<br>リンパシンチグラフィ<br>蛍光リンパ管造影 | DVTや全身性浮腫との鑑別診断として実施する（必要に応じて実施する）<br><br>リンパ浮腫の確定診断として（必要に応じて実施する）<br><br>考慮されることもある |
| （日常生活上の注意点に則っていれば），特に制限なし | （日常生活上の注意点に則っていれば），特に制限なし | （日常生活上の注意点に則っていれば），特に制限なし |
| セルフケアを習得するまでは頻回（必要により入院）に、習得後は3〜6カ月ごと（弾性着衣の療養費支給も考慮）<br>周径差が増大もしくは合併症の悪化時は適宜 | セルフケアを習得するまでは頻回（必要により入院）に、習得後は3〜6カ月ごと（弾性着衣の療養費支給も考慮）<br>周径差が増大もしくは合併症の悪化時は適宜 | セルフケアを習得するまでは頻回（必要により入院）に、習得後は3〜6カ月ごと（弾性着衣の療養費支給も考慮）<br>周径差が増大もしくは合併症の悪化時は適宜 |

（文献4より引用）

リンパ浮腫　保存的治療基本パス（医療者用）

| 適応基準 |
|---|
| 腋窩，骨盤内，鼠径部のリンパ節郭清術もしくは，放射線治療を行った乳がん，婦人科がん，消化器がん，膀胱がん，前立腺がん，四肢の皮膚がん症例とリンパ節転移による浮腫，化学療法施行症例の浮腫 |
| **除外基準** |
| 蜂窩織炎などの急性炎症，うっ血性心不全，深部静脈血栓症急性期，重症虚血肢 |
| **注釈** |
| 1. 有リスク期でのセルフリンパドレナージはハイリスク症例で行うこともあるが，根拠がないため原則行わない<br>2. リンパ浮腫指導管理料100点（入院中1回，外来受診時に1回算定できる）<br>3. 周径計測の部位は各施設で設定するが毎回同部位を測定する（下記参照）<br>　2008年度版のリンパ浮腫診療ガイドラインでは，上肢　肘関節上部10cm，肘関節下部5cm，手関節，MP関節，下肢　鼠径部，膝関節（膝窩）上部10cm，膝関節（膝窩）下部5cm，足関節，足背<br>4. 検査と処置はあくまでも推奨である<br>5. 受診間隔はあくまでも目安であり施設により異なる．悪化時は適宜短縮する<br>6. 弾性包帯・弾性着衣は個別にそして部分的に素材の選定・圧迫方法の工夫などを要する |

・このパスはリンパ浮腫診療の専門施設とがん診療連携拠点病院レベルの病院で使用することを前提とする．
・複合的治療とは「複合的理学療法」に日常生活指導を加えた保存的治療法のことである．
・「複合的理学療法」とはスキンケア，用手的リンパドレナージ，圧迫療法，圧迫下の運動療法の4本柱で行うリンパ浮腫の保存的治療法のことである．

（文献4より引用）

## 特殊な状況のリンパ浮腫　保存的治療基本パス（医療者用）

| | 進行・再発・転移に伴う高度のリンパ浮腫 | | 緩和医療対象（終末）期のリンパ浮腫 | | 蜂巣炎・蜂窩織炎を伴うリンパ浮腫 |
|---|---|---|---|---|---|
| 症状 | 皮膚浸潤，リンパ節転移による急激な皮膚の硬化，発赤などの増悪 | 症状 | がん終末期患者のリンパ浮腫　全身性浮腫を合併して皮膚が脆弱となる | 症状 | 皮下組織，皮膚に急性炎症症状がある |
| 目標 | リンパ浮腫の病態が説明ができる<br>日常生活の注意点が理解でき実行できるように説明ができる<br>セルフケアの方法が理解でき実行できるように指導ができる<br>進行をおさえ浮腫が改善できるように指導ができる<br>ADL，QOLの維持・改善を図ることができる | 目標 | 安楽を保つケアができる<br>ADL，QOLの維持・改善を図ることができる | 目標 | 蜂窩織炎の病態が説明できる<br>治療の必要性が説明できる<br>炎症症状が改善する治療・ケアができる |
| 指導説明 | リンパ浮腫の病態，病期の説明<br>複合的治療の主に下記について<br>・日常生活上の注意点の説明<br>・スキンケア指導（浮腫の増悪と蜂窩織炎誘発の予防）<br>・リンパドレナージ指導（本人または家族による）<br>・圧迫療法の説明<br>心理的・社会的サポート | 指導説明 | 複合的治療の主に下記について<br>・スキンケア指導（浮腫と蜂窩織炎誘発の予防）<br>心理的・社会的サポート | 指導説明 | リンパ浮腫に伴う蜂窩織炎の説明<br>スキンケア指導（浮腫と蜂窩織炎誘発の予防）<br>安静冷却の必要性の説明<br>用手的リンパドレナージと圧迫療法の再開タイミングの説明 |
| 観察確認 | 皮膚乾燥の有無<br>表在静脈の見えにくさの確認（健側との比較）<br>周径計測（左右）<br>・上肢（腋窩，上腕，前腕，手首，手部）<br>・下肢（鼠径，大腿，下腿，足首，足部）<br>炎症症状の有無<br>皮膚硬化の有無<br>リンパ漏の有無<br>体重測定（1回／週） | 観察確認 | 炎症症状の有無<br>皮膚乾燥の有無<br>皮膚の脆弱性の有無<br>全身性浮腫の有無<br>リンパ漏の有無<br>リンパ小疱の有無 | 観察確認 | 全身の発熱の有無<br>皮膚の発赤，腫脹，疼痛，熱感の有無<br>皮膚乾燥の有無<br>周径計測（左右）<br>・上肢（腋窩，上腕，前腕，手首，手部）<br>・下肢（鼠径，大腿，下腿，足首，足部）<br>皮膚硬化の有無<br>体重測定（1回／週）<br>全身性浮腫の有無<br>皮膚の脆弱性の有無 |
| 処置治療 | 複合的治療<br>・スキンケア<br>・患肢挙上<br>・用手的リンパドレナージ<br>・圧迫（チューブ包帯または伸縮性包帯で軽く）<br>圧迫療法と運動療法を中心とし，用手的リンパドレナージについては原疾患治療医と相談のうえ行う | 処置治療 | 本人の希望を優先<br>複合的治療<br>・スキンケア<br>・患肢挙上<br>・タッチング<br>・圧迫（チューブ包帯または伸縮性包帯で軽く）<br>圧迫療法を中心とするが用手的リンパドレナージについては主治医と患者に相談のうえ行う | 処置治療 | 複合的治療<br>・スキンケア<br>・患肢の安静挙上<br>・局所の冷却（冷やしすぎない工夫を）<br>・圧迫・用手的リンパドレナージの休止 |
| 薬物治療 | リンパ浮腫単独に対する効果的な薬剤はない（全身性浮腫を合併する場合はその原因に応じた薬剤を使用する） | 薬物治療 | リンパ浮腫単独に対する効果的な薬剤はない（全身性浮腫を合併する場合はその原因に応じた薬剤を使用する） | 薬物治療 | 抗生物質と消炎鎮痛薬の投与 |
| 検査 | 血液生化学一般検査／胸部X線／心電図／超音波／血管超音波 ｝DVTや全身性浮腫との鑑別診断として実施する（必要に応じて実施する）<br>CT検査／MRI検査 ｝リンパ浮腫の確定診断として（必要に応じて実施する）<br>リンパシンチグラフィ／蛍光リンパ管造影 ｝考慮されることもある | 検査 | 必要に応じて全身性浮腫との鑑別を行う<br>疼痛などの原因検索 | 検査 | 血液検査（CBC，CRP）<br>急性アレルギー疾患との鑑別診断 |
| 活動清潔食事 | （日常生活上の注意点に則っていれば），特に制限なし | 活動清潔食事 | （日常生活上の注意点に則っていれば），特に制限なし | 活動清潔食事 | 炎症が治まるまで安静，患肢挙上。発熱が治まるまでは入浴を控える |

（文献4より引用）

## リンパ浮腫　保存的治療基本パス（患者用）

| 病期 | がん治療前 | （予防が必要な時期） | I期 |
|---|---|---|---|
| 症状 | 症状なし | リンパの流れが少し悪くなっているが，明らかなむくみはない | 夕方になるとむくむ程度，むくんだ腕や脚を高くして休むとむくみが改善する<br>指で押さえるとへこみが残る |
| 目標 | リンパ浮腫の病態（リスク）が理解できる<br>予防のための日常生活およびケアが行えるケアの方法が理解できる<br>早期発見の方法が理解できる | リンパ浮腫発生のリスクが理解できる<br>日常生活の注意点が理解できる<br>予防のためのスキンケアを理解し実行できる<br>早期発見のための観察が行える | リンパ浮腫の病態（リスク）が理解できる<br>予防のための日常生活およびケアが行える<br>I期からの進行をおさえ浮腫が改善できる |
| 指導説明 | リンパ浮腫の原因と症状<br>リンパ浮腫の治療方法<br>セルフケアの具体的方法<br>生活上の具体的注意事項<br>感染症の発症等憎悪時の対処方法<br>　上記について説明します | リンパ浮腫について<br>日常生活上の注意点について<br>皮膚の手入れ（浮腫と蜂窩織炎予防）<br>早期発見の方法<br>　上記について説明します | リンパ浮腫について<br>日常生活上の注意点<br>皮膚の手入れ（浮腫と蜂窩織炎予防）<br>セルフリンパドレナージ<br>圧迫療法（弾性着衣）<br>圧迫下の運動療法<br>弾性着衣などの療養費申請方法（6カ月に一度は可能）<br>　上記について説明します |
| 観察確認 | 腕または脚の周径計測（左右）を術前と退院時に行いましょう<br>・上肢（腕の付け根・二の腕・前腕・手首・手部）<br>・下肢（脚の付け根・大腿・下腿・足首・足部）<br>体重測定を行いましょう（1回/週）<br><br>説明内容の理解の程度やセルフケアの実施状況について確認しましょう | 浮腫の有無を確認しましょう<br>周径計測（左右）を行いましょう<br>・上肢（腋窩・上腕・前腕・手首・手部）<br>・下肢（鼠径・大腿・下腿・足首・足部）<br>体重測定を行いましょう（1回/週）<br>説明内容の理解の程度やセルフケアの実施状況について確認しましょう | 皮膚を指で10秒程度圧迫することによる指の跡の有無を確認しましょう（部位の記入）<br>皮膚がつまみあげにくい部位の確認をしましょう<br>皮膚乾燥の有無を確認しましょう<br>表在静脈が見えにくくなっていないかを確認しましょう<br>周径計測（左右）を行いましょう<br>・上肢（腋窩，上腕，前腕，手首，手部）<br>・下肢（鼠径，大腿，下腿，足首，足部）<br>炎症症状の有無を確認しましょう<br>体重測定を行いましょう（1回/週）<br>説明内容の理解の程度やセルフケアの実施状況について確認しましょう |
| 処置治療 | | 皮膚の手入れをしましょう<br>セルフリンパドレナージは一般的にこの時期には行いません | 患肢を挙げて休みましょう<br>皮膚の手入れを行いましょう<br>セルフリンパドレナージを行いましょう<br>圧迫療法（弾性着衣の選定と着用指導）を行います<br>圧迫下の運動療法を行いましょう |
| 薬物治療 | | リンパ浮腫単独に対する効果的な薬剤はありません | リンパ浮腫単独に対する効果的な薬剤はありません |
| 検査 | 特にありません | 特にありません | 血液生化学一般検査<br>胸部X線<br>心電図　　　深部静脈血栓症による浮腫<br>超音波　　　または全身性浮腫との鑑別診断<br>血管超音波　　に行います<br>CT検査<br>MRI検査　　リンパ浮腫の診断に行います<br>リンパシンチグラフィ<br>蛍光リンパ管造影　　手術前に行うことがあります |
| 活動<br>清潔<br>食事 | （日常生活上の注意点に則っていれば），特に制限はありません | （日常生活上の注意点に則っていれば），特に制限はありません | （日常生活上の注意点に則っていれば），特に制限はありません |
| 受診間隔 | | 症状出現時には早めに受診して下さい | セルフケアを習得するまでは頻回（必要により入院）に，習得後は3～6カ月ごと（弾性着衣の療養費支給も考慮）<br>周径差が増大もしくは合併症の悪化時は適宜 |

※詳細は患者様用説明パンフレットを参照してください。

| II期早期 | II期晩期 | III期 |
|---|---|---|
| 安静にして腕や脚を高くしてもむくみが改善しない<br>皮膚は硬くなるが指で押さえるとへこみが残る | 安静にして腕や脚を高くしてもむくみが改善しない<br>皮膚は硬くなり、指で押さえてもへこみが残りにくくなる | 皮膚が硬くなり指で押してもへこまない<br>いぼ状の皮膚、小水疱、リンパ液の滲出、象皮症などの合併症が出現する |
| リンパ浮腫の病態（リスク）が理解できる<br>予防のための日常生活およびケアが行える<br>II期早期からの進行をおさえ浮腫が改善できる<br>弾性着衣もしくは包帯を自分で装着することができる | リンパ浮腫の病態（リスク）が理解できる<br>予防のための日常生活およびケアが行える<br>II期晩期からの進行をおさえ浮腫が改善できる<br>弾性着衣もしくは包帯を自分で装着することができる | リンパ浮腫の病態（リスク）が理解できる<br>予防のための日常生活およびケアが行える<br>進行をおさえ浮腫が改善できる<br>弾性着衣もしくは包帯を自分で装着することができる |
| リンパ浮腫について<br>日常生活上の注意点<br>皮膚の手入れ（浮腫と蜂窩織炎誘発の予防）<br>セルフリンパドレナージ<br>圧迫療法（弾性着衣または圧迫包帯）<br>圧迫下の運動療法<br>弾性着衣などの療養費申請方法（6カ月に一度は可能）<br>上記について説明します | リンパ浮腫について<br>日常生活上の注意点<br>皮膚の手入れ（浮腫と蜂窩織炎誘発の予防）<br>セルフリンパドレナージ<br>圧迫療法（弾性着衣または圧迫包帯）<br>圧迫下の運動療法<br>弾性着衣などの療養費申請方法（6カ月に一度は可能）<br>上記について説明します | リンパ浮腫について<br>日常生活上の注意点<br>スキンケア（浮腫と蜂窩織炎誘発の予防）<br>セルフリンパドレナージ<br>圧迫療法（弾性着衣または圧迫包帯）<br>圧迫下の運動療法<br>弾性着衣などの療養費申請方法（6カ月に一度は可能）<br>合併症の治療<br>上記について説明します |
| 皮膚を指で10秒程度圧迫することによる指の跡の有無を確認しましょう（部位の記入）<br>皮膚がつまみあげにくい部位の確認をしましょう<br>皮膚乾燥の有無を確認しましょう<br>表在静脈が見えにくくなっていないかを確認しましょう<br>周径計測（左右）を行いましょう<br>・上肢（腋窩、上腕、前腕、手首、手部）<br>・下肢（鼠径、大腿、下腿、足首、足部）<br>炎症症状の有無を確認しましょう<br>体重測定を行いましょう（1回/週）<br>説明内容の理解の程度やセルフケアの実施状況について確認しましょう | 皮膚を指で10秒程度圧迫することによる指の跡の有無を確認しましょう（部位の記入）<br>皮膚がつまみあげにくい部位の確認をしましょう<br>皮膚乾燥の有無を確認しましょう<br>表在静脈が見えにくくなっていないかを確認しましょう<br>周径計測（左右）を行いましょう<br>・上肢（腋窩、上腕、前腕、手首、手部）<br>・下肢（鼠径、大腿、下腿、足首、足部）<br>炎症症状の有無を確認しましょう<br>体重測定を行いましょう（1回/週）<br>説明内容の理解の程度やセルフケアの実施状況について確認しましょう | 皮膚を指で10秒程度圧迫することによる指の跡の有無を確認しましょう（部位の記入）<br>手背第II指基部、足背第II趾基部の皮膚が薄くつまみあげられないかを確認しましょう<br>皮膚乾燥の有無を確認しましょう<br>表在静脈が見えにくくなっているかを確認しましょう<br>周径計測（左右）を行いましょう<br>・上肢（腋窩、上腕、前腕、手首、手部）<br>・下肢（鼠径、大腿、下腿、足首、足部）<br>炎症症状の有無を確認しましょう<br>皮膚硬化の有無を確認しましょう<br>体重測定を行いましょう（1回/週）<br>合併症（乳頭腫、リンパ小疱、リンパ漏）の有無を確認しましょう<br>説明内容の理解の程度やセルフケアの実施状況について確認しましょう |
| 患肢を挙げて休みましょう<br>必要時に皮膚の手入れを行いましょう<br>セルフリンパドレナージを行いましょう（専門的な知識・技術を要する医療者が指導します）<br>圧迫療法（専門的な知識・技術を要する医療者が指導します）<br>①弾性着衣の選定と着用指導を行います<br>②必要に応じて圧迫包帯の巻き方の指導を行います<br>圧迫下の運動療法を行いましょう | 患肢を挙げて休みましょう<br>皮膚の手入れを行いましょう<br>セルフリンパドレナージを行いましょう（専門的な知識・技術を要する医療者が指導します）<br>圧迫療法（専門的な知識・技術を要する医療者が指導します）<br>①必要に応じて圧迫包帯の巻き方の指導を行います<br>②弾性着衣の選定と着用指導を行います<br>圧迫下の運動療法を行いましょう | 患肢を挙げて休みましょう<br>皮膚の手入れを行いましょう<br>セルフリンパドレナージを行いましょう（専門的な知識・技術を要する医療者が指導します）<br>圧迫療法（専門的な知識・技術を要する医療者が指導します）<br>①必要に応じて圧迫包帯の巻き方の指導を行います<br>②弾性着衣の選定と着用指導を行います<br>圧迫下の運動療法を行いましょう<br>入院治療が必要なことがあります |
| リンパ浮腫単独に対する効果的な薬剤はありません | リンパ浮腫単独に対する効果的な薬剤はありません | リンパ浮腫単独に対する効果的な薬剤はありません |
| 血液生化学一般検査／胸部X線／心電図／超音波／血管超音波｝深部静脈血栓症による浮腫または全身性浮腫との鑑別診断に行います<br>CT検査／MRI検査｝リンパ浮腫の診断に行います<br>リンパシンチグラフィ／蛍光リンパ管造影｝手術前に行うことがあります | 血液生化学一般検査／胸部X線／心電図／超音波／血管超音波｝深部静脈血栓症による浮腫または全身性浮腫との鑑別診断に行います<br>CT検査／MRI検査｝リンパ浮腫の診断に行います<br>リンパシンチグラフィ／蛍光リンパ管造影｝手術前に行うことがあります | 血液生化学一般検査／胸部X線／心電図／超音波／血管超音波｝深部静脈血栓症による浮腫または全身性浮腫との鑑別診断に行います<br>CT検査／MRI検査｝リンパ浮腫の診断に行います<br>リンパシンチグラフィ／蛍光リンパ管造影｝手術前に行うことがあります |
| （日常生活上の注意点に則っていれば）、特に制限はありません | （日常生活上の注意点に則っていれば）、特に制限はありません | （日常生活上の注意点に則っていれば）、特に制限はありません |
| セルフケアを習得するまでは頻回（必要により入院）に、習得後は3～6カ月ごと（弾性着衣の療養費支給も考慮）<br>周径差が増大もしくは合併症の悪化時は適宜 | セルフケアを習得するまでは頻回（必要により入院）に、習得後は3～6カ月ごと（弾性着衣の療養費支給も考慮）<br>周径差が増大もしくは合併症の悪化時は適宜 | セルフケアを習得するまでは頻回（必要により入院）に、習得後は3～6カ月ごと（弾性着衣の療養費支給も考慮）<br>周径差が増大もしくは合併症の悪化時は適宜 |

（文献4より引用）

## 特殊な状況のリンパ浮腫　保存的治療基本パス（患者用）

| 時期 | 進行・再発・転移に伴うリンパ浮腫 | 緩和医療対象（終末期）在宅　入院 | 急性炎症（蜂窩織炎, リンパ管炎） |
|---|---|---|---|
| 症状 | がんの進行により皮膚の状態が悪化する | 患者のリンパ浮腫<br>全身性浮腫を合併して皮膚が傷つきやすくなる | 皮膚に赤みや熱感がある |
| 目標 | 進行をおさえ浮腫が改善できる<br>日常生活の改善が図れる | 安楽を保つことができる<br>日常的な活動が維持できる | 蜂窩織炎・リンパ管炎の病態が理解できる<br>治療の必要性が理解できる<br>炎症症状が改善できる |
| 指導説明 | 進行・再発・転移に伴うリンパ浮腫の症状<br>日常生活上の注意点<br>スキンケア（浮腫と蜂窩織炎誘発の予防）<br>用手的リンパドレナージ（セルフ）<br>圧迫療法<br>圧迫下の運動療法<br>弾性着衣などの療養費申請方法（6カ月に一度は可能）<br>　　　上記について説明します | スキンケア（浮腫と蜂窩織炎誘発の予防）について説明します<br>心理的・社会的サポートを行います | リンパ浮腫に伴う蜂窩織炎・リンパ管炎<br>スキンケア（浮腫と蜂窩織炎誘発の予防）<br>安静冷却の必要性<br>リンパドレナージと圧迫療法の再開タイミング<br><br>上記について説明します |
| 観察確認 | 皮膚を指で10秒程度圧迫することによる指の跡の有無を確認しましょう（部位記入）<br><br>皮膚乾燥の有無を確認しましょう<br>表在静脈が見えにくくなっているかを確認しましょう<br>周径計測（左右）を行いましょう<br>・上肢（腋窩，上腕，前腕，手首，手部）<br>・下肢（鼠径，大腿，下腿，足首，足部）<br>炎症症状の有無を確認しましょう<br>皮膚硬化の有無を確認しましょう<br>合併症（乳頭腫，リンパ小疱，リンパ漏）の有無を確認しましょう<br>体重測定を行いましょう（1回/週） | 皮膚を指で10秒程度圧迫することによる指の跡の有無を確認しましょう（部位記入）<br>皮膚硬化の有無を確認しましょう<br>皮膚乾燥の有無を確認しましょう<br>炎症症状の有無を確認しましょう<br>リンパ小疱（小水疱）の有無を確認しましょう<br>リンパ漏（リンパ液の滲出）の有無を確認しましょう | 全身の発熱の有無を確認しましょう<br>皮膚の発赤，腫脹，疼痛，熱感の有無を確認しましょう<br>皮膚乾燥の有無を確認しましょう<br>周径計測（左右）を行いましょう<br>・上肢（腋窩，上腕，前腕，手首，手部）<br>・下肢（鼠径，大腿，下腿，足首，足部）<br>皮膚硬化の有無を確認しましょう<br>体重測定を行いましょう（1回/週）<br>全身性浮腫の有無を確認しましょう<br>皮膚の脆弱性の有無を確認しましょう |
| 処置治療 | むくみのある四肢を挙げて休みましょう<br>必要時にスキンケアを行いましょう<br>必要に応じて用手的リンパドレナージ（セルフ）を行いましょう（専門的な知識・技術を要する医療者が指導します）<br>圧迫療法<br>必要に応じてサポーターや包帯による圧迫法の指導を行います（専門的な知識・技術を要する医療者が指導します） | むくみのある四肢を挙げて休みましょう<br>必要に応じてスキンケアを行いましょう<br>軽くやさしい用手的リンパドレナージ（やさしい刺激）を行いましょう（専門的な知識・技術を要する医療者が行います）<br>軽い圧迫（チューブ包帯または伸縮性包帯で軽く）を行います（専門的な知識・技術を要する医療者が行います）<br>治療は患者さんご本人の希望を優先します | むくみのある四肢を挙げて休みましょう<br>必要に応じてスキンケアを行いましょう<br>局所の冷却（冷やしすぎない工夫を）を行いましょう<br>圧迫・ドレナージを一時的に中止しましょう |
| 薬物治療 | リンパ浮腫単独に対する効果的な薬剤はありません | リンパ浮腫単独に対する効果的な薬剤はありません | 抗生物質と消炎鎮痛薬を投与します |
| 検査 | 血液生化学一般検査<br>胸部X線<br>心電図　｝深部静脈血栓症による浮腫または全身性浮腫との鑑別診断に行います<br>超音波<br>血管超音波<br>CT検査<br>MRI検査　｝リンパ浮腫の診断に行います | 必要に応じて行います | 化膿と炎症の程度を確認するため血液検査を行います |
| 活動<br>清潔<br>食事 | （日常生活上の注意点に則っていれば），特に制限はありません | （日常生活上の注意点に則っていれば），特に制限はありません | 炎症が治まるまで安静にして患肢を挙げて休みましょう<br>発熱が治まるまでは入浴を控えましょう |

※詳細は患者様用説明パンフレットを参照してください。

（文献4より引用）

●文 献

1) 厚生労働省保険局医療課：はり，きゅう及びあん摩・マッサージの施術に係る療養費の取扱いに関する疑義解釈資料の送付について．平成24年2月13日事務連絡．
2) 日本医師会医療政策会議：[混合診療]についての見解－わが国における医療のあるべき姿．2003．
 [http://www.med.or.jp/nichikara/isei14.html]
3) 日本予防医学行政審議会：医行為・医業類似行為関係法規の現在．
 [http://www.yoboushingikai.com/law/]
4) 国立がん研究センターがん対策情報センター：パスデータベース．リンパ浮腫．
 [http://ganjoho.jp/med_pro/med_info/databese/path/basic/path_lymphedema1.html]

# 索引

## 欧文

### A
ABPI  *89*
AIE  *94, 164*
anasarca  *76*
anchoring filament  *47*

### C
CDT  *106*
cellulitis  *94, 164*
chylous cyst  *92*
complex decongestive therapy  *106*
contact dermatitis  *93*
CPT  *106*
CT検査  *86*

### D
dermal backflow  *63*
DLT  *106*

### E
erysipelas  *94, 164*

### F
folliculitis  *94*

### H
hereditary angioedema  *28*
hirsutism  *91*
hypertrichosis  *91*

### I
ICG蛍光リンパ管造影検査  *88*
idiopathic lymphedema  *67*

ingrown nail  *94*

### K
keratosis  *92*

### L
lipo-lymphedema  *26*
LLLT  *181*
LVA  *180*
lymphangion  *49*
lymphangiosarcoma  *95*
lymphangitis  *70, 94, 164*
lymphatic capillary  *43*
lymphedema precox  *69*
lymphedema tarda  *69*
lymphocele  *91*
lymphorrhoea  *93*

### M
MLD  *106, 110*
MLLB  *149*
MRI検査  *86*

### N
non-pitting edema  *76*

### P
phlebolymphedema  *70*
phlegmone  *94, 164*
pitting edema  *76*
PMPS  *184*
primary lymphedema  *67*
pump technique  *112*

### R
RIリンパ管造影検査  *84*

rotary technique  *114*

### S
scoop technique  *112*
secondary acute inflammation  *94, 164*
secondary lymphedema  *70*
Starling force  *5*
stationary circle  *112*

## 和文

### あ
あん摩マッサージ指圧師，はり師，きゅう師等に関する法律  *225*
アルコールによるむくみ  *27*
悪性リンパ浮腫  *71*
足首サポーター  *139*
圧窩性浮腫  *76*
圧迫  *106*
圧迫下の運動療法  *106, 119*
圧迫用ガードル  *157*
圧迫療法  *124, 149*

### い
医業類似行為  *226*
医行為  *226*
医師法  *224*
医療法  *224*
維持治療期  *107*
遺伝子検査  *89, 182*
遺伝性血管性浮腫  *28*
一次性リンパ浮腫  *67*
　――の分類  *68*
陰部サポーター  *160*

## う

運動療法　117, 118
　　下肢の──　123
　　手術直後の──　121
　　上肢の──　122
　　治療的な──　121
　　予防的な──　121

## え

腋窩リンパ節　45
炎症　73
　　──の経過　168
　　──のメカニズム　168
　　──への対応　204

## か

可逆性リンパ浮腫　74
回転の技術　114
外陰部の浮腫　160
外傷性リンパ浮腫　71
角化症　92
片脚ベルト付き弾性ストッキング　136
間欠的空気圧迫法　116
患肢の挙上　106, 108
患肢容積測定　89
陥入爪　94

## き

気管支縦隔リンパ本幹　43
起始リンパ管　47
起立性浮腫　2, 11
寄生虫感染　70
急性炎症性発症　94, 164
急性炎症性変化　94, 164
急性肺血栓塞栓症　34
急性皮膚炎　164
胸管　43
局所性浮腫　2, 32
筋型リンパ管　49

## く

クインケ浮腫　28
クリッペル-トレノーニー-ウェーバー症候群　69

## け

頸リンパ本幹　43
繋留フィラメント　47
血管神経性浮腫　28
血管性浮腫　28
血漿膠質浸透圧　8
減量　181

## こ

抗菌薬　175
甲状腺機能低下症による浮腫　31
高精度体成分分析装置　87
混合診療　225

## さ

鎖骨下リンパ本幹　43

## し

シュテンマーサイン　76
ショルダー付き弾性スリーブ　145
シリコン付き弾性ストッキング　136
視診　196, 206
脂肪吸引術　181
脂肪浮腫　23, 26
手術療法　180
周径測定　77
集合リンパ管　44, 47
集中治療期　107
柔道整復師法　226
術後浮腫　79, 81
初期治療　192
静脈　13
静脈血栓症　34
静脈血栓性浮腫　34

静脈性浮腫　31, 78
静脈ポンプ　11
食事療法　181
触診　196, 206
　　──による浮腫の分類　76
鍼灸　182
真菌感染症　94
深在性リンパ系　45
深部静脈血栓症　34
深部リンパ系　44
心臓性浮腫　23
浸透圧　5

## す

すくい上げの技術　112
スキンケア　106
スターリングの力　5
スチュアート-トレーヴス症候群　95

## せ

静止円の技術　112
接触皮膚炎　93
先天性リンパ浮腫　67
浅在性リンパ系　45
潜在性リンパ浮腫　74
前集合リンパ管　44, 47
全身水腫　76
全身性浮腫　2, 33

## そ

組織圧　8
組織膠質浸透圧　8
早発性リンパ浮腫　69
増悪因子　192
象皮病　75
足関節／上腕血圧比　89

## た

多層包帯法　149
多毛症　91

体域区分線　44, 112
体液量の調整　3
体重コントロール　203
大腿・下腹部の浮腫　157
丹毒　94, 164
弾性グローブ　146
弾性ストッキング　132
　　――による治療　132
　　――の種類　133
　　――の着用法　140
弾性スリーブ　145
　　――による治療　140
　　――の種類　141
　　――の着用法　146
弾性着衣　124, 125, 214
　　カスタムメイドの――　147
　　――着用上の注意　130
　　――着用のタイミング　125
　　――による合併症　148
　　――の選択　128, 209
　　――の着用方法　201
　　――の保険導入　227
弾性ハイソックス　138
弾性パンティストッキング　135
弾性包帯　149
弾性ミトン　146

――― ち ―――
遅発性リンパ浮腫　69
治療効果の判定　211
超音波検査　84
腸リンパ本幹　43

――― て ―――
低出力レーザー療法　181
低蛋白性浮腫　28, 34, 78, 186

――― と ―――
トゥキャップ　138
ドナンの膜平衡　5

特異的免疫応答機構　53
特発性浮腫　20

――― に ―――
二次性リンパ浮腫　70
　　――の鑑別　80
日本リンパ浮腫学会　220
日本リンパ浮腫治療学会　221
乳糜槽　43
乳房切除後疼痛症候群　184
認定リンパ浮腫セラピスト　220

――― ぬ ―――
ヌーナン症候群　69

――― ね ―――
粘液水腫　31
粘着性（自着性）弾性包帯　152
　　――を用いたバンデージ法　152

――― は ―――
バンデージ法　150, 152
バンデージング　149
廃用性浮腫　17, 188
白癬　94
白癬菌感染後リンパ浮腫　81

――― ひ ―――
非圧窩性浮腫　76
非可逆性リンパ浮腫　74
非粘着性弾性包帯　150
皮膚逆流　63
皮膚糸状菌症　94
肥満性浮腫　24
肥満に伴う浮腫　23
表在リンパ系　44

――― ふ ―――
浮腫　6
　　――への対応の基本　38

不動性浮腫　17, 18
複合的治療　104, 237
複合的理学療法　106, 237
　　――を中心とする保存的治療
　　　106
腹部リンパ節　47
分水嶺　44, 112

――― ほ ―――
ポンプの技術　112
保険医療機関及び保険医療養担当
　規則　224
保健師助産師看護師法　225
保存的治療　106, 183
蜂窩織炎　73, 94, 164, 189
　　陰部の――　178
　　乳房の――　179
　　――の経過　170, 176
　　――の治療　170
　　――の治療効果　177
　　――の特徴　166
蜂巣炎　94, 164

――― ま ―――
丸編み　125
慢性静脈不全による浮腫　34

――― み ―――
ミトン付き弾性スリーブ　145
右リンパ本幹　43

――― も ―――
毛細血管内圧　8
毛細血管壁の透過性亢進　9, 27
毛細血管領域での水分出納　9
毛細リンパ管　43, 47
毛嚢炎　94

――― や ―――
薬剤性浮腫　29

### ゆ

疣贅　*160*

### よ

用手的リンパドレナージ　*106, 109, 110*
　——の基本技術　*112*
　——の禁忌　*111*
　——の実施頻度　*117*
　——の適応　*115*
腰リンパ本幹　*43*

### ら

ラプラスの法則　*150*

### り

リンパ　*43*
　——の産生　*54*
　——の輸送　*54*
リンパ管　*13*
　——の構造　*45*
　——の自発性収縮　*54*
　——の受動的収縮　*54*
リンパ管炎　*70, 94, 164*
リンパ管細静脈吻合術　*180*
リンパ管新生　*64*
リンパ管単位　*49*
リンパ管肉腫　*95*
リンパ管発生　*64*
リンパ系　*42*
　——の主な機能　*42*
　——の構造　*43*
　——の走行　*45*
リンパ経路
　下肢浅層の——　*46*
　骨盤内の——　*46*
　上肢・乳房の——　*46*
リンパシンチグラフィ　*84*
リンパ小胞　*92, 160*
リンパ節　*50*
　——郭清　*65*
　——生検　*89*
リンパドレナージ　*102*
リンパ嚢胞　*91*
リンパ浮腫　*34, 62, 66*
　血栓性静脈炎に伴う——　*70*
　——治療の特殊性　*218*
　——治療の歴史　*216*
　——のクリニカルパス　*238*
　——の経過　*73*
　——の重症度分類　*74, 81, 85, 99, 101*
　——の症状　*73, 77*
　——の診断　*76*
　——の病態　*63*
　——の予防　*192*
リンパ浮腫研修運営委員会　*217, 220, 235*
リンパ浮腫指導管理料　*227*
リンパ浮腫複合的治療料　*230*
リンパ浮腫療法士　*220*
　——認定機構　*220*
リンパ分節　*49*
リンパ連絡路　*112*
リンパ漏　*29, 93, 189*
理学療法士及び作業療法士法　*225*
旅行者血栓症　*35*

### れ

冷却　*172*

### ろ

ロングフライト血栓症　*35*
老人性浮腫　*17*

# あとがき

　リンパ浮腫の治療の本質は保存的療法であることはまったく変わらない。しかしながら，リンパ浮腫を取り巻く環境は，この30～40年の間に大きく変化している。もちろん，よい方向に動いてはいるのであるが，一方で，あまりに急速に広まった部分では，ひずみがみられてきたように思われる。陽の目を見ない分野であったのに，様々な思惑が入り込んできているように思われる。それが患者への負担となってはならない。

　リンパ自体も，なぜか世間では半ば神秘的な力をもっているかのように取り上げられ，リンパドレナージなどがビジネス化している面がある。確かにリンパ系は一般的な医学の範疇では理解しがたいシステムである。しかしそれをあまりに過大評価しすぎ，リンパを動かせば何でも治るかのような一部の風潮には疑問を感じる。結果的に，一般の方に過大な期待を抱かせてしまい，余計な負担を強いてしまう。その本質を理解すると，リンパの分野にビジネスチャンスなどというものはあまりない。リンパ系はあくまで脇役である。

　リンパ浮腫の治療で最も大切なのは，「複合的治療（もしくは複合的理学療法）」ではなく「診断」である。正しい診断のもとに，必要最小限の治療を行うことが重要である。最近，リンパ浮腫が広く知られてきたとともに，誤った，不要な"治療"が広まっているように思われる。しかし，いわゆるリンパ浮腫治療として知られている複合的理学療法が行える状況はきわめて少ないと思ってもよい。すなわち，リンパ浮腫重症度分類のstage IIの時期のみである。初期，軽度の場合はそれなりに治療をセーブすべきであるし，蜂窩織炎やその他合併症があっても治療法は異なる。また，複合的治療とはあくまでセルフケアである。

　特に二次性リンパ浮腫の場合，既にがんという基礎疾患が，患者に大きな身体的，精神的および経済的負担となっていることが多いので，リンパ浮腫に関しては，日常生活上の注意，運動療法を中心とした必要最小限の治療を心がけるべきである。ましてやリンパ浮腫以外の疾患を"リンパ浮腫"として治療することは論外である。

　筆者がリンパ学に興味をもったのは，父がいつの間にか体得した「手当て」からであった。体から手を離してかざすだけでも確かに効いていた。子ども心に，指先から何が出ているのだろう，と感じていた。大学の頃にリンパ循環を知り，何か関係しているのではないかと思いはじめ，大学卒業と同時に恩師・関清先生に師事することになる。今考えるとまったく見当違いであったが，筆者のリンパへの関わりは，多くの

方が感じる"見えないリンパの摩訶不思議さ"であった。そうこうするうちに，見えないリンパが見える太さになって現れてきたのが筆者にとってのリンパ浮腫である。

　長い年月を経て，いつの間にか"リンパ浮腫専門医"のようになってしまい，とうとう日本リンパ浮腫学会の設立にまで至った。しかしながら，筆者の本来の関心はリンパ学全般にあり，その意味で基本は恩師・関清先生が設立された日本リンパ学会にある。

　皮肉なことに，本書を書き終えたことで，筆者だけができる治療法はなくなってしまった。一般的な治療法とは異なった部分が多く，ご批判は多いと思うが，本書がわずかでも参考になって議論が深まり，今後のリンパ浮腫研究の進歩と，さらに日常診療に役立てて頂ければ望外の幸せである。同時に，誤っていることがわかった時点で，遠慮なく修正もしくは削除して頂きたい旨，お願い申し上げる。筆者の目の届かない時空間で，誤りのまま真実であるかのように存在し続けることは筆者の望むところではない。また，リンパ浮腫治療の基本は，あくまで「リンパ浮腫研修 委員会における合意事項」および「リンパ浮腫の保存的治療基本パス（クリニカルパス）」であることを申し上げておきたい。

　2017年3月

廣田彰男

### 著者

**廣田彰男**（ひろた あきお）
広田内科クリニック院長

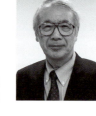

〈経歴〉
1972年3月 北海道大学医学部卒
1972年4月 東邦大学医学部第三内科入局
1988年9月 東京労災病院第三内科部長（循環器）
1991年6月 東京専売病院第二内科部長（循環器）
2002年3月 より現職

〈役職・資格〉
日本リンパ浮腫学会理事長，日本リンパ学会名誉会員，日本脈管学会特別会員，日本静脈学会特別会員
日本内科学会認定医，日本循環器学会専門医，認定産業医

〈主な編著書・共著書〉
『現代病理学大系 総論（第4巻）―循環障害』中山書店，1994年
『「リンパ浮腫」知って！』芳賀書店，2004年
『看護師・理学療法士のためのリンパ浮腫の手技とケア』学研メディカル秀潤社，2012年

〈専門分野〉
リンパ浮腫，浮腫，末梢循環，静脈疾患

〈ウェブサイト〉
◎むくみのページ　　http://www.mukumi.com/
◎日本リンパ浮腫学会 http://www.js-lymphedema.org/
※これらのウェブサイトにて，弾性ストッキングの着用方法などの臨床実用的な情報を随時掲載・更新している。

---

## 正しいリンパ浮腫の診断・治療

定価（本体5,200円＋税）

2017年4月17日　　第1版

| | |
|---|---|
| 著　者 | 廣田彰男 |
| 発行者 | 梅澤俊彦 |
| 発行所 | 日本医事新報社　www.jmedj.co.jp |
| | 〒101-8718 東京都千代田区神田駿河台2-9 |
| | 電話　03-3292-1555（販売）・1557（編集） |
| | 振替口座　00100-3-25171 |
| 印　刷 | ラン印刷社 |
| カバーデザイン | 大矢高子 |

©Akio Hirota 2017 Printed in Japan
ISBN978-4-7849-4585-6 C3047 ¥5200E

・本書の複製権・翻訳権・上映権・譲渡権・公衆送信権（送信可能化権を含む）は（株）日本医事新報社が保有します。
・JCOPY ＜（社）出版者著作権管理機構 委託出版物＞
本書の無断複写は著作権法上での例外を除き禁じられています。複写される場合は，そのつど事前に，（社）出版者著作権管理機構（電話 03-3513-6969, FAX 03-3513-6979, e-mail:info@jcopy.or.jp）の許諾を得てください。